肾内科疾病
临床诊断与治疗实践

李兆军 著

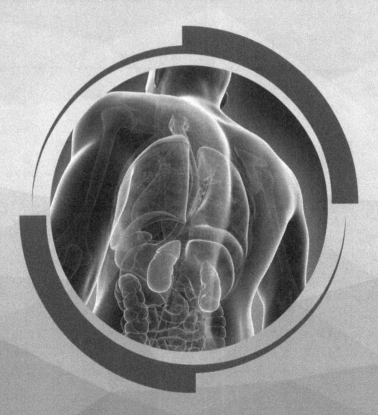

吉林科学技术出版社

图书在版编目（ＣＩＰ）数据

肾内科疾病临床诊断与治疗实践 / 李兆军著. -- 长春 : 吉林科学技术出版社，2018.4（2024.1重印）

ISBN 978-7-5578-3885-0

Ⅰ. ①肾… Ⅱ. ①李… Ⅲ. ①肾疾病—诊疗 Ⅳ. ①R692

中国版本图书馆CIP数据核字 (2018) 第075563号

肾内科疾病临床诊断与治疗实践

出 版 人　李　梁
责任编辑　孟　波　孙　默
装帧设计　韩玉生
开　　本　787mm×1092mm　1/16
字　　数　264千字
印　　张　13.75
印　　数　1-3000册
版　　次　2019年5月第1版
印　　次　2024年1月第2次印刷

出　　版　吉林出版集团
　　　　　吉林科学技术出版社
发　　行　吉林科学技术出版社
地　　址　长春市人民大街4646号
邮　　编　130021
发行部电话/传真　0431-85635177　85651759　85651628
　　　　　　　　　85677817　85600611　85670016
储运部电话　0431-84612872
编辑部电话　0431-85635186
网　　址　www.jlstp.net
印　　刷　三河市天润建兴印务有限公司

书　　号　ISBN 978-7-5578-3885-0
定　　价　79.00元

前　言

　　肾脏疾病由于其发病率高,知晓率低,已成为我国和世界的重要公共卫生问题。如何提高肾内科医师早期发现、早期诊断、及时治疗和充分治疗水平是我们必须重视和关心的问题。随着现代医学科学技术的发展,新的诊断和治疗方法不断涌现,病因和发病机制得到了深入的研究,疾病的诊断和治疗也得到了广泛的实践。鉴于此,本书编者在参阅了国内外大量有关资料的基础上,结合自身多年来从事临床工作经验特撰写了本书。

　　本书内容丰富,语言简练,理论和实践紧密结合,注重诊断和治疗,并融入了当前国内肾内科医学发展的新理论、新方法和最新的诊疗技术。本书通过对肾脏内科常见疾病的临床表现、病因病机、诊断与治疗等知识展开全面介绍,结构严谨、层次分明、专业度高、实用性强,是一门具有一定参考价值的肾脏内科专业书籍。

　　编者在繁忙的工作之余,将自身多年的诊疗心得及实践经验跃然纸上,编纂、修改、审订,尽求完美,但由于编写时间有限加之篇幅所迫,疏漏之处恐在所难免,若存在欠妥之处恳请广大读者不吝指正,以待进一步修改完善,不胜感激。

目　　录

第一章 原发性肾小球疾病

第一节 急性肾小球肾炎

急性肾小球肾炎(简称急性肾炎)是一组以急性肾炎综合征为主要临床表现,以血尿、蛋白尿、高血压和水肿为特征的肾疾病,可伴有一过性肾功能损害。多种病原微生物如细菌、病毒及寄生虫等均可致病,但大多数为链球菌感染后肾小球肾炎。

一、病因和发病机制

急性链球菌感染后肾小球肾炎(PSGN)多为 β 溶血性链球菌"致肾炎菌株"(常为 A 组链球菌中的Ⅻ型)感染后所致。常在上呼吸道感染、皮肤感染、猩红热等链球菌感染后发生。易感人群为酗酒、药瘾者、先天性心脏病患者等。该病主要是链球菌胞壁成分 M 蛋白或某些分泌产物所引起的免疫反应导致肾损伤。发病机制有:①免疫复合物沉积于肾;②抗原原位种植于肾;③改变肾的正常抗原,诱导自身免疫反应。

二、病理

病理改变为弥漫性毛细血管内增生性肾小球肾炎。

三、临床表现

该病主要发生于儿童,高峰年龄为 2～6 岁,2 岁以下或 40 岁以上的患者仅占所有患者 15%。发作前常有前驱感染,潜伏期为 7～21 天,一般为 10 天。皮肤感染引起者,潜伏期较呼吸道感染稍长。典型的急性 PSGN 临床表现为突发的血尿、蛋白尿、高血压,部分患者表现为一过性氮质血症。患者的病情轻重不一,轻者可无明显临床症状,仅表现为镜下血尿及血 C_3 的规律性变化,重者表现为少尿型急性肾衰竭。

（一）尿液改变

多数患者有肾小球源性血尿,2/3 的患者表现为镜下血尿,半数患者为肉眼血尿。血尿常伴有轻、中度的蛋白尿,少数患者表现为肾病综合征水平的蛋白尿。尿量减少者常见,但无尿很少发生,若持续出现,则提示可能发生了新月体肾炎或急性肾衰竭。

（二）高血压

75％以上患者会出现高血压,一般为轻、中度。主要原因是水钠潴留,经利尿治疗后可很快恢复正常,约半数患者需要降压治疗。只有少数患者由于血压过高而出现高血压脑病。

（三）水肿

90％ PSGN 患者可发生水肿,常为多数患者就诊的首发原因。水肿的原因是水钠潴留。典型表现为晨起时颜面水肿或伴有双下肢水肿,严重者可伴有腹水和全身水肿。急性 PSGN 的水肿和高血压均随利尿后好转,通常在 1～2 周内消失。

（四）心功能衰竭

这是临床工作中需紧急处理的急症。可表现为颈静脉怒张、奔马律、呼吸困难和肺水肿。全心衰竭在老年 PSGN 患者中发生率可高达 40％。

（五）肾功能异常

部分患者在起病的早期由于肾小球滤过率降低,尿量减少而出现一过性氮质血症。多数患者于利尿消肿数日后恢复正常,仅极少数患者发展至急性肾衰竭。

四、实验室检查

（一）尿液检查

几乎所有患者都有镜下血尿或肉眼血尿。尿中红细胞多为畸形红细胞。此外,尿沉渣还可见白细胞、小管上皮细胞,并可有红细胞管型、颗粒管型。患者常有蛋白尿,半数患者蛋白尿＜500mg/d。血尿和蛋白尿会持续数月,常于 1 年内恢复。若蛋白尿持续异常提示患者为慢性增生性肾炎。

（二）血常规检查

可有轻度贫血,常与水钠潴留、血液稀释有关。白细胞计数可正常或升高,红细胞沉降率（血沉）在急性期常加快。

（三）肾功能检查

在 PSGN 的急性期,肾小球滤过率（GFR）有所下降,表现为一过性氮质血症。由于合并了水钠潴留,血肌酐水平很少会超过正常值上限。肾小管功能常不受影响,浓缩功能多正常。血容量过多的患者,血浆白蛋白可因血液稀释而轻度下降。

(四)有关链球菌感染的细菌学及血清学检查

1.咽拭子和细菌培养

急性 PSGN 自咽部或皮肤感染灶培养细菌,结果可提示 A 组链球菌的感染。但试验的敏感性和特异性同试验方法有关,一般阳性率只在 20%～30%,相比血清学检查结果,其受影响的因素较多。

2.抗链球菌溶血素 O 抗体

有咽部感染的患者中,90%抗链球菌溶血素(ASO)滴度>200U。在诊断价值上,ASO 滴度的逐渐上升比单纯的滴度高水平更有意义。在上呼吸道感染的患者中 2/3 有 ASO 滴度上升。ASO 滴度上升 2 倍以上,高度提示近期有链球菌感染。

(五)免疫学检查

动态观察 C_3 的变化对诊断 PSGN 非常重要。疾病早期,补体(C_3 和 CH_{50})下降,8 周内逐渐恢复到正常水平,是 PSGN 的重要特征。血浆中可溶性补体终末产物 C5b-9 在急性期上升,随疾病恢复逐渐恢复正常。若患者有持续的低补体血症常提示其他疾病的存在,如膜增生性肾病、狼疮性肾炎或先天性低补体血症等。

五、诊断和鉴别诊断

(一)诊断

链球菌感染后 1～3 周出现血尿、蛋白尿、水肿和高血压等典型临床表现,伴血清 C_3 的典型动态变化即可做出临床诊断。若起病后 2～3 个月病情无明显好转,仍有高血压或持续性低补体血症,或肾小球滤过率进行性下降,应作肾活检明确诊断。

(二)鉴别诊断

1.系膜增生性肾小球肾炎

系膜增生性肾小球肾炎(IgA 肾病和非 IgA 系膜增生性肾小球肾炎)潜伏期较短,多于前驱感染后、1～2 天内出现血尿等急性肾炎综合征症状。患者血清 C_3 多正常。IgA 肾病患者的血尿发作常与上呼吸道感染有关。

2.其他病原微生物感染后所致的急性肾炎

其他细菌、病毒及寄生虫等感染所引起的肾小球肾炎也可表现为急性肾炎综合征,常于感染的极期或感染后 3～5 天出现。病毒感染所引起的肾炎临床症状较轻,血清补体多正常,水肿和高血压少见,肾功能正常,呈自限性发展过程。

3.膜增生性肾小球肾炎

又称系膜毛细血管性肾小球肾炎。临床表现类似急性肾炎综合征,但蛋白尿明显,血清补体水平持续低下,8周内不恢复,病变持续发展,无自愈倾向。鉴别诊断困难者需作肾活检。

4.急进性肾小球肾炎

急进性肾小球肾炎的临床表现及发病过程与急性肾炎相似,但临床症状常较重,出现少尿或无尿,肾功能持续进行性下降。确诊有困难时,应尽快作肾活检明确诊断。

5.全身性疾病肾损害

系统性红斑狼疮、过敏性紫癜、系统性血管炎等均可引起肾损害,类似急性肾炎综合征。可根据引起肾损害的各病典型临床表现和实验室检查来进行鉴别。

六、治疗

PSGN以对症治疗为主,同时,纠正各种病理生理改变,防治并发症和保护肾功能,以利于其自然病程的恢复。

(一)一般治疗

急性期应卧床休息2～3周,直至肉眼血尿消失,水肿消退及血压恢复正常。水肿明显及血压高者应限制饮食中水和钠的摄入。肾功能正常者无须限制饮食中蛋白质的含量,有氮质血症者应适当限制蛋白质的摄入。

(二)感染灶的治疗

有上呼吸道或皮肤感染者,应选用无肾毒性抗生素治疗,如青霉素、头孢霉素等,一般不主张长期预防性使用抗生素。与尿异常相关反复发作的慢性扁桃体炎,可在病情稳定后行扁桃体摘除术,术前后2周使用抗生素。

(三)对症治疗

经控制水、钠摄入,水肿仍明显者,应适当使用利尿剂治疗。治疗效果欠佳,尤其是合并急性肺水肿的患者,需行透析治疗。经限水钠及利尿后血压仍不能控制者,应给予降压药物,防止心脑并发症的发生。

(四)透析治疗

发生急性肾衰竭有透析指征者应及时行透析治疗。由于该病呈自愈倾向,透析治疗帮助患者度过危险期后,肾功能即可恢复,一般不需维持性透析治疗。

七、预后

该病急性期预后良好,尤其是儿童患者。绝大部分患者于 2～4 周内出现利尿消肿、肉眼血尿消失、血压恢复正常。少部分患者轻度镜下血尿和微量白蛋白尿可迁延 6～12 个月才消失。血清补体水平也在 4～8 周内恢复正常。

PSGN 的长期预后,尤其是成年患者的预后报道不一。但多数患者的预后良好,仅有少部分患者遗留尿异常和(或)高血压。也有些患者在 PSGN 发生后 10～40 年才逐渐出现蛋白尿、高血压和肾功能损害。

影响预后的因素主要有:①年龄:成人较儿童差,尤其是老年人;②散发者较流行者差;③持续大量蛋白尿、高血压和(或)肾功能损害者较差;④肾组织增生病变重,有广泛新月体形成的患者预后差。

第二节　急进性肾小球肾炎

一、病因

急进性肾小球肾炎的疾病主要分 3 类:①原发性急进性肾小球肾炎;②继发于全身性疾病的急进性肾小球肾炎,如系统性红斑狼疮等;③原发性肾小球疾病基础上形成的新月体性肾小球肾炎,如膜增生性肾小球肾炎。

二、临床表现

多数患者有上呼吸道感染的前驱症状,起病较急,病情发展快。临床主要表现为急性肾炎综合征的症状,如血尿、蛋白尿和高血压等,并随着病情的进展出现进行性少尿或无尿,肾功能在短时间内迅速恶化发展至尿毒症。少数患者起病可以相当隐匿,以原因不明的发热、关节痛、肌痛和腹痛等为前驱表现,直至出现尿毒症症状时才就诊,多见于Ⅲ型 RPGN。Ⅱ型 RPGN 患者常有肾病综合征的表现。

早期血压正常或轻度升高,随着病情的进展而加重,严重者可发生高血压脑病等并发症。胃肠道症状如恶心、呕吐、呃逆等常见,少数患者可发生上消化道出血。感染也是常见并发症和导致死亡的重要原因。

Ⅰ型和Ⅱ型 RPGN 患者常较年轻,青、中年多见,Ⅲ型常见于中、老年患者,男性多见。我国以Ⅱ型 RPGN 多见。

三、实验室检查

尿液检查尿蛋白常为阳性,红细胞及白细胞计数增多,可见红细胞管型。血肌酐及尿素氮进行性上升,内生肌酐清除率(Ccr)进行性下降。

免疫学检查可见:Ⅰ型 RPGN 可有抗 GBM 抗体阳性;Ⅱ型 RPGN 血循环免疫复合物阳性,可伴有血清补体 C_3 的降低;Ⅲ型 ANCA 阳性。

B 型超声波及其他影像学检查可见双侧肾增大。

四、诊断和鉴别诊断

(一)诊断

急性肾炎综合征在短时间内肾功能急剧恶化,应高度注意该病的可能,并尽快做肾活检明确诊断。同时,应根据临床和实验室的检查结果排除继发性肾疾病方可确立诊断。

(二)鉴别诊断

1.急性肾小管坏死

常有引起该病的明确病因,如肾缺血或使用肾毒性药物的病史。临床表现以肾小管功能损害为主,如尿渗透压及尿比重降低,尿钠增高,蛋白尿及血尿相对较轻。

2.急性过敏性间质性肾炎

明确的药物服用史及典型的全身过敏反应如发热、皮疹、关节痛等可资鉴别。常有血、尿嗜性酸粒细胞增高。鉴别诊断困难者需行肾活检以明确诊断。

3.慢性肾疾病的急骤进展

部分原发性肾小球肾病由于各种诱因,病情急速进展,肾功能持续恶化,临床上表现为急进性肾炎综合征,但病理上并无新月体形成,鉴别诊断有一定困难,常需行肾活检以明确诊断。

4.继发性 RPGN

典型的临床表现及特殊的实验室检查可资鉴别,如系统性红斑狼疮性肾炎、过敏性紫癜肾炎等引起的 RPGN。

5.血栓性微血管病

如溶血性尿毒症综合征、血栓性血小板减少性紫癜等。这类疾病的共同特点是既有急性肾衰竭又有血管内溶血的表现,肾活检呈特殊的血管病理病变。

6.梗阻性肾病

突然发生的少尿或无尿,临床上无急性肾炎综合征的表现,影像学(如B超、CT)或逆行尿路造影检查可确立诊断。

五、治疗

早期诊断和及时的强化治疗是提高RPGN治疗成功的关键,包括针对肾小球炎性损伤的强化免疫抑制治疗及对症治疗。

(一)肾上腺皮质激素联合细胞毒药物

首选甲泼尼龙[10～30mg/(kg·d),缓慢静脉点滴]冲击治疗,连续3天。间隔3～5天后,可以重复1个疗程,总共2～3个疗程。早期(肌酐<707μmol/L)治疗疗效较好,晚期则疗效欠佳。续以口服泼尼松[1～1.5mg/(kg·d)]和静脉注射环磷酰胺(每次0.2～0.4g,隔日静脉注射,总量6～8g),泼尼松连服6～8周,以后缓慢减量,减至0.4～0.5mg/(kg·d)时,可改为隔日晨顿服,维持6～12个月,然后继续减量至停药。近年来,也有学者认为静脉注射环磷酰胺(CTX)(0.5～1.0g/m² 体表面积,每月1次,连续6次)加甲泼尼龙冲击治疗(0.5～1.0g/d,连续3天),随后口服泼尼松[1.0～1.5mg/(kg·d)体重]8～12周,再逐渐减量。应用甲泼尼龙和(或)环磷酰胺冲击治疗时,一定要注意感染等不良反应,定期复查血常规和肝功能。

(二)血浆置换

血浆置换主要用于:①伴有肺出血的Goodpasture综合征;②早期抗GMB抗体介导的急进性肾小球肾炎。每日或隔日交换2～4L。一般需持续治疗10～14天或至血清抗体(如抗GBM抗体、ANCA)或免疫复合物转阴为止。同时应联合使用激素和细胞毒药物。血浆置换对于Ⅰ和Ⅱ型RPGN有较好的疗效,唯需早期施行,即肌酐<530μmol/L时开始治疗有效。

(三)四联疗法

四联疗法包括激素(多为泼尼松)、细胞毒药物(如环磷酰胺)、抗凝(肝素)及抗血小板聚集药物(如双嘧达莫)。因疗效较差,现多不推荐使用。

(四)对症治疗

对症治疗包括降压、控制感染和纠正水、电解质酸碱平衡紊乱等。

(五)肾功能替代治疗

对于治疗无效而进入终末期肾衰竭的患者,应予以透析治疗。急性期患者血肌酐>530μmol/L者,即应尽快予以透析治疗,为免疫抑制治疗争取时间及提供安全保障。病情稳定6～12个月,血清抗GBM抗体阴性者,可考虑行肾移植。

七、预后

影响患者预后的因素主要有：①治疗是否及时是成功的关键，如在血肌酐 <530μmol/L或内生肌酐清除率>5ml/min 时开始治疗效果较好；②免疫病理类型：Ⅲ型较好，Ⅱ型其次，Ⅰ型较差；③新月体的数量及类型，如新月体数量多或病理结果显示为纤维性新月体、肾小球硬化或间质纤维化比例高则预后较差；④老年患者预后较差。

第三节 慢性肾小球肾炎

慢性肾小球肾炎（简称慢性肾炎）是一组以血尿、蛋白尿、高血压和水肿为临床表现的肾小球疾病。临床特点为病程长，起病前多有一个漫长的无症状尿异常期，然后缓慢持续进行性发展，可有不同程度的肾功能减退，最终至慢性肾衰竭。

一、病因和发病机制

绝大多数慢性肾炎患者的病因尚不清楚，由多种病因、不同病理类型的原发性肾小球疾病发展而来，仅有少数由急性链球菌感染后肾小球肾炎发展而来。发病机制主要与原发病的免疫炎症损伤有关。此外，慢性化进程还与高血压、大量蛋白尿、高血脂等非免疫因素有关。

二、病理

慢性肾炎的病理类型多样，常见的有系膜增生性肾小球肾炎（包括 IgA 肾病和非 IgA 系膜增生性肾小球肾炎）、局灶性节段性肾小球硬化、膜性肾病和系膜毛细血管性肾炎等。随着病情的进展，所有各种病理类型均可转化为肾小球硬化、肾小管萎缩和间质纤维化，最终肾体积缩小，发展为硬化性肾小球肾炎。

三、临床表现

该病的临床表现差异较大，症状轻重不一，可有一个相当长的无症状尿异常期。临床表现以血尿、蛋白尿、高血压和水肿为基本症状。早期可有体倦乏力、腰膝酸痛、纳差等，水肿时有时无，病情时轻时重，随着病情的发展可渐有夜尿增多，肾功能有不同程度的减退，最后发展至终末期肾衰竭——尿毒症。

多数患者有轻重不等的高血压，部分患者以高血压为突出表现，甚至出现高血压脑病和高血压心脏病。这时患者多有眼底出血、渗出，甚至有视盘水肿。

慢性肾炎患者有急性发作倾向，在各种夹杂因素的作用下，如感染、过度疲劳等，可出现明显的高血压、水肿和肾功能急剧恶化。晚期则主要表现为终末期肾衰竭——尿毒症的症状。

四、实验室检查

尿液检查早期可表现为程度不等的蛋白尿和（或）血尿，可有红细胞管型，部分患者出现大量蛋白尿（尿蛋白定量＞3.5g/24h）。多数患者早期血常规检查正常或有轻度贫血。白细胞和血小板计数多正常。

多数患者可有较长时间的肾功能稳定期，随着病情的进展，晚期可出现尿浓缩功能减退，血肌酐升高和内生肌酐清除率下降。

B型超声波检查早期肾大小正常，晚期可出现双侧对称性缩小，皮质变薄。肾活体组织检查可表现为原发病的各种病理类型，对于指导治疗和估计预后具有重要价值。

五、诊断和鉴别诊断

（一）诊断

凡有慢性肾炎的临床表现如血尿、蛋白尿、水肿和高血压均应注意该病的可能。要确立该病的诊断，首先必须排除继发性肾小球疾病如系统性红斑狼疮、糖尿病肾病和高血压肾损害等。

（二）鉴别诊断

1.慢性肾盂肾炎

多有反复发作的尿路感染病史，尿细菌学检查常阳性，B型超声波检查或静脉肾盂造影示双侧肾不对称缩小则更有诊断价值。

2.狼疮性肾炎

好发于女性，有多系统和器官损害的表现，肾活检可见免疫复合物广泛沉积于肾小球的各部位，免疫病理检查呈"满堂亮"表现。

3.糖尿病肾病

较长时间的糖尿病史伴有肾损害的表现有助于诊断。

4.高血压肾损害

多有较长时间的高血压病史，然后才出现肾损害的表现，肾小管功能损害（如尿浓缩功能减退、比重降低和夜尿增多)早于肾小球功能损害,尿液改变较轻(蛋白尿常<2.0g/24h,以中、小分子蛋白为主)。同时,多伴有高血压其他靶器官的损害(如心脏和眼底改变)。

5.Alport 综合征

多于青少年起病,其主要特征是肾损害、耳部疾病及眼疾患同时存在。阳性家族史可资鉴别。

6.隐匿性肾小球肾炎

临床上主要表现为无症状血尿或(和)蛋白尿,一般无水肿、高血压和肾功能损害。

六、治疗

应根据肾活检病理类型进行针对性治疗,同时加强综合防治措施以防止和延缓慢性肾衰竭进展,减少各种并发症的发生。

(一)低蛋白饮食和必需氨基酸治疗

根据肾功能的状况给予优质低蛋白饮食[0.6~1.0g/(kg·d)],同时控制饮食中磷的摄入。在进食低蛋白饮食时,应适当增加碳水化合物的摄入以满足机体生理代谢所需要的热量,防止负氮平衡。在低蛋白饮食 2 周后可使用必需氨基酸或α-酮酸[0.1~0.2g/(kg·d)]。极低蛋白饮食者(0.3g/kg),应适当增加必需氨基酸或 α-酮酸的摄入(8~12g/d)。

(二)控制高血压

高血压尤其是肾内毛细血管高压是加速肾疾病进展的重要危险因素,控制高血压尤其是肾内毛细血管高血压是延缓慢性肾衰竭进展的重要措施。一般多选用血管紧张素转换酶抑制剂(如卡托普利每次 12.5~50mg,每 8 小时 1 次)、血管紧张素受体拮抗剂(如氯沙坦 50~100mg,每日 1 次)或钙通道阻滞剂(如硝苯吡啶每次 5~15mg,每日 3 次)。临床与实验研究结果均证实,血管紧张素转换酶抑制剂具有降低肾内毛细血管压、减少蛋白尿及保护肾功能的作用。肾功能不全的患者使用时注意高钾血症的防治。其他降压药如 β-受体阻滞剂、α-受体阻滞剂、血管扩张药及利尿剂等亦可应用。肾功能较差时,噻嗪类利尿剂无效或较差,应改用襻利尿剂。

血压控制欠佳时,可联合使用多种抗高血压药物将血压控制到靶目标值;并应尽量选用具有肾保护作用的降压药如 ACEI 和 ARB。

（三）对症处理

预防感染、防止水电解质和酸碱平衡紊乱、避免使用有肾毒性的药物包括中药（如含马兜铃酸的中药关木通、广防己等）和西药（如氨基糖苷类抗生素等），对于保护肾功能、防止慢性肾疾病进行性发展和肾功能急剧恶化具有重要意义。

七、预后

慢性肾炎是一持续进行性发展肾疾病，最终发展至终末期肾衰竭即尿毒症。其发展的速度主要取决于肾疾病的病理类型、延缓肾疾病进展的措施以及防止各种危险因素。

第四节　肾病综合征

肾病综合征是以①大量蛋白尿（＞3.5g/d）；②低蛋白血症（血浆白蛋白＜30g/L）；③水肿；④高脂血症为基本特征的临床综合征。其中前两者为诊断的必备条件。

一、病因和发病机制

肾病综合征可分为原发性肾病综合征和继发性肾病综合征两类。本节仅讨论原发性肾病综合征。

原发性肾病综合征的病因为多种病理类型的原发性肾小球肾炎：①微小病变肾病；②系膜增生性肾小球肾炎；③局灶性节段性肾小球硬化；④膜性肾病；⑤系膜毛细血管性肾炎。

二、病理生理

（一）大量蛋白尿

肾病综合征时，肾滤过膜的正常电荷屏障和分子屏障功能发生障碍，肾小球对血浆中蛋白质的通透性增加，当原尿中蛋白含量超过近端小管的重吸收能力时，蛋白从尿中大量流失，形成蛋白尿。尿液中不仅仅丢失白蛋白，同时还丢失相对分子质量近似的蛋白质。当然并不是所有的蛋白都会丢失，特别是大相对分子质量的蛋白质，如：IgM、纤维蛋白原、α_1 和 α_2 巨球蛋白及其他相对分子质量更大的蛋白质，它们因为无法通过肾小球的毛细血管壁，从而保持在血浆中的浓度不变。

（二）低蛋白血症

尿液中丢失大量血浆白蛋白，同时，蛋白分解代谢增加，导致低蛋白血症。而消化道黏膜水肿导致食欲减退,蛋白摄入不足,进一步加重低蛋白血症。长期大量的蛋白丢失会导致患者营养不良和生长发育迟缓。

激素结合蛋白随尿液的丢失会导致体内一系列内分泌和代谢紊乱。少数患者在临床上表现为伴发于肾病综合征的甲状腺功能低下,并且会随着肾病综合征的缓解而得到恢复。肾病综合征时,血钙和维生素 D 水平也受到明显的影响。血浆中维生素 D 水平下降,又同时使用激素或者有肾功能损害时,就会加速骨病的产生。因此,对于这样的患者应及时进行骨密度、血浆激素水平的监测;同时,补充维生素 D 及相关药物,防治骨病的发生。

由于免疫球蛋白和补体成分的丢失,肾病综合征患者的抵抗力降低,易患感染。B 因子和 D 因子的丢失导致患者对致病微生物的易感性增加。

(三)水肿

低白蛋白血症引起血浆胶体渗透压下降,水分从血管腔进入组织间隙,是肾病综合征水肿的重要原因。低蛋白血症的患者如果摄入高盐饮食或输入大量生理盐水,会导致水肿的发生;血浆胶体渗透压恢复正常时,水肿消退,进一步支持低白蛋白血症是产生水肿的重要原因。

另外,机体有效循环血容量的不足,肾素-血管紧张素-醛固酮系统的激活,也可能导致肾小管对钠重吸收的增加。但也有研究发现,部分肾病综合征患者的血容量并不减少甚或增加,血浆肾素水平正常或下降,提示肾病综合征患者的水钠潴留并不依赖肾素-血管紧张素-醛固酮系统的激活,而是肾原发水钠潴留的结果。

(四)高脂血症

患者表现为高胆固醇血症和(或)高三酰甘油血症,并可伴有低密度脂蛋白(LDL)及极低密度脂蛋白(VLDL)的升高。高脂血症发生的主要原因是肝脏脂蛋白合成的增加和外周利用及分解减少。高胆固醇血症发生的原因是肝脏产生过多富含胆固醇和载脂蛋白 B 的 LDL。另外,LDL 受体缺陷,导致 LDL 清除减少。高三酰甘油血症在肾病综合征中也常见,其产生的原因更多是由于分解减少而不是合成增多。

三、原发性肾病综合征的病理类型及临床特点

(一)微小病变肾病

微小病变肾病好发于儿童(占儿童肾病综合征的 80% 左右),临床主要表现为突发的大量蛋白尿和低蛋白血症,可伴有高脂血症和水肿。血尿和高血压少见。60 岁以上的患者中,高血压和肾功能损害较为多见。

该病的发病机制尚不清楚,可能与 T 细胞功能紊乱有关。从微小病变肾病患者获得的 T 淋巴细胞体外培养可产生导致肾小球通透性增高的因子,将其注入动物体内会引起肾小球细胞足突广泛融合。

光镜下肾小球没有明显病变,近端肾小管上皮细胞可见脂肪变性。免疫荧光阴性。电镜下的特征性改变是肾小球脏层上皮细胞的足突融合。

该病大多数对激素治疗敏感(儿童约为 93%,成人约 80%),一般使用 10~14 天开始利尿,蛋白尿在数周内转阴,但容易复发。长期反复发作或大量蛋白尿未能控制,则需注意病理类型的改变,如系膜增生性肾炎或局灶性节段性肾小球硬化。此外,5% 左右的儿童患者会表现为激素抵抗,应积极寻找抵抗的原因并调整治疗方案。

(二)系膜增生性肾小球肾炎

系膜增生性肾小球肾炎是我国原发性肾病综合征中常见的病理类型,约占 30%,显著高于欧美国家(约占 10%)。该病好发于青少年,男性多见。多数患者起病前有上呼吸道感染等前驱感染症状,部分患者起病隐匿。临床主要表现为蛋白尿和(或)血尿,约 30% 表现为肾病综合征。

多数患者对激素和细胞毒药物有良好的反应,50% 以上的患者经激素治疗后可获完全缓解。治疗效果与病理改变的轻重程度有关,病理改变轻者疗效较好,病理改变重者则疗效较差。

(三)局灶性节段性肾小球硬化

局灶性节段性肾小球硬化以青少年多见,男性多于女性。起病较为隐匿,临床主要表现为大量蛋白尿或肾病综合征。多数患者伴有血尿,部分患者出现肉眼血尿;病情较轻者也可表现为无症状蛋白尿和(或)血尿。上呼吸道感染或其他诱发因素可使临床症状加重。多数患者确立诊断时常伴有高血压和肾功能损害,且随着病情的进展而加重。部分病例可由微小病变肾病转变而来。

病理特征是光镜下肾小球病变呈局灶性、节段性分布。

该病对激素和细胞毒药物治疗的反应性较差,疗程较其他病理类型的肾病综合征适当延长,但激素治疗无效者达 60% 以上。该病的预后与激素治疗的效果及蛋白尿的程度密切相关。激素治疗反应性好者,预后较好。

(四)膜性肾病

膜性肾病好发于中老年人,男性多见,发病的高峰年龄是 50~60 岁。是欧美国家成人常见的肾病综合征病理类型,我国则并不常见。膜性肾病起病较隐匿,可无前驱感染史。70%~80% 的患者表现为肾病综合征。在疾病初期可无高血压。

大多数患者肾功能正常或轻度受损。动静脉血栓的发生率较高,其中尤以肾静脉血栓最常见(为 10%~40%)。肾 10 年存活率约为 65%。

影响预后的因素有:持续大量蛋白尿、男性、年龄 50 岁以上、难于控制的高血压、肾小管萎缩和间质纤维化。如合并新月体形成和(或)节段性硬化时,预后更差。

部分膜性肾病患者有自然缓解倾向,约有 25%患者会在 5 年内自然缓解。激素和细胞毒药物治疗可使部分患者缓解,但长期和大剂量使用激素和细胞毒药物有较多的毒副作用,因此必须权衡利弊,慎重选择。此外,可适当使用调脂药和抗凝治疗。

(五)系膜毛细血管性肾小球肾炎

系膜毛细血管性肾小球肾炎又称膜增生性肾小球肾炎。该病好发于青少年,男女比例大致相等。半数患者有上呼吸道的前驱感染病史。50%的患者表现为肾病综合征,30%的患者表现为无症状性蛋白尿,常伴有反复发作的镜下血尿或肉眼血尿。20%~30%的患者表现为急性肾炎综合征。高血压、贫血及肾功能损害常见,常呈持续进行性发展。75%的患者有持续性低补体血症,是该病的重要特征。

目前对该病尚无有效的治疗方法,激素和细胞毒药物仅在部分儿童病例有效,在成年人效果不理想。有学者认为使用抗凝药,如双嘧达莫、阿司匹林等对肾功能有一定的保护作用。该病预后较差,病情持续进行性发展,约 50%的患者在 10 年内发展至终末期肾衰竭。肾移植术后常复发。

四、并发症

(一)感染

感染是肾病综合征患者常见并发症,与尿中免疫球蛋白的大量丢失、免疫功能紊乱、营养不良、激素和细胞毒药物的使用有关,也是疾病复发、激素抵抗的重要原因。感染发生的常见部位有呼吸道、泌尿道、皮肤和自发性腹膜炎等。一般不主张常规使用抗生素预防感染,但一旦发生感染应选择无肾毒性的有效抗生素进行治疗。

(二)血栓和栓塞

多种因素如尿中丢失大量抗凝物质、高脂血症、血液浓缩等可使血液黏滞度升高。利尿剂、激素的使用以及血小板功能亢进进一步加重高凝状态。患者可发生静脉或动脉的血栓形成或栓塞,其中以肾静脉血栓形成最常见。

(三)急性肾衰竭

有效循环血容量的严重不足导致肾血流量下降,引起肾前性氮质血症,尤其是严重水肿的肾病综合征患者给予强力利尿治疗时更易发生。此外,肾间质高度水肿压迫肾小管、肾小管管腔内蛋白管型堵塞、肾静脉血栓形成、药物等因素也可导致急性肾衰竭。该病常无明显诱因,临床主要表现为少尿或无尿,扩容及利尿治疗无效。肾活检病理检查肾小球常无明显改变,肾间质水肿显著,肾小管正常或有少数细胞变性坏死。

(四)蛋白质和脂肪代谢紊乱

前已述及多种原因可导致肾病综合征患者低蛋白血症,蛋白代谢呈负平衡。长期低蛋白血症可造成患者营养不良、机体抵抗力下降、生长发育迟缓、内分泌紊乱等。低蛋白血症还可导致药物与蛋白结合减少,游离药物增多,影响药物的疗效;同时,还可能增加部分药物的毒性作用。

高脂血症是肾病综合征患者肾功能损害进展的危险因素,高脂血症会加重肾小球的硬化。越来越多的报道显示,肾病综合征患者并发冠状动脉粥样硬化、心肌梗死的危险性增高。肾病综合征患者合并高三酰甘油血症是发生冠心病的独立危险因素。

五、治疗

(一)一般治疗

肾病综合征患者应适当注意休息,避免到公共场所和预防感染。病情稳定者适当活动是必需的,以防止静脉血栓形成。

水肿明显者应适当限制水钠的摄入。肾功能良好者不必限制蛋白的摄入,但肾病综合征患者摄入高蛋白饮食会导致蛋白尿加重,促进肾病变进展。因此,多数学者不主张肾病综合征患者进食过高蛋白饮食。

(二)利尿消肿

一般患者在使用激素后,经过限制水、盐的摄入可达到利尿消肿目的。对于水肿明显,限钠、限水后仍不能消肿者可适当选用利尿剂。利尿剂根据其作用部位可分为:

1.渗透性利尿剂

常用的有甘露醇、低分子右旋糖酐、高渗葡萄糖等。主要是通过提高血浆渗透压,使组织中水分回吸收到血管内,同时在肾小管腔内造成高渗状态。减少水、钠的重吸收而达到利尿目的。但在少尿的患者(400ml/d)应慎用甘露醇,以免由于尿量减少,甘露醇在肾小管腔内形成结晶造成肾小管阻塞,导致急性肾衰竭。

2.噻嗪类利尿剂

常用的有双氢氯噻嗪(50～100mg/d,分 2～3 次服用)。主要是通过抑制氯和钠在髓袢升支后段及远端小管前段的重吸收而发挥利尿作用。长期使用应注意低钠血症和低钾血症的发生。

3.襻利尿剂

常用制剂有呋塞米 20～100mg/d,口服或静脉注射,严重者可用 100～400mg 静脉点滴、布美他尼 1～5mg/d;主要作用于髓袢升支,抑制钠、钾和氯的重吸收。长期使用应注意低钠血症、低钾血症和低氯血症的发生。

4.潴钾利尿剂

常用的有螺内酯(20～120mg/d,分 2～3 次服用)和氨苯蝶啶(150～300mg/d,分 2～3 次服用)。主要作用于远端小管后段,抑制钠和氯的重吸收,但有潴钾作用,因而适用于有低钾血症的患者。此类药物单独使用效果欠佳,与噻嗪类合用可增强利尿效果,并减少电解质紊乱;长期使用注意高钾血症的发生,肾功能不全患者慎用。

5.白蛋白

可提高血浆胶体渗透压,促进组织间隙中的水分回吸收到血管而发挥利尿作用,多用于低血容量或利尿剂抵抗、严重营养不良的患者。由于静脉使用白蛋白可增加肾小球高滤过和肾小管上皮细胞损害,现多数学者认为,非必要时一般不宜多用。

(三)免疫抑制治疗

糖皮质激素和细胞毒药物仍然是治疗肾病综合征的主要药物,原则上应根据肾活检病理结果选择治疗药物及疗程。

1.糖皮质激素

激素的使用原则为:①起始剂量要足[常用泼尼松 1.0～1.5mg/(mg・d)];②疗程要足够长(连用 8 周,部分患者可根据具体情况延长至 12 周);③减药要慢(每 1～2 周减 10%);④小剂量维持治疗;常复发的肾病综合征患者在完成 8 周大剂量疗程后,逐渐减量,当减至 0.4～0.5mg/(kg・d)时,则将两日剂量的激素隔日晨顿服,维持 6～12 个月,然后再逐渐减量。目前常用的激素是泼尼松。肝功能损害或泼尼松治疗效果欠佳时可选用泼尼松龙或甲泼尼龙口服或静脉滴注。地塞米松由于半衰期长,不良反应大,现已少用。

2.烷化剂

主要用于"激素依赖型"或"激素无效型",协同激素治疗。可供临床使用的药物主要有环磷酰胺、氮芥及苯丁酸氮芥。临床多使用环磷酰胺,其剂量为每日100～200mg,分次口服或隔日静脉注射,累积剂量为6～8g。主要不良反应为骨髓抑制及肝脏损害,使用过程中应定期观察血常规和肝功能。

氮芥是临床上使用较早的治疗肾病综合征的细胞毒药物,疗效较好,但由于其不良反应较多如注射部位血管炎或组织坏死、严重的胃肠道反应及骨髓抑制等而在临床上使用较少。苯丁酸氮芥、硫唑嘌呤、噻替派和长春新碱等由于疗效较弱而少用。

3.环孢素

可用于激素抵抗和细胞毒药物治疗无效的肾病综合征病者。环孢素可通过选择性抑制 T 辅助细胞及细胞毒效应而起作用。起始剂量为 3～5mg/(kg·d),然后根据血环孢素浓度(应维持其血清谷浓度在 100～200ng/ml)进行调整。一般疗程为 3～6 个月。长期使用有肝肾毒性,并可引起高血压、高尿酸血症、牙龈增生及多毛症。另外,停药后易复发且费用昂贵而限制了其临床使用。

4.霉酚酸酯(吗替麦考酚酯)

是一种新型有效的免疫抑制剂,主要是抑制 T、B 淋巴细胞增殖。可用于激素抵抗及细胞毒药物治疗无效的肾病综合征患者。推荐剂量为 1.5～2.0g/d。不良反应相对较少,如腹泻及胃肠道反应等,偶有骨髓抑制作用。其确切的临床效果及不良反应还需要更多临床资料证实。

(四)调脂药物

高脂血症可加速肾小球疾病病情的发展,增加心、脑血管疾病的发生率。因此,肾病综合征患者合并高脂血症应使用调脂药治疗,尤其是有高血压及冠心病家族史、高 LDL 及低 HDL 血症的患者更需积极治疗。常用药物包括:①3-羟基-3-甲基戊二酰单酰辅酶 A(HMG-CoA)还原酶抑制剂:洛伐他汀 20～60mg/d、辛伐他汀 20～40mg/d。疗程为 6～12 周;②纤维酸类药物:非诺贝特,每次 100mg,每日 3 次,吉非罗齐,每次 300～600mg,每日 2 次等;③普罗布考(丙丁酚),每次 0.5g,每日 2 次,本品除降脂作用外还具有抗氧化剂作用,可防止低密度脂蛋白的氧化修饰,抑制粥样斑块的形成,长期使用可预防肾小球硬化。如果肾病综合征缓解后高脂血症自行缓解则不必使用调脂药。

(五)抗凝治疗

肾病综合征患者由于凝血因子的改变及激素的使用,常处于高凝状态,有较高的血栓的发生率,尤其是在血浆白蛋白＜20g/L 时,更易有静脉血栓的形成。因此,有学者建议当血浆白蛋白＜20g/L 时应常规使用抗凝剂,可使用肝素(2000～

4000U/d,皮下注射)或低分子肝素(0.4ml/d,皮下注射),维持凝血酶原时间在正常的 2 倍。此外,也可使用口服抗凝药如双嘧达莫(每次 50～100mg,每日 3 次)、阿司匹林(50～200mg/d)。至于肾病综合征患者是否需要长期使用抗凝剂尚需要更多临床资料的证实。如已发生血栓形成或血管栓塞的患者应尽快行溶栓治疗,可给予尿激酶或链激酶静脉滴注,同时辅以抗凝治疗。治疗期间应密切观察患者的出凝血情况,避免药物过量导致出血并发症。

各种病理类型原发性肾病综合征的治疗:

1.微小病变肾病

本型大多数对糖皮质激素治疗反应较好(儿童缓解率 90%,成年人缓解率 80%左右),但缓解后容易复发。

(1)糖皮质激素:临床常用药物有泼尼松和泼尼松龙[1mg/(kg·d),连用 8～12 周],然后缓慢减量(每 1～2 周减 10%),减至 0.4～0.5mg/kg 时,改为隔日顿服。激素依赖或大剂量激素治疗 12 周仍不缓解者,应加用细胞毒药物。

对于常复发的肾病综合征,多数学者建议,泼尼松 1mg/(kg·d),连用 8 周。然后缓慢减量(10%/每 1～2 周),减至 0.4～0.5mg/kg 时,改为隔日顿服,连用 6 个月。然后继续减量至维持量连续使用 12 个月。按此方法可显著减少肾病综合征的复发率。

(2)细胞毒药物:适用于激素依赖或激素抵抗的肾病综合征患者。在小剂量激素的基础上可加用环磷酰胺[2mg/(kg·d),总量为 6～8g]或环孢素[3～5mg/(kg·d),连用 6 个月]。最近也有学者使用霉酚酸酯(MMF)治疗激素依赖或无效的肾病综合征患者,初步疗效尚可。

2.系膜增生性肾炎

(1)病变较轻,系膜细胞增生较少,无广泛 IgM 和 C_3 沉积以及局灶性节段性肾小球硬化者,可按微小病变肾病激素治疗方案进行,但疗程需适当延长。

(2)病变较重,系膜细胞增生显著,激素依赖或无效者,激素治疗反应性较差,需加用细胞毒药物。约 60% 的患者使用细胞毒药物后可减少复发。

(3)对于合并高血压的患者应使用血管紧张素转换酶抑制剂或血管紧张素受体拮抗剂。

3.局灶性节段性肾小球硬化

所致肾病综合征经泼尼松或泼尼松龙治疗后的缓解率仅为 20%。CTX 或交替应用苯丁酸氮芥治疗激素抵抗的患者可再增加 20% 的缓解率。

(1)糖皮质激素:多数学者观察到,该病给予长程激素治疗,疗效较好,肾功能稳定。一般认为,应使用泼尼松 1mg/(kg·d),疗程 8～12 周,然后逐渐减量至 0.5mg/(kg·d),隔日顿服,维持 6～12 个月。激素治疗是否有效,应使用激素治疗 6 个月以上才能确定。临床观察结果表明,激素治疗效果好者,预后较好。

(2)细胞毒药物:为了减少激素长期治疗的不良反应,有学者建议激素和细胞毒药物交替使用,即糖皮质激素和环磷酰胺(或苯丁酸氮芥)交替使用 6 个月以上,疗效较好。激素和烷化物治疗效果欠佳者,可试用环孢素治疗,维持血药浓度在 150～300ng/ml 对减少尿蛋白有效,但停药后易复发。此外,还应注意环孢素的肝、肾毒性。有学者在一项随机研究中观察到,用 CTX[剂量为 2.5mg](kg·d)]治疗 8 周与用环孢素 A[5mg/(kg·d)]治疗 6 个月的效果相似,2/3 的患者尿蛋白减少,但长期观察发现,CTX 治疗组肾功能较为稳定。

4.膜性肾病

经 8 周疗程激素治疗后,约 50% 的膜性肾病患者可完全或部分缓解。10 年发展成慢性肾衰竭的患者为 20%～30%。已有的研究表明,大剂量激素既不能使该病蛋白尿明显减少,也不能保护肾功能,因而多数学者认为不宜单独使用,而应与细胞毒药物环磷酰胺或苯丁酸氮芥联合使用,可显著提高治疗效果,减少不良反应。

膜性肾病血栓栓塞并发症发生率较高。因此,在治疗肾病综合征的同时,应加强抗凝治疗,可用双嘧达莫、阿司匹林口服或其他抗凝药。

5.系膜毛细血管性肾小球肾炎

是肾小球肾炎中最少见的类型之一。肾功能正常而无大量蛋白尿者,无须治疗。但应密切随访,每 3～4 个月监测肾功能、蛋白尿及血压。儿童患者蛋白尿明显和(或)肾功能下降者,可试用糖皮质激素治疗 40mg/m²,隔日顿服 6～12 个月,无效则停用,并继续随访和对症处理如控制血压、降低蛋白尿等。成人有肾功能损害和蛋白尿者,推荐使用阿司匹林(30～50mg/d)、双嘧达莫(每次 25～50mg,每日 3 次)或两者合用,疗程 12 个月,无效者则停用。

六、预后

影响肾病综合征预后的因素主要有:①病理类型:微小病变肾病和轻度系膜增生性肾小球肾炎预后较好,系膜毛细血管性肾炎、局灶性节段性肾小球硬化及重度系膜增生性肾小球肾炎预后较差。早期膜性肾病也有一定的缓解率,晚期则难于缓解;②临床表现:大量蛋白尿、严重高血压及肾功能损害者预后较差;③激素治疗效果:激素敏感者预后相对较好,激素抵抗者预后差;④并发症:反复感染导致肾病综合征经常复发者预后差。

第五节　IgA 肾病

IgA 肾病又称为 Berger 病,是我国肾小球源性血尿最常见的病因,以反复发作肉眼血尿或镜下血尿,系膜 IgA 沉积或以 IgA 沉积为主要特征。IgA 肾病的发病有明显的地域差别,是亚太地区(中国、日本、新加坡和澳大利亚)最常见的原发性肾小球肾炎,占肾活检的 30%～40%,欧洲占 20%,北美洲占 10%。IgA 肾病可发生于任何年龄,但以 20～40 岁最多见。

一、病因和发病机制

IgA 肾病的发病机制目前尚不完全清楚。由于 IgA 肾病免疫荧光检查以 IgA 和 C_3 在系膜区的沉积为主,提示该病可能是由于循环中的免疫复合物在肾内沉积,激活了补体系统导致肾损害。由于沉积在肾的 IgA 为多聚体 IgA_1,而多聚体 Ig_1 主要来自黏膜免疫系统,临床上 IgA 肾病同呼吸系统和消化系统疾病的发作密切相关,提示 IgA 肾病与黏膜免疫系统疾病有关。在患者的外周血及骨髓中发现分泌 IgA 的 B 细胞增多,进一步支持上述的推测。但是,IgA 肾病患者血清中多聚体 Ig_1 仅有轻度增高,而 IgA 型的骨髓瘤和艾滋病(AIDS)等患者,循环中有很高水平的 IgA,并不发生 IgA 肾病。上述结果提示还不能肯定 IgA 肾病就是一个免疫复合物疾病,也并不完全依赖于循环中 IgA 的增高。

近年来的研究发现,IgA 肾病的病因不仅是 IgA 数量的异常,而且可能还与其分子结构本身的异常有关。人类血清 Ig_1 分子重链的铰链区域中含有 5 个丝氨酸残基结构,但 IgA 肾病患者与 Ig_1 分子结合的位点少于正常人,提示在 IgA 肾病患者存在 Ig_1 分子清除减少,也是导致 IgA_1 在肾异常沉积的重要原因。

二、病理

IgA 肾病的主要病理特点是肾小球系膜细胞增生和系膜外基质增多;其特征性病变是肾小球系膜区有单纯 IgA 或以 IgA 沉积为主的免疫球蛋白沉积。

三、临床表现

IgA 肾病好发于儿童和青少年,男性多见。多数患者起病前有上呼吸道或消化道感染等前驱症状,主要表现为发作性肉眼血尿或镜下血尿,可持续数小时或数日,肉眼血尿常为无症状性,可伴有少量蛋白尿。部分患者起病隐匿,表现为无症状性血尿和(或)蛋白尿,往往体检时才发现。

部分患者表现为肾病综合征(尿蛋白＞3.5g/24h)、严重高血压及肾功能损害。以肾病综合征为表现的患者,可能伴有广泛的增生性病变。重症 IgA 肾病可导致肾功能损害或肾衰竭。有些患者在首次就诊时,就已进入终末期肾衰竭阶段。全身症状轻重不一,可表现为全身不适,乏力和肌肉疼痛等。IgA 肾病早期高血压并不常见,随着病情进展而增多,少数患者可发生恶性高血压。女性 IgA 肾病患者通常可以耐受妊娠,但是如果合并持续的重度高血压、肾小球滤过率＜70ml/min 或病理结果显示合并严重的肾血管或间质病变,则不宜妊娠。

四、实验室检查

尿液检查可表现为镜下血尿或肉眼血尿,尿红细胞位相检查多为畸形红细胞;约60％的患者伴有少量蛋白尿(尿蛋白常＜1.0g/24h),部分患者可表现为肾病综合征。

30％～50％患者伴有血 IgA 增高,以多聚体 IgA 为主,但这种现象并不仅出现在 IgA 肾病。有学者提出可检查血中 IgA-纤维连接素和多聚 IgA,但其临床意义还有待于进一步确定。约50％的患者皮肤活检毛细血管内有 IgA、C_3、裂解素和纤维蛋白原沉积。

五、诊断和鉴别诊断

(一)诊断

年轻患者出现镜下血尿和(或)蛋白尿,尤其是与上呼吸道感染有关的血尿,临床上应考虑 IgA 肾病的可能;该病的确诊有赖于肾活检的免疫病理检查。

(二)鉴别诊断

1.急性链球菌感染后肾炎

此病潜伏期较长(7～14 天),有自愈倾向;IgA 肾病潜伏期短,反复发作,结合实验室检查尤其是肾活检可资鉴别。

2.非 IgA 系膜增生性肾炎

与 IgA 肾病极为相似,确诊有赖于肾活检。

3.泌尿系感染

伴有发热、腰痛和尿中红、白细胞增多的 IgA 肾病患者,易误诊为尿路感染,但反复中段尿细菌培养阴性,抗生素治疗无效。

4.其他继发性系膜 IgA 沉积

如紫癜性肾炎、慢性肝病等,相应的病史及实验室检查可资鉴别。

5.薄基底膜肾病

临床表现为持续性镜下血尿,多有阳性家族史,肾活检免疫荧光检查 IgA 阴性,电镜可见肾小球基膜弥漫变薄。

六、治疗

该病的预后差异较大,治疗需根据具体病理改变和临床表现决定。对于以血尿为主要表现的 IgA 肾病患者,目前尚无有效的治疗方法。

(一)急性期的治疗

1.上呼吸道感染

有上呼吸道感染的患者,应选用无肾毒性的抗生素控制上呼吸道感染,如青霉素 80 万 U,肌内注射,每日 2 次;或口服红霉素、头孢霉素等治疗。

2.新月体肾炎

如果肾活检提示为细胞性新月体肾炎,应及时给予大剂量激素和细胞毒药物强化治疗。

(二)慢性期的治疗

1.感染的预防及治疗

对于反复上呼吸道感染后发作性肉眼血尿或镜下血尿的患者,控制急性感染后,可考虑摘除扁桃体,手术前后 2 周需使用抗生素。

2.单纯性血尿

预后较好,无须特殊治疗,但需定期密切观察。注意避免过度劳累和感染,同时,避免使用有肾毒性的药物。

3.肾病综合征型

病理改变较轻,可选用激素和细胞毒药物,常可获得较好疗效;如果病理改变较重,疗效常较差,尤其是大量蛋白尿难于控制的患者,肾疾病呈持续进行性发展,预后差。

4.高血压

同其他的慢性肾小球肾炎一样,降压治疗可以防治肾的继发损害。已有临床研究表明,相对于其他的降压药物,ACEI 可以减少 IgA 肾病患者的蛋白尿,并延缓肾衰竭的进展。

5.慢性肾功能不全

按慢性肾衰竭处理。

6.饮食治疗

如果 IgA 肾病患者的病因同某些食品引起的黏膜免疫反应有关,那么在饮食中避免这些食物是会有益的。有学者认为富含 ω-3 多聚不饱和脂肪酸的鱼油对于 IgA 肾病有益,尤其是尿蛋白量较大的患者。但是,深海鱼油的确切作用还有待进一步的大规模多中心临床研究证实。

七、预后

既往 IgA 肾病被认为是预后良好的肾疾病,但是随后的研究发现,IgA 肾病确诊后每年有 1%～2% 的患者进入终末期肾衰竭。最新的研究提示血管紧张素转换酶(ACE)的基因多态性可能与疾病的预后有关,具有 DD 相同等位基因的患者,预后不佳。

提示疾病预后不良的指标有:持续高血压、持续蛋白尿(特别是蛋白尿>1g/24h)、肾功能损害和肾病综合征。此外,持续性镜下血尿也是预后不佳的指标。如果病理表现为肾小球硬化、间质纤维化和肾小管萎缩,或伴有大量新月体形成时,提示预后欠佳。

第六节　隐匿性肾炎

隐匿性肾炎又称无症状性蛋白尿和(或)血尿。是指轻至中度蛋白尿和(或)血尿,不伴有水肿、高血压和肾功能损害。可见于多种原发性肾小球疾病,如肾小球轻微病变、轻度系膜增生性肾炎、局灶增生性肾炎和 IgA 肾病等。

一、临床表现

临床多无症状,多因肉眼血尿发作或体检有镜下血尿而发现;无水肿、高血压和肾功能损害;部分患者可于高热或剧烈运动后出现一过性血尿,短时间内消失;反复发作的单纯性血尿,尤其是和上呼吸道感染密切相关者应注意 IgA 肾病的可能。

二、实验室检查

尿液分析可有镜下血尿和(或)蛋白尿(尿蛋白>0.5g/24h,但常<2.0g/24h,以白蛋白为主);免疫学检查抗核抗体、抗双链 DNA 抗体、免疫球蛋白、补体等均正常。部分 IgA 肾病患者可有血 IgA 的升高;肾功能检查血肌酐、尿素氮等检查

正常；影像学检查如 B 型超声波、静脉肾盂造影、CT 或 MRI 等检查常无异常发现。

肾活检对于无症状性血尿和(或)蛋白尿的诊断非常重要。但是，即使做肾活检仍有 5%～15% 的患者不能做出诊断。因此，对于这一类的患者，不必一定要做肾活检。如果追踪过程中发现有血尿加重和(或)肾功能恶化，应尽快做肾活检明确诊断。

三、诊断和鉴别诊断

(一)诊断

由于无症状血尿和(或)蛋白尿临床上无特殊症状，容易被忽略。因此，加强临床观察和紧密追踪非常重要。同时，注意排除生理性蛋白尿和继发于全身性疾病的可能，如狼疮性肾炎、紫癜性肾炎等。

(二)鉴别诊断

1.大量血尿造成的假性蛋白尿

如结石、肿瘤等。常可根据病史及影像学检查鉴别。

2.排除假性血尿

如月经血、尿道周围的炎症、食物或药物的影响等；同时注意排除血红蛋白尿、肌红蛋白尿等。

3.其他继发性肾疾病

如狼疮性肾炎、紫癜性肾炎等；可根据临床表现及特殊的实验室检查进行鉴别。

4.生理性蛋白尿

多有明确的诱因如剧烈运动、寒冷、发热等，且为一过性蛋白尿，蛋白尿较轻，诱因去除后蛋白尿消失。体位性蛋白尿多见于青少年，直立时出现，卧床后消失。

四、治疗

无症状性蛋白尿和(或)血尿的患者主要应进行定期的临床观察和追踪。在未明确病因之前无特殊的治疗方法。日常生活中注意避免感染和过重体力劳动，以免加重病情。同时，应避免使用肾毒性药物。由于患者蛋白尿较轻，不必使用激素和细胞毒药物，也不必使用过多的中草药，以免某些成分导致肾功能损害。

该病可长期迁延或间歇性发作，少数患者可自愈。大多数患者肾功能长期稳定，少数患者可有蛋白尿加重，出现肾功能损害，转变成慢性肾小球肾炎。

第二章　继发性肾小球疾病

第一节　糖尿病肾病

糖尿病肾病(DN)是糖尿病微血管病变重要表现之一,是糖尿病的特异性并发症,也是慢性肾病的一种重要类型,是导致终末期肾衰竭的常见原因,是 1 型糖尿病(T1DM)的主要死因;在 2 型糖尿病(T2DM)中,其严重性仅次于心、脑血管疾病。常见于病史超过 10 年的患者。

【诊断与鉴别诊断】

(一)诊断与鉴别诊断依据

1.诊断要点

(1)确诊糖尿病。

(2)有肾损害证据,并排除其他原因所致。

DN 在不同阶段临床表现不尽相同,早期不易诊断,临床上一般以出现微量白蛋白尿作为诊断 DN 的标准,但需排除其他原因所导致的尿蛋白排泄增加。

根据 Moganson 分类,DN 分为 5 期,其中第Ⅰ、Ⅱ期为临床前期。根据蛋白排出量可将 DN 分为早期肾病期和临床肾病期。

早期肾病期(Ⅲ期):又称微量白蛋白尿期,尿白蛋白排泄率(UAER)20～200μg/min(相当于 30～300mg/24h 或 30～300mg/gCr)。如果 6 个月内连续查 3 次尿,其中 2 次 UAER 20～200μg/min(30～300mg/24h),并排除其他可能引起 UAER 增加的原因即可诊断。

临床肾病期(Ⅳ期):如常规方法测定尿蛋白持续阳性,尿蛋白定量＞0.5g/24h,或白蛋白排泄率(UAER)＞200μg/min(＞300mg/24h 或 300mg/gCr),排除其他可能的肾脏疾病即可诊断。

尿毒症期(Ⅴ期):UAER 降低,血肌酐升高,血压升高。

2.鉴别诊断

(1)功能性蛋白尿。发热、运动、寒冷和高温、心功能不全等可致蛋白尿。这些功能性蛋白尿多为一过性,且多为轻度,原因祛除后,蛋白尿可以自行消失。

(2)其他非糖尿病性肾疾病引起的病理性蛋白尿和(或)肾损害。

(3)病理上相似而需鉴别的非糖尿病性肾疾病。包括肾淀粉样变性、膜增生性肾炎、轻链沉积病、肥胖相关性肾病等。

3.临床类型

(1)1型糖尿病合并糖尿病肾病:80%持续微量白蛋白尿患者在随后的10年内将发展致明显肾病。大量白蛋白尿或持续白蛋白尿通常在诊断DM后的15~25年出现。

(2)2型糖尿病合并糖尿病肾病:由于2型DM患者常在诊断前已有长期未发现的高血糖,故2型DM患者在DM诊断时30%的患者已出现微量白蛋白尿,而2%~8%已出现大量白蛋白尿。大量白蛋白尿大约在诊断DM后的15年出现,这可能与2型DM患者诊断日期往往不能准确界定有关。

(二)检查项目及意义

1.一般检查项目

(1)血糖测定:血糖升高是目前诊断糖尿病的主要依据。静脉血浆葡萄糖正常范围为3.9~6.0mmol/L(70~108mg/dl)。血糖测定又是判断糖尿病病情和控制情况的主要指标,患者平时可使用便携式血糖计监测血糖水平。

(2)葡萄糖耐量试验:血糖高于正常而又未达到诊断糖尿病标准者,须进行口服葡萄糖耐量试验(OGTT)。OGTT应在清晨进行。世界卫生组织(WHO)推荐成年人口服75g无水葡萄糖或82.5g含一分子水的葡萄糖,溶于250~300ml水中,5min内饮完,2h后测静脉血浆葡萄糖。

(3)微量尿白蛋白测定:尿蛋白增加是DN的临床特征之一,也是DN的主要诊断依据。根据Moganson分类,DN分为5期,其中第1、2期为临床前期。出现微量蛋白尿是临床诊断DN的标志。根据蛋白排出量可将DN分为早期肾病期和临床肾病期,早期肾病期又称微量白蛋白尿期,尿白蛋白排泄率(UAER)20~200μg/min(相当于30~300mg/24h)。如果6个月内连续查3次尿,其中2次UAER 20~200μg/min(30~300mg/24h),并排除其他可能引起UAER增加的原因,如严重高血糖、酮症酸中毒、泌尿系感染、血尿、运动、严重高血压、心力衰竭及其他肾病等,即可诊断为早期DN。UAER在使用抗高血压药物特别是血管紧张素转化酶抑制药(ACEI)或血管紧张素Ⅱ受体拮抗药(ARB)时也可变化,因此,必须多次测定。如常规方法测定尿蛋白持续阳性,尿蛋白定量>0.5g/24h,尿中白蛋白排泄率(UAER)>200μg/min(>300mg/24h),排除其他可能的肾疾病,可确定为临床肾病期(临床 DN)。

临床常用测 UAER 的方法有 3 种:①收集 24h 尿,测定白蛋白总量;②测定过夜或早上 4h 尿白蛋白,计算 UAER;③随机任意时间尿,测定尿白蛋白和肌酐比值(表 2-1)。检测方法以放免法较为敏感,标本 4℃条件下保存为好。

表 2-1　尿白蛋白排泄异常的标准

范围	24h 尿量(mg/24h)	定时尿(μg/min)	任意时间(μg/mg 肌酐)
正常	<30	<20	<30
微量白蛋白尿	30~300	20~200	30~300
临床蛋白尿	>300	>200	>300

(4)其他常规检查:血、尿常规和其他常规化验。

(5)眼科检查:眼底镜检查,眼底荧光血管造影,视网膜电生理检查等。

(6)足部检查:足部感觉,溃疡和坏疽情况,皮肤温度,压力测定,触诊足背动脉搏动。

(7)其他器官功能的评估:如心电图、超声心动图、肢体血管彩色多普勒超声显像、神经电生理检查等。

2.特殊检查项目

(1)肾功能和形态检查:Scr、GFR 测定和 B 超等检查。

(2)肾活检:在诊断 DN 时要排除非糖尿病性肾病。以下情况应考虑非糖尿病性肾病:糖尿病病程较短;单纯肾小球性血尿或蛋白尿伴血尿;短期内肾功能迅速恶化;不伴视网膜病变;突然出现水肿和大量蛋白尿而肾功能正常;肾炎性尿沉渣(畸形红细胞、多型性红细胞管型);显著肾小管功能减退;合并明显的异常管型;既往有非 DM 的肾病史等。鉴别困难时可以通过肾穿刺病理检查进行鉴别。

肾病理中对糖尿病肾病病理改变有 3 种类型:①结节性肾小球硬化型,有高度特异性;②弥漫性肾小球硬化型,最常见,对肾功能影响最大,但特异性较低,类似病变也可见于系膜毛细血管性肾小球肾炎和系统性红斑狼疮等疾病;③渗出性病变,特异性不高,也可见于慢性肾小球肾炎。肾活检所见组织学改变与临床表现和肾功能损害程度缺乏恒定的相关性。

(三)诊断思路和原则

1.病史采集

(1)起病情况:DN 起病隐匿,进展缓慢,早期多无肾病有关症状。肾病初期肾增大,肾小球滤过率增加和微量白蛋白尿可持续多年。多数 DN 患者在有明显蛋白尿或显著水肿时才被觉察。从糖尿病发病到出现终末期肾衰竭,可能经历 25～30 年。

(2)主要临床表现:糖尿病是涉及多个系统的全身性病变,当出现 DN 时,其他器官往往也同样发生了损害,如动脉硬化、视网膜病变和神经病变等。患者血糖控制不佳时可出现代谢紊乱症状,如口干、多饮、多尿、视力模糊。

糖尿病肾病在不同阶段临床表现不尽相同。Ⅰ 期、Ⅱ 期无蛋白尿且无明显临床表现。微量白蛋白尿期患者血压可轻度升高。Ⅳ 期为临床 DN 期,GFR 开始进行性下降,但大多数患者肌酐尚正常,可伴高血压、水肿,甚至肾病综合征样表现。该期患者常并发其他微血管并发症如视网膜病变和外周神经病变,如合并膀胱自主神经病变可引起尿潴留、梗阻性肾病;常并发冠心病、脑血管病、外周血管病变及血脂异常等。Ⅴ 期时肾功能呈快速、进行性下降至终末期,虽 GFR 持续下降,但蛋白尿往往持续存在;出现高血压、低白蛋白血症和水肿;常有高血压且难控制,可有左心功能不全的表现;可有恶心、呕吐、精神症状等尿毒症的表现。

(3)既往病史:糖尿病患者中,单纯有微量蛋白尿而无其他改变者,经肾活检证实由非 DM 引起的占 41%,有肾病综合征表现肾活检证实非 DN 占 49%,因此,详细询问患者既往有无其他肾病史(如原发性肾病综合征)以及一些可引起肾损害的系统疾病(如高血压、系统性红斑狼疮)对诊断和鉴别诊断有重要意义。另外,还需注意近期有无感染、中毒(有机金、汞)以及是否使用过有潜在肾毒性药物,如非甾体类抗炎药、抗生素、镇痛药等。

(4)危险因素:主要包括遗传因素、肾小球高滤过、高血糖、高血压、吸烟、老年、血脂异常、微血管病变(如视网膜病变)和大血管病变(如冠心病等)等。高血压是DN 进展的最重要因素,也是心血管疾病的危险因素。

2.体格检查

(1)一般情况:糖尿病肾病患者早期多一般情况良好,可无明显体征。当病情逐渐进展,肾功能减退时可出现精神萎靡、乏力,伴随感染时可出现发热。注意记录患者身高、体重和血压。

(2)皮肤、黏膜:可呈不同程度的贫血貌。注意观察皮肤色泽,有无水肿、色素沉着、出血点等。

(3)头颈部:有无颜面水肿、眼睑水肿,视力、听力情况,呼出气味。

(4)腹部:注意有无腹水,血管性杂音的部位、性质和传导性。

(5)其他:有无尿酸结节、关节畸形、肿胀、压痛、积液,有无指甲畸形,骨骼压痛等。注意有无下肢溃疡等糖尿病足的表现。

3.实验室检查 结合血糖测定、葡萄糖耐量试验、微量尿白蛋白测定、肾功能测定等,可以确诊和分期。

【治疗方案及选择】

总体原则:早期严格控制血糖,积极控制血压,应用 ACEI 或 ARB,适当限制蛋白质摄入,延缓 DN 发展;糖尿病肾病肾衰竭者宜早期进行透析治疗。

1.严格控制血糖。早期严格的血糖控制可预防或延缓 T1DM 和 T2DM 蛋白尿的发生和进展。因此,尽可能地使血糖控制接近正常。一般成年人争取控制糖化血红蛋白 A1c(HbA1c)＜6.0%,空腹血糖＜6.0mmol/L,餐后 2h 血糖＜7.8mmol/L。注意避免低血糖的发生。

肾功能正常时可选用任何类型的口服降糖药,肾功能不全的患者应优先选择从肾排泄较少的降糖药,严重肾功能不全患者应采用胰岛素治疗,由于肾功能不全时胰岛素代谢减慢,宜选用短效胰岛素,必要时减少剂量,注意防止低血糖发生。

2.限制蛋白质的摄入。临床糖尿病肾病期时应实施低蛋白饮食治疗,肾功能正常的患者饮食蛋白摄入量为 0.8g/(kg·d);在 GFR 下降后,饮食蛋白摄入量为 0.6～0.8g/(kg·d),蛋白质来源应以优质蛋白为主。如蛋白摄入量≤0.6g/(kg·d),应适当补充复方 α-酮酸制剂。

3.ACEI、ABR 的应用。已有微量白蛋白尿而血压正常的早期肾病患者应用 ACEI 或 ARB 也可延缓肾病的进展;一旦进展至临床糖尿病肾病期,治疗的重点是矫正高血压和减慢 GFR 下降速度。ACEI 或 ARB 除可降低血压外,还可减轻蛋白尿和使 GFR 下降延缓。

4.降压治疗。大于 18 岁的非妊娠患者血压应控制在 130/80mmHg 以下。降压药首选 ACEI 或 ARB,血压控制不佳者可加用其他降压药物。

5.纠正血脂异常。首要目标是 LDL-C 控制目标＜2.6mmol/L,极高危病人＜2.07mmol/L或较基线降低 30%～40%;首选他汀类药物,如 TG＞4.5mmol/L,应先用贝特类药物,以减少发生急性胰腺炎的风险。

6.尽早使用促红细胞生成素(EPO)纠正贫血,治疗维生素 D-钙磷失平衡可明显改善进展期患者的生活质量和预后。

7.肾替代治疗。应比非糖尿病性肾病患者更早启动肾替代治疗。当内生肌酐清除率＜15ml/min 是替代治疗的适应证。若患者因血容量过多,血压难以控制,胃纳差或出现严重呕吐时,替代治疗的时机应提早。早期透析有利于改善营养状况、减少并发症和减少病死率。

【病情及疗效评价】

（一）病情判定

糖尿病患者从出现显性蛋白尿到 ESRD 平均 5.9 ± 3.9 年（1 型）和 6.5 ± 5.1 年（2 型），GFR 平均下降速度为每年 $10\sim15ml/min$，与尿蛋白量、吸烟、血压、血糖、视网膜病变和初始肾功能等有关，因此，病情的观察和判定对调整治疗方案及延缓病变发展有积极意义。

1.实验室指标的观察和判定

（1）蛋白尿的情况：从观察蛋白尿的情况可了解疾病的病程，如果在微量蛋白尿期给予有效的治疗，可阻止或延缓病情发展。蛋白尿的减少常意味着病情得到控制或好转，ACEI 或 ARB 治疗已证明能减少 DN 的蛋白尿，因而需定期监测尿蛋白排泄量，以便调整治疗方案。

（2）血糖和糖化血红蛋白：糖尿病肾病患者的糖代谢不稳定，易发生高血糖或低血糖，因此，血糖的监测尤其重要。要教会患者自己利用便携式血糖计规律地进行血糖监测，并进行详细的记录，以便医师能及时、准确地调整治疗方案。教育患者提高低血糖识别能力，防止低血糖发生。糖化血红蛋白可反映近 $2\sim3$ 个月血糖控制的水平，因而，每 3 个月需检测 1 次糖化血红蛋白。

（3）血生化指标：糖尿病肾病晚期可出现明显蛋白尿及氮质血症，血尿素氮、肌酐等水平明显升高。应定期监测血尿素氮和血肌酐，以了解肾功能情况。DN 伴肾衰竭者易出现高钾血症，特别是服用 ACEI 或 ARB 治疗者，应特别注意监测血钾。部分患者还可以出现酸中毒、低钙血症和高磷血症，需定期监测，并给予相应的治疗。

（4）血脂：脂代谢紊乱在 DN 患者中发生率更高。尤其在 2 型糖尿病患者中，特点是三酰甘油（TG）和低密度脂蛋白胆固醇水平（LDL）升高。高 TG 水平也是肾功能减退的独立危险因素。因而需定期监测血脂，并调整调脂药的用量。

2.症状观察和判定　糖尿病肾病进展缓慢，早期症状难以察觉，但是对于糖尿病病程在 15 年以上患者，尤其是老年患者，要密切观察神志、胃肠道反应等，如果出现肾衰竭，可有持续性恶心、呕吐、上腹部不适、皮肤瘙痒、精神萎靡等症状。同时，还应注意有无低血糖发生。DN 患者接受胰岛素治疗需根据血糖和肾功能情况调整胰岛素剂量，反复的低血糖发作提示胰岛素剂量过大或肾功能减退。

3.体征观察和判定　重点观察血压、水肿情况、尿量。密切观察血压变化，防止高血压脑病发生。鼓励患者利用电子血压计自己对血压进行监测并记录，以便医生根据血压变化及时调整降压治疗方案，使血压尽可能达标。

对于水肿比较明显的患者,注意观察水肿程度、分布部位及消肿情况,记录每日出入量情况,尿量以昼夜分别计量、计次。同时观察体重增减情况。除针对 DN,还应针对 DM 进行必要的体检,如神经系统体征、视力的检查。

(二)疗效评价

DN 的疗效主要包括两个方面:DM 和 DN 的控制情况。DM 的控制主要包括血糖(空腹血糖、餐后 2h 血糖和糖化血红蛋白)、血压和血脂控制是否达标;而 DN 的疗效指标主要有尿蛋白排泄量、水肿的情况和肾功能的变化。尿蛋白减少、水肿减轻和肾功能改善(血尿素氮或肌酐下降)为治疗有效的指标。

第二节 ANCA 相关性血管炎肾损害

ANCA 相关性血管炎是成年人原发性小血管炎最常见的类型,与抗中性粒细胞胞浆抗体(ANCA)有关。它包括原发性小血管炎——显微镜下多血管炎(MPA)、韦格纳肉芽肿(WG)、变应性肉芽肿性血管炎(CSS)。某些药物也可诱导 ANCA 相关性血管炎的发生,以丙硫氧嘧啶和肼屈嗪多见。血管炎相关性肾损害是指小血管炎和毛细血管炎所致的肾损害,ANCA 相关性血管炎肾损害病理表现主要为局灶节段性肾小球毛细血管襻坏死和新月体形成。

该病在临床上表现多样,可累及多个系统。误诊和漏诊率高,应引起临床医生的重视。多数患者有上呼吸道感染或药物过敏样前驱症状,多有血尿、蛋白尿,半数以上患者表现为急进性肾小球肾炎。

【诊断与鉴别诊断】

(一)诊断与鉴别诊断依据

血管炎临床表现可以多种多样,通常会累及多个系统和器官。临床上患者呈全身多系统器官受累,特别是不明原因的肾功能快速降低,并伴有其他多个系统损害时应高度怀疑本病的可能。典型病例多为中老年患者,临床表现为肾炎综合征(血尿、蛋白尿),特别是有肾外病变和肾功能急剧恶化的患者,应高度怀疑本病的可能。

如临床上表现有系统性血管炎、呼吸道肉芽肿性炎症及肾小球肾炎三联征,实验室检查 cANCA 阳性,应考虑诊断为 Wegener 肉芽肿。病变组织活检无肉芽组织形成,实验室检查 pANCA 阳性,考虑诊断为 MPA。患者出现系统性血管炎表现的同时出现哮喘者应高度怀疑变应性肉芽肿血管炎(CSS),外周血嗜酸粒细胞增多,病变组织活检示肉芽肿性血管炎伴嗜酸粒细胞浸润则可以确诊。

1.临床表现

(1)活动期多表现为血尿,以镜下血尿为主,多伴有蛋白尿;缓解期血尿可消失。半数以上患者表现为急进性肾小球肾炎,少数伴有少尿和高血压。WG 多首先累及呼吸道,临床上表现为系统性血管炎、呼吸道肉芽肿性炎症及肾小球肾炎三联征。MPA 的肾受累率高,且肾可以为唯一受累器官。患者出现系统性血管炎表现的同时伴发哮喘者应高度怀疑变应性肉芽肿血管炎。

(2)不规则发热、疲乏、体重下降、皮疹、关节肌肉疼痛等非特异症状。累及肺部时可有哮喘、咳嗽、痰中带血甚至咯血。

2.鉴别诊断

注意与一些临床表现或肾病理表现相似的疾病鉴别,包括急性肾小球肾炎;Goodpasture 综合征;狼疮肾炎;过敏性紫癜肾炎;药物诱发的血管炎;冷球蛋白血症肾损害等。肺部受累有时需要与结核、肺部肿瘤等相鉴别。

(二)检查项目及意义

1.血常规多有白细胞和血小板增多,CSS 常有明显嗜酸粒细胞增多及正细胞正色素性贫血。

2.尿常规多有尿红细胞阳性,尿蛋白阳性,部分患者有红细胞管型。

3.尿红细胞位相以畸形红细胞为主。

4.pANCA 合并抗 MPO 抗体阳性多为 MPA,cANCA 合并 PR3 阳性多为 PR3。

5.血沉和 C 反应蛋白多升高,有助于判断病情活动,预测复发。

6.血肌酐检查可以了解患者肾功能受损程度,需结合患者体重、年龄等综合评估。

7.抗 GBM 抗体为阴性,对于伴有肺出血的患者可以与 Goodpasture 综合征鉴别。

8.肾 B 超。明确肾大小及是否可行肾穿刺检查。

9.胸部 X 线片可以发现患者有无合并肺部病变。

10.肾穿刺活检术结合临床表现实验室检查可以确诊 ANCA 相关性肾损害,并了解肾受损程度,与其他肾小球肾炎鉴别。光镜检查:绝大多数患者表现为局灶节段性肾小球毛细血管襻坏死及新月体形成,40%的患者表现为新月体肾炎。其中新月体的最重要特征是:同时出现"新旧不一"的新月体,即细胞性新月体、细胞纤维性新月体和纤维性新月体可以同时存在。部分患者肾小动脉呈纤维素样坏死。免疫荧光及电镜检查一般无免疫复合物和电子致密物。

(三)诊断思路和原则

临床上患者呈全身多系统器官受累,特别是不明原因的肾功能快速降低,并伴有其他多个系统损害时应高度怀疑本病的可能。肾受累表现为血尿、蛋白尿,伴或不伴肾功能急剧恶化,实验室检查有 pANCA 和(或)cANCA 阳性,肾活检以少免疫复合物型坏死性新月体肾炎为特征,可确诊 ANCA 相关性肾损害。

【治疗方案及选择】

积极诱导缓解;防治并发症;维持治疗、防止复发;注意药物治疗的不良反应。

1.诱导缓解

(1)糖皮质激素:首选用药,常用泼尼松 1mg/(kg·d),满 8 周后每周减 5mg,减至 0.5mg/(kg·d),然后减慢减量速度(如 2～3 周减 5mg),直至减为维持量,维持量取决于病情缓解情况,如果可能,以 7.5mg/d 为宜。对于肾有显著活动病变(毛细血管襻坏死、细胞性新月体形成和大量炎症细胞浸润)并伴有短期肾功能恶化者,给予甲泼尼龙(MP)0.5g,加入 200ml 生理盐水中缓慢静脉滴注,连续 3d。

(2)环磷酰胺(CTX):现在多认为联用环磷酰胺可获得更高的缓解率及较低的复发率,用法为 0.75g/m²,静脉注射,每月注射 1 次至基本缓解(一般 3～6 个月);若患者年龄超过 60 岁或 GFR<20ml/(min·1.73m²),CTX 的剂量调整为 0.5g/m²。或 CTX 1.5～2mg/(kg·d),口服至基本缓解(一般 3 个月),年龄较大或肾功能不全患者可酌情减少剂量。

(3)利妥昔单抗:375mg/m²,每周 1 次,维持 4 周。若激素＋CTX 方案无效,可选用激素＋利妥昔单抗。

2.维持治疗

(1)硫唑嘌呤(AZA)。[(1～2mg/(kg·d)]合用小剂量糖皮质激素(泼尼松:7.5～10mg/d)。

(2)也可考虑使用 MMF 1.0～2.0g/d,分 2 次服用作为维持治疗,并合用小剂量糖皮质激素(泼尼松:7.5～10mg/d)。

(3)对于 AZA 及 MMF 疗效不好,eGFR>60kg/(min·1.73m²)的患者亦可考虑使用甲氨蝶呤(MTX),每周 0.3mg/kg,最大剂量不超过每周 25mg。

(4)每月查血常规和肝功能 1 次,白细胞<3×10⁹/L,中性粒细胞<1.5×10⁹/L 或出现肝损害时需停药观察。

(5)维持性免疫抑制治疗的时间长短尚无共识,建议总疗程 18 个月以上。对于需要透析的患者及无肾外表现的患者无须维持治疗。

(6)停用免疫抑制药后需定期随访(每 3～6 个月 1 次),检测 ANCA 并结合其他临床或病理指标判断是否有复发,并及时防止复发。

(7)对于复发的患者可以继续应用原先的诱导期方案。维持期停止之后,出现复发的患者可以使用 AZA 或 MMF 代替诱导期方案中的 CTX。

3.其他治疗

(1)透析:对于已有肾衰竭的患者应及时给予透析支持。

(2)肾脏保护:如使用血管紧张素转化酶抑制药(ACEI)或血管紧张素 Ⅱ 受体拮抗药(ARB),同时应注意控制血压和避免使用肾毒性药物。

(3)血浆置换:抗 GBM 抗体阳性或有肺出血倾向,或肾功能急剧恶化的患者,在激素和免疫抑制药治疗的同时早期进行血浆置换效果较好,对需要透析支持的患者也可能有效(肾活检肾以慢性病变为主者除外)。血浆置换时以 60ml/kg 的速度进行。对于伴肺出血的患者隔日 1 次,维持 2 周,若出血量大可改为每日 1 次,出血停止后隔日 1 次,维持 2 周,总共不超过 10 次。对于抗 GBM 抗体阳性患者每日 1 次,维持 2 周。

4.防治药物治疗的不良反应

常见的不良反应有感染、肝功能损害、骨髓抑制、药物性糖尿病、骨质疏松、出血性膀胱炎等,一旦出现给予相应的处理。

【病情及疗效评价】

(一)病情判定

1.肾活检肾小球病变情况。

2.pANCA/cANCA 检查。

3.血沉、C 反应蛋白检查。

(二)疗效评价

1.监测尿常规、24h 尿蛋白定量。

2.检测 pANCA/cANCA。

3.检测血沉、C 反应蛋白。

第三节　乙肝病毒相关性肾炎治疗

乙型肝炎病毒(HBV)感染所导致肾小球肾炎样改变称为乙型肝炎病毒相关性肾炎。

【诊断与鉴别诊断】

(一)诊断依据

有乙肝病毒感染病史及肾小球肾炎患者要考虑该病的可能。

1.临床表现

有肾小球肾炎如隐匿性肾炎、肾炎综合征、肾病综合征、急性(急进性)肾炎综合征等表现。

2.辅助检查

常规必查项目如下。

(1)病毒性肝炎感染标志物。HBsAg、HBsAb、HBeAg、HBeAb、HBcAb、HAV-IgG、HCV-IgG、HDV-IgG、HEV-IgG。

(2)性传播疾病检查。艾滋病抗体筛查、梅毒检测(快速血浆反应素环状卡片试验 PRP 和性病研究实验室玻片试验 VDRL)。

(3)尿常规。

(4)血常规。

(5)粪常规。

(6)24h 尿蛋白定量。

(7)尿红细胞位相。

(8)肾功能检查。尿素氮、肌酐、半胱氨酸蛋白酶抑制蛋白 C、尿酸。

(9)血液生物化学检查。钠、钾、氯、葡萄糖、二氧化碳结合力、钙、磷、总蛋白、白蛋白、球蛋白、总胆红素、直接胆红素、间接胆红素、总胆固醇、三酰甘油、高密度脂蛋白胆固醇、低密度脂蛋白胆固醇、脂蛋白(a)等。

(10)血液酶学组合检查。丙氨酸氨基转化酶(ALT)、天门冬氨酸氨基转化酶(AST)、乳酸脱氢酶(LDH)、碱性磷酸酶(ALP)、γ-谷氨酰基转化酶(γ-GT)、胆碱酯酶(ChE)。

(11)凝血功能检查。凝血酶原时间、活化的部分凝血活酶时间、纤维蛋白原。

(12)体液免疫学检查。IgG、IgA、IgM、补体 C_3、补体 C_4。

(13)自身抗体检查。抗核抗体、抗双链 DNA 抗体、抗 Sm 抗体、抗组蛋白抗体、抗核糖核蛋白抗体、抗 SS-A 抗体、抗 SS-B 抗体、抗 Scl-70 抗体、抗 Jo-1 抗体、抗心磷脂抗体(IgM 型和 IgG 型)。

(14)抗中性粒细胞胞质抗体(ANCA)测定。p-ANCA、c-ANCA、MPO-ANCA、PR3-ANCA。

(15)肾穿刺活检。无肾穿刺活检术禁忌证患者应行活检病理检查,以明确诊断,指导治疗及评估预后。

(16)肝脾及泌尿系超声检查。

选查项目如下。

(1)血免疫固定电泳。

(2)尿免疫固定电泳。

(3)血冷球蛋白。

(4)肿瘤标志物血清学检查。甲胎蛋白、癌胚抗原、癌抗原125、癌抗原199、前列腺特异性抗原、前列腺酸性磷酸酶、鳞状细胞癌抗原、组织多肽抗原。

(5)抗肾小球基底膜抗体。

(二)检查项目及意义

1.血清乙型肝炎病毒标志物阳性。

2.血尿、蛋白尿、肾功能损害等肾小球肾炎表现,并可排除原发性肾小球肾炎及狼疮性肾炎等继发性肾小球疾病。

3.肾组织切片(特别在肾小球)上找到乙型肝炎病毒标志物,且此条为必备条件。

(三)诊断思路和原则

血清乙型肝炎病毒标志物阳性者伴肾小球肾炎,并可排除原发性肾小球肾炎及狼疮性肾炎等继发性肾小球疾病,同时肾组织切片(特别在肾小球)上找到乙型肝炎病毒标志物,其中后者为必备条件可明确该诊断。

【治疗方案及选择】

乙肝病毒相关肾炎目前尚缺乏特效药物治疗,治疗原则主要是控制乙肝病毒活动,必要时糖皮质激素治疗。控制血压,减少尿蛋白、抗凝及抗血小板凝集等综合治疗来保护肾,延缓肾功能损害的进程。

1.一般治疗

休息、饮食治疗与各种相似类型的原发性肾小球肾炎。此外,加强护肝、对症支持治疗。

2.药物治疗

(1)抗病毒治疗

①指征:有病毒活动、复制证据,HBV-DNA$>10^3$copy/mol,或病情需要激素、免疫抑制药治疗时需用抗病毒治疗。

②干扰素:可用于治疗 HBV 相关肾炎,用药后常可以见到 HBV 复制阴转,蛋白尿缓解或转阴,但剂量、疗程和不良反应尚待进一步观察。目前国内较少用。

③拉米呋定:100mg/d,疗程至少 1 年。HBeAg 转阴或 HBV-DNA<10^3 copy/mol,根据病情维持或停用。对 HBeAg 阴性、HBeAb 阳性及 HBV-DNA 阳性的前 C 区变异株应用 2 年以上。

其他新型的抗病毒治疗药物,如阿德福韦、恩替卡韦,目前主要用于治疗拉米呋定无效或 HBV-DNA 阳性的前 C 区变异株。

(2)积极控制高血压。血压控制标准:蛋白尿>1.0g/d,血压控制在 125/75mmHg。蛋白尿<1.0g/d,血压控制在 130/80mmHg。可首选 ACEI 和(或) ARB 药物治疗,但在肾功能不全患者应注意血清钾及尿素氮、肌酐水平。也可选用 β 受体阻滞药、钙通道阻滞药、α 受体阻滞药或联合应用不同类药物。

(3)减少尿蛋白。可选用 ACEI 和(或)ARB 药物。

(4)抗血小板和(或)抗凝药物治疗。

(5)降血脂治疗。脂质代谢异常患者应在饮食治疗基础上进行降脂治疗,可选用他汀类降脂药物,注意肝功能监测。

(6)降尿酸治疗。高尿酸血症患者在饮食治疗基础上可进行降尿酸治疗。

(7)避免加重肾损害的因素。感染、劳累、妊娠及肾毒性药物。

(8)糖皮质激素。对初始表现为肾病综合征,HBV-DNA<10^3 copy/mol,肝功能正常的患者可在抗病毒基础上给予糖皮质激素治疗,同时需监测 HBV 复制指标及肝功能变化。

(9)细胞毒性药物。多数专家认为慎用或不主张使用。

(10)抗氧化药。还原型谷胱甘肽。

【病情及疗效评价】

(一)病情判定

与相应的原发性肾小球肾炎相同。

(二)疗效评价

与相应的原发性肾小球肾炎相同。

第四节　狼疮肾炎

系统性红斑狼疮(SLE)是一种累及多器官多系统的自身免疫性疾病,其中肾是最容易受累的器官之一,临床称之为狼疮肾炎(LN)。90%的 SLE 患者都有肾受累,但只有 50%左右表现为临床肾病,即出现蛋白尿,活动性尿沉渣,肾功能损害等。其预后较没有肾受累的 SLE 患者差。SLE 患者 10 年生存率为 92%,而一且合并狼疮肾炎则降至88％。肾穿刺活检对于LN的治疗具有非常重要的指导意义。

【诊断与鉴别诊断】

(一)诊断与鉴别诊断依据

患者表现为多系统损害,肾受损的表现有蛋白尿、血尿或肾功能损害,应考虑狼疮肾炎。符合以下两点则可以诊断为狼疮肾炎。

1.确诊系统性红斑狼疮。

2.有持续性蛋白尿或活动性尿沉渣[持续蛋白尿＞0.5g/d或者尿常规蛋白3＋及以上;和(或)细胞管型,如红细胞、血红蛋白、颗粒、管状或混合性管型]。

现在也有人建议用时间尿蛋白肌酐比值＞0.5取代24h尿蛋白的测量;活动性尿沉渣则重新被定义为＞5个红细胞/hpf,或＞5个白细胞/hpf(非感染),或出现红细胞/白细胞管型。

明确诊断后需:①评估全身疾病活动度;②尽早行肾活检明确病理类型和了解肾病变活动指数和慢性指数。

鉴别诊断应注意排除其他继发性肾小球肾炎,如乙肝相关性肾炎,血管炎相关性肾损害等以及药物性狼疮样肾损害。结合相关病史、实验室检查及肾活检病理,一般不难鉴别。

(二)检查项目及意义

1.血常规

了解血液系统受损情况。可表现有贫血、白细胞及血小板减少。

2.尿常规及尿沉渣镜检

可见不同程度的蛋白尿、血尿、白细胞和各种管型。轻型的狼疮肾炎(Ⅰ型或Ⅱ型)可仅表现镜下血尿或伴有少量蛋白尿。大量蛋白尿可见于Ⅲ型、Ⅳ型狼疮肾炎或Ⅴ型狼疮肾炎。

3.24h尿蛋白定量

常超过0.5g/24h。肾病综合征范围的蛋白尿最常见于Ⅳ型狼疮肾炎或Ⅴ型狼疮肾炎。

4.尿红细胞位相

畸形红细胞多见。

5.血液生化

表现为肾病综合征的患者可见血白蛋白降低,血脂谱异常等。血肌酐检查可以了解患者肾功能受损程度,需结合患者体重、年龄等综合评估。

6.血沉

多数患者血沉增快。

7.免疫学检查

ANA,dsDNA,Sm 阳性；C_3、C_4 降低；ANCA 阳性或抗心磷脂抗体阳性等。其中,dsDNA 抗体滴度升高,补体下降是狼疮病情及肾损害活动的重要指标之一。ANA 抗体滴度同病情活动无明显关系。抗心磷脂抗体阳性有助于判断是否存在继发性抗磷脂综合征。SSA/SSB 抗体阳性有助于判断是否存在继发性干燥综合征。

8.Coomb's 试验

明确患者是否存在自身免疫性溶血性贫血。

9.胸部 X 线检查

了解心肺情况,明确是否存在胸腔积液和心包积液。排除肺部感染。

10.泌尿系超声检查

了解肾大小,皮质厚度,肾活检的可行性等。

11.肾穿刺活检

无肾穿刺活检术禁忌证者,均应行活检病理检查以明确诊断,指导治疗及评估预后。

(三)诊断思路和原则

临床上患者如表现为多系统损害,并有肾受损表现,尤其是育龄期女性,应首先考虑到本病的可能。问诊查体应进一步收集有无 SLE 典型皮疹、光过敏、脱发、口腔溃疡、关节痛等其他系统的受累表现。风湿免疫学检查对确诊 SLE 诊断很重要。明确诊断需参照 ACR 诊断标准,符合 4 条标准可确诊。对于早期病变,诊断有可疑时,应动态观察,密切注意病情。在系统性红斑狼疮诊断确立的基础上,如患者存在持续性蛋白尿或活动性尿沉渣即可诊断为狼疮肾炎。应及时行肾穿刺活检病理检查,明确肾病理类型,了解肾病变活动指数和慢性指数,据此制定最佳的治疗方案。

【治疗方案及选择】

(一)一般治疗

1.避免强日光暴晒,劳累。

2.预防感冒,早期治疗感染。

3.女性患者病情控制之前严格避孕。

4.避免诱发狼疮的药物和食物。如青霉素、异烟肼、避孕药等。

5.避免肾毒性药物。如氨基糖苷类药物,大剂量造影剂,不明中草药等。

6.若无禁忌证,应予羟氯喹治疗(每日最大剂量为 6～6.5mg/kg 标准体重)。

7.控制血压、血脂。

8.抗凝治疗。

9.其他辅助治疗。护胃、补钙等。

(二)不同病理类型狼疮肾炎的治疗

1.Ⅰ型狼疮肾炎

Ⅰ型狼疮肾炎一般没有临床肾病表现,且不会影响到长期的肾病预后。是否需要使用激素和免疫抑制药治疗,应以狼疮的全身表现和血清学指标衡量,可给予对症处理观察病情变化,定期随访。

2.Ⅱ型狼疮肾炎

若尿蛋白＜1g/d,是否需要使用激素和免疫抑制药治疗应以狼疮的肾外表现和血清学指标衡量,可给予对症处理观察病情变化,定期随访。

若尿蛋白＞3g/d,治疗方案可给予激素治疗:泼尼松 1mg/(kg·d),清晨顿服;8 周后减量,每 2 周减量 5mg,至维持剂量 10mg。

3.Ⅲ型、Ⅳ型狼疮肾炎

Ⅲ型和Ⅳ型狼疮肾炎诱导治疗推荐激素联合环磷酰胺(CTX)或者霉酚酸酯(MMF)。若在治疗的前 3 个月内出现血肌酐进行性升高,蛋白尿加重,需考虑改用其他治疗方案,或行重复肾活检以指导下一步治疗。维持治疗推荐硫唑嘌呤(Aza)或 MMF,加小剂量口服激素。若不能耐受,可改用钙调神经磷酸酶抑制药(CNI)加小剂量激素口服。维持治疗期间,免疫抑制药减量至少是治疗达完全缓解后 1 年。而对于有复发病史者,该时间应适当延长。若维持治疗 1 年仍未达完全缓解,可考虑行重复肾活检,以便决定是否有必要更改治疗方案。如果在维持治疗的减量期,出现肾功能恶化或蛋白尿复发,建议恢复至之前能控制住病情的免疫抑制剂量。

在整个治疗期间应根据患者情况权衡免疫抑制药使用的利弊,避免过度免疫抑制导致的严重感染。

诱导期及维持期的具体用药方案如下。

(1)诱导期治疗

①皮质激素:泼尼松 1mg/(kg·d),清晨顿服,8 周后减量,每 2 周减量 5mg,至维持剂量 10mg。肝功能损害时,改用甲泼尼龙治疗。

②免疫抑制药:可以根据情况选择以下方案。环磷酰胺口服,1～2mg/(kg·d)

或静脉注射(0.5～1.0g/m²,每月注射 1 次共半年);MMF 口服,1.5～2g/d,分 2 次服,连用 6 个月;环孢霉素 A 口服,起始剂量 3～5mg/(kg·d),每 12 小时 1 次,空腹服用,维持 3～6 个月。测定药物谷浓度,范围 150～200ng/ml;FK506 口服,起始剂量 0.05～0.1mg/(kg·d),每 12 小时 1 次,空腹服用,维持 3～6 个月。测定药物谷浓度,范围 5～10ng/ml。

(2)维持期治疗根据 2012 年新修订的 KDIGO 指南,维持期治疗需要持续 12 个月,如期间狼疮复发,需要重新调整治疗方案。

①皮质激素:泼尼松逐步减量至 5～10mg,每天 1 次维持,可以根据患者情况调整。

②免疫抑制药:可以根据情况选择以下方案。硫唑嘌呤,1～2mg/(kg·d),顿服;MMF 0.5～1.5g/d,分 2 次服用,维持 6～12 个月;环磷酰胺 0.5～1.0g/m²,静脉注射,每 3 个月注射 1 次,维持 6～12 个月。根据病情酌情处理。

(3)治疗期间注意事项

①每月使用环磷酰胺前必须复查血常规和肝功能,用药后 1d、3d、7d 及 14d 复查血常规,保持白细胞在 4×10^9/L 以上,中性粒细胞在 1.5×10^9/L,低于此值或出现肝损害时需给予对症治疗和停药观察或药物剂量调整。60 岁以上者,环磷酰胺可减少剂量的 20%;肾功能损害者,环磷酰胺可减少剂量的 20%。

②使用 MMF 患者,需每月复查血常规和肝功能。消化道症状明显时调整剂量和对症处理。

③使用 FK506 的患者,需要每月复查血常规和肾功能、血糖,并定期复查血药浓度。消化道症状明显时可以调整剂量。

④使用硫唑嘌呤的患者应注意每月复查血常规和肝功能。

⑤使用环孢素 A 的患者,需要定期复查血常规、肝肾功能和血药浓度。

⑥注意防治激素的不良反应。

4.Ⅴ型狼疮肾炎

(1)对于肾功能正常非肾病综合征水平蛋白尿的Ⅴ型狼疮肾炎患者,仅需降压和降尿蛋白处理,如有严重的肾外狼疮表现,可使用激素和(或)免疫抑制药。

(2)对于单纯的Ⅴ型狼疮肾炎并伴有肾病综合征水平蛋白尿的患者,需要激素及免疫抑制药的治疗。

(3)对于Ⅴ＋Ⅲ型或Ⅴ＋Ⅳ型狼疮肾炎患者,治疗参照Ⅲ型或Ⅳ型狼疮肾炎患者的治疗。

5.Ⅵ型狼疮肾炎

按照 CRF 的非透析治疗和透析治疗方案进行。可根据全身情况对症处理。

(三)特殊情况狼疮肾炎的治疗

1.重症狼疮肾炎

在以上诱导治疗基础上可选用以下措施。

(1)甲泼尼龙(MP)冲击治疗。0.5～1.0g,静脉滴注,连续 3d 为 1 个疗程,可连续 3 个疗程;每个疗程之间根据病情间隔 3～5d。

(2)大剂量丙种球蛋白治疗。300～400mg/(kg·d),静脉滴注,连续使用5～7d。

(3)血浆置换治疗。

(4)免疫吸附治疗。

2.狼疮肾炎复发

完全或部分缓解者出现复发,可给予最初诱导缓解有效的治疗方案。若再次给予最初诱导治疗方案会增加患者暴露于过多 CTX 的风险,则可改用非 CTX 的诱导治疗方案。如果怀疑病理有转型,或者无法鉴别肌酐升高及蛋白尿加重是疾病活动引起还是病变慢性进展,可给予重复肾活检。

3.难治性狼疮肾炎

诱导治疗结束后患者肾功能及蛋白尿仍未缓解,或反而进行性加重,需重复肾活检以明确是狼疮活动还是病变慢性进展。若是狼疮活动则可改用其他诱导治疗方案。若仍不缓解,建议给予利妥昔单抗或者免疫球蛋白治疗。

4.合并血栓性微血管病

(1)若合并有抗磷脂抗体综合征的 SLE 患者,不管是否有 LN,均应给予抗凝治疗,维持 INR 在 2～3 之间。

(2)合并血栓性血小板减少性紫癜(TTP)者应给予血浆置换治疗。

5.合并妊娠

(1)建议继续使用羟氯喹。

(2)不推荐使用 CTX、MMF 及 RASI 类药物。若正在服用 MMF,则应改用 Aza 治疗。

(3)若狼疮复发,应给予激素治疗,并根据复发的严重程度,考虑是否加用 Aza。若狼疮持续活动,病理证实或临床高度怀疑Ⅲ型或Ⅳ型狼疮肾炎,且胎儿存活,建议在 28 周后尽快结束妊娠。

(4)正在使用激素或 Aza 治疗者,建议在整个妊娠期不要减量,直至分娩后至少 3 个月。

(5)建议使用小剂量阿司匹林,以减少流产及死胎的风险。

6.儿童狼疮

治疗方案同成年人,但需根据体质及 GFR 调整药物剂量。

【病情及疗效评价】

(一)病情判定

1.疾病活动度评估。

2.肾病理分型。

3.肾病变活动指数和慢性指数评分。

(二)疗效评价

1.完全缓解

血肌酐水平恢复正常,且尿蛋白肌酐比值(uPCR)<500mg/g。

2.部分缓解

血肌酐稳定(±25%)或较前改善(但未恢复至正常水平),且 uPCR 下降 ≥50%;若是肾病综合征范围的蛋白尿(uPCR≥3000mg/g),则 uPCR 下降≥50% 且<3000mg/g。

3.恶化　血肌酐持续升高超过 25%。

4.复发

(1)轻度复发:肾小球性血尿从<5 个/hpf 增加至>15 个/hpf,且≥2 个棘红 细胞/hpf;和(或)重新出现红细胞管型或非感染性白细胞管型。

(2)中度复发:血肌酐升高 0.2~1.0mg/dl(基础肌酐<2mg/dl)或升高 0.4~ 1.5mg/dl(基础肌酐≥2mg/dl);和(或)uPCR≥1000mg/g(基础 uPCR<500mg/g),或 2000mg/g≤uPCR<5000mg/g(基础 uPCR 500~1000mg/g),或 2 倍基础值 ≤uPCR<5000mg/g(基础 uPCR>1000mg/g)。

(3)重度复发:血肌酐升高>1.0mg/dl(基础肌酐<2mg/dl)或升高>1.5mg/dl (基础肌酐≥2mg/dl);和(或)uPCR 增加≥5000mg/g。

第五节　过敏性紫癜肾炎

过敏性紫癜(HSP)是以 IgA 为主的循环免疫复合物在组织沉积,引起以皮肤 紫癜、出血性胃肠炎、关节炎、肾损害为特征的临床综合征,约 1/2 的过敏性紫癜患 者累及肾,即过敏性紫癜肾炎(HSPN),简称紫癜肾炎,属于系统性小血管炎,但

ANCA 检测多为阴性。该病多发于冬季,约 1/4 患者有过敏史,90％以上的过敏性紫癜肾炎发生在儿童或青少年,绝大多数患者预后良好。仅少数表现为大量蛋白尿或新月体肾炎者可发展至终末期肾衰竭。

【诊断与鉴别诊断】

(一)诊断依据

紫癜肾炎的确诊必须依据临床表现和病理特征。

1.临床表现

该病经典的四联征包括皮肤四肢远端(躯干较少见)的对称性皮下出血性斑点;多发性关节疼痛;腹痛、恶心、呕吐和(或)血便的肾外损害三联征,以及各种不同临床类型的肾炎综合征表现,肾活检病理表现为各种类型的 IgA 肾病。

2.鉴别诊断

紫癜肾炎必须与其他表现为皮肤紫癜伴有肾损害的疾病相鉴别。

(1)特发性 IgA 肾病:单纯根据肾病理及免疫病理改变很难与 IgA 肾病相区别,二者的鉴别取决于临床表现,如紫癜肾炎的特征性皮疹改变。

(2)ANCA 相关性血管炎肾病:该病临床上也可表现有皮肤紫癜、关节疼痛和肾炎,但血管炎肾病发病年龄较大,肺出血发生率高,大多数血清 ANCA 阳性,肾组织病理可表现为肾小球毛细血管祥坏死,寡免疫复合物沉积性纤维素样坏死或新月体肾炎。

(3)狼疮肾炎:狼疮肾炎临床上也可有皮疹和关节痛,但该病的诊断必须满足临床诊断标准,尤其是血清中多种自身免疫抗体阳性,低补体血症,肾病理显示肾组织中大量以 IgG 为主的免疫复合物伴 C1q 沉积,而表现为"满堂亮",可与紫癜肾炎相鉴别。

(4)冷球蛋白血症肾损害:冷球蛋白血症大多存在其他疾病,如丙型肝炎病毒或乙型病毒性肝炎病毒感染,淋巴系统疾病等,血清冷球蛋白水平异常升高。

3.辅助检查

(1)尿常规分析。

(2)血常规。

(3)粪常规。

(4)24h 尿蛋白定量。

(5)尿红细胞位相。

(6)基础代谢生化,包括肝、肾功能检查。

(7)血脂检查。

(8)血红细胞沉降率。

(9)出、凝血常规。

(10)血清(及尿液)免疫固定电泳。

(11)体液免疫指标。

(12)系统性红斑狼疮(SLE)和风湿病等自身免疫抗体检测。

(13)抗中性粒细胞抗体。

(14)抗磷脂抗体。

(15)血清冷球蛋白。

(16)抗肾小球基底膜抗体。

(17)病毒感染标志物:乙肝两对半和肝炎系列,梅毒组合,艾滋病抗体筛查。

(18)泌尿系统超声检查。

(19)胸部 X 线检查。

(20)心电图检查。

(21)超声心动图检查。

(22)肾穿刺活检。

无肾穿刺活检术禁忌证患者应行肾活检病理检查以明确诊断,指导治疗及评估预后。

(二)检查项目及意义

1.尿蛋白阳性、尿红细胞明显增多。

2.血嗜酸粒细胞增多。

3.合并消化道出血者大便隐血强阳性。

4.24h 尿蛋白定量增多。

5.尿红细胞位相呈畸形且明显增多。

6.合并肾功能损伤者基础代谢生化显示血清肌酐、血清 CysC 和尿素氮增高;大量蛋白尿时血清白蛋白降低。

7.肾活检病理表现为各种类型的 IgA 肾病。

(三)诊断思路和原则

有食物或药物等过敏史,出现皮肤的出血性斑点;可有多关节疼痛;腹痛、恶心、呕吐和(或)血便以及肾损害应考虑过敏性紫癜肾炎,通过肾活检病理表现为 IgA 肾病可以确定诊断。同时,根据临床表现和肾病理改变制定相应的治疗方案。

【治疗方案及选择】

(一)肾外表现的治疗

1.急性期去除诱因

治疗上主要是停止接触和去除与过敏相关的食物、药物等过敏源。

2.抗过敏

赛庚啶 2~4mg,每天 3 次,或开瑞坦 10mg,每天 1 次,其他如氯苯那敏等抗组胺类药物,西咪替丁竞争性阻滞组胺激活 H_2 受体等药物也有辅助作用。

3.对症处理

合并高血压患者可使用 ACEI 或 ARB 降低血压,减轻蛋白尿和保护肾功能,其他如调脂、补钙等;合并感染时选用敏感的抗生素。

(二)肾病变处理

多采取与 IgA 肾病相同的治疗方案。

1.轻型

临床症状轻微,一过性尿异常者无需特殊处理,定期随访即可。反复尿异常应给予小剂量肾上腺皮质激素治疗,泼尼松(龙)0.5mg/(kg·d),疗程为 3~6 个月。

2.肾病综合征

给予大剂量糖皮质激素标准疗程,泼尼松(龙)1mg/(kg·d),6~8 周,病情缓解后逐渐减量,6 个月后可减至 10mg/d,进入维持治疗。疗效不佳时,可加用环磷酰胺(CTX)治疗,口服剂量一般用 2mg/(kg·d),持续 3~6 个月。或者 CTX 静脉冲击疗法:CTX 剂量每次 0.6~1.0g,每月 1 次,连续 6 个月,其后再维持治疗。免疫抑制药如霉酚酸酯、环孢霉素 A 和普乐可复也可根据病情需要选用。

3.急进性肾炎

选用糖皮质激素联合细胞毒药物的强化治疗方案:甲泼尼龙每次 0.5~1.0g,溶于 5%葡萄糖 250ml 中静脉滴注,3 次为 1 个疗程,根据病程可应用 1~3 个疗程,继以口服泼尼松联合环磷酰胺治疗。病程中若新月体数量>50%者可考虑血浆置换,对清除循环中的 IgA 可能有效,但由于其疗效不肯定且费用昂贵,故该疗法不作为常规应用。HSPN 的严重病例尤其是合并感染和(或)消化道出血患者可给予大剂量免疫球蛋白冲击治疗,常用方法是:0.4g/kg 静脉滴注,连用 7~14 次。

4.慢性肾炎综合征

可按慢性肾炎和慢性肾衰竭处理,必要时可给予小剂量激素。肾衰竭患者可用透析疗法或肾移植,HSPN 移植后较易复发,建议应在活动性病变静止 1 年以后再考虑是否做肾移植。

【病情及疗效评价】

（一）病情判定

1.紫癜的广泛性,是否合并消化道出血,是否有肾功能损害。

2.尿蛋白定量,肾功能检测,肾组织病理类型。

（二）疗效评价

1.治愈

临床症状消失,尿检正常,肾功能正常。

2.好转

临床症状消失或减轻,血尿和蛋白尿减少,肾功能正常或好转。

3.未愈

症状、尿检和肾功能均无好转或肾功能恶化。

第六节　痛风性肾病

血液中尿酸盐的浓度呈过度饱和状态,并在肾组织沉积引起的肾损害称痛风性肾病。病因可分为原发性和继发性,也可为多基因遗传。近年来,随着我国居民膳食结构的改变、人口老龄化,其发病率正迅速增加,并呈年轻化趋势,痛风在我国将成为仅次于糖尿病的第二号代谢病。

【诊断与鉴别诊断】

（一）诊断依据

1.临床表现

（1）肾外表现:夜间典型的四肢远端关节炎症发作和功能障碍;痛风结石;高代谢综合征(高脂血症、高血压、高血糖、肥胖和心血管病变)。

（2）肾损害:可表现为慢性尿酸性肾病,呈慢性间质炎症和肾小管的浓缩功能损害;或急性尿酸性肾病,表现以急性间质性肾炎和肾后性急性肾损伤;和(或)尿酸性肾结石,结石阻塞尿路引起血尿、肾绞痛和继发尿路感染等。

2.鉴别诊断

（1）急性尿酸性肾病引起急性肾损伤,需要除外:①肿瘤浸润泌尿系统引起急性肾损伤:超声检查和 CT 可帮助鉴别;②骨髓瘤相关的轻链肾病:尿本周蛋白阳性,血清免疫固定电泳可发现单克隆轻链;③造影剂肾损害:发生于使用造影剂后,为一过性肾损伤,根据病史可鉴别;④肾毒性药物引起急性肾损伤,如化疗药物相关的肾损伤,该病血尿酸的升高在肾衰竭之后,也没有溶瘤综合征的表现,与急性尿酸性肾病不同。

(2)慢性尿酸性肾病需与继发于慢性肾衰竭的高尿酸血症鉴别:该病先有慢性肾病史,然后出现无症状的高尿酸血症可以鉴别。

3.辅助检查

(1)尿常规分析。

(2)血常规。

(3)粪常规。

(4)24h尿蛋白定量。

(5)尿红细胞位相。

(6)血尿酸和尿尿酸测定。

(7)基础代谢生化,包括肝、肾功能检查。

(8)血脂检查。

(9)血红细胞沉降率。

(10)出、凝血常规。

(11)系统性红斑狼疮(SLE)和风湿病自身免疫抗体检测。

(12)体液免疫指标。

(13)病毒感染标志物。乙肝两对半和肝炎系列,梅毒组合,艾滋病抗体筛查。

(14)甲状旁腺功能检查。血钙、血磷、碱性磷酸酶及同工酶、甲状旁腺激素水平。

(15)肿瘤标志物血清学检查。消化系统肿瘤,妇科肿瘤组合(女性患者)、前列腺癌组合。

(16)餐后2h血糖。

(17)泌尿系统超声检查。

(18)胸部X线检查。

(19)心电图检查。

(20)超声心动图检查。

(21)病变关节照片、X线腹部照片或静脉肾盂造影。

(22)肾穿刺活检。

单纯的高尿酸性肾病一般不需用肾活检,仅于急性高尿酸血症合并急性肾损伤病因不明确,或考虑是否伴随有其他肾疾病时。肾组织病理表现为急性肾间质-小管病变,于肾间质及肾小管内找到双折光的针状尿酸盐结晶则痛风性肾病可诊断。

（二）检查项目及意义

1.酸性尿，尿 pH 低，常＜6.0，尿酸结晶阳性。

2.血尿酸增高，男性 ＞ 416μmol/L，女性 ＞ 387μmol/L，尿尿酸排量＞4.17mmol/L。

3.血红细胞沉降率增高。

4.急性肾损伤和慢性尿酸性肾病患者晚期血清肌酐、血清胱抑素-C(Cys C)和尿素氮增高。

5.影像学检查。单纯高尿酸性肾结石在 X 线下不显影，但超声检查可见回声；晚期受累病变关节的特征性 X 线表现是软组织和骨质破坏。

6.肾组织病理表现为急性或慢性肾间质-小管病变，于肾间质及肾小管内找到双折光的针状尿酸盐结晶沉积。

（三）诊断思路和原则

1.依据反复发作关节疼痛病史，临床表现及血生化、影像学检查，本病不难诊断。

2.肾损害考虑有多种病因参与者肾活检病理可协助诊断。

【治疗方案及选择】

痛风性肾病的治疗主要是控制高尿酸血症和保护肾功能，包括：调节饮食；多饮水和碱化尿液；避免使用抑制尿酸排出的药物如呋塞米、氢氯噻嗪；控制高尿酸血症和对症治疗。

1.轻度高尿酸血症

调整饮食结构、减少热量、肥胖者降低体重、多喝水和碱化尿液，可给予碳酸氢钠 1～2g，每日 3 次，或枸橼酸钠(钾)维持尿 pH 6.5～6.8。保持尿量 2～3L 等，将血尿酸水平控制在正常范围。

2.慢性尿酸性肾病

在上述非药物疗法基础上，选择适合的降尿酸药物，如促进尿酸排泄的药物溴本马龙(立加利仙)50mg，每日 1 次，肾功能不全的病人不宜使用；或者抑制尿酸形成的药物别嘌醇 0.1g，每日 1～3 次。合并高血压者应给予控制，可使用 ACEI 或 ARB、钙通道阻滞药等药物控制血压，减少心脑血管损害。

3.急性尿酸性肾病

主要发生在恶性肿瘤放疗或化疗后的急性血尿酸升高。可于化疗前预防性口服别嘌醇(每日 0.2～0.6g)，防止可能出现的急性高尿酸性肾病。同时给予饮食控制等非药物治疗措施。发生急性肾损伤应给予大剂量别嘌醇，并按急性肾衰竭处理,进行透析治疗,大多数患者治疗后肾功能可于短期内逆转,用别嘌醇治疗时要警惕该药的不良反应,特别是药物性急性肝损害和急性药物过敏。

4.尿酸性肾结石

应给予病人大量饮水(每日 2～3L),和用碱性药物,矫正尿 pH 在 6.5～6.8,使尿酸转变成易溶性的尿酸盐,降低血尿酸。枸橼酸钾可与钙结合,溶解尿酸结石。

5.痛风性关节炎

急性发作时可给予秋水仙碱每 2 小时口服 1mg,直至获得疗效或者出现腹泻或呕吐为止,总剂量通常不超过 6mg;非甾体抗炎药如塞利西卜每日 0.2g;多关节炎发作时也可短期应用泼尼松(龙)每日 20～30mg。

【病情及疗效评价】

(一)病情判定

1.病史的长短,是否有早期诊断和有效治疗,是否合并肾功能损害。

2.必要时通过肾病理了解病变程度。

(二)疗效评价

1.治愈

临床症状消失,尿检正常,血尿酸正常,肾功能正常。

2.好转

关节症状缓解,高尿酸血症控制,尿检和肾功能正常或好转。

3.未愈

关节症状减轻或加重,尿检、高尿酸血症和肾功能均无好转或肾功能恶化。

第七节　良性小动脉肾硬化症

良性小动脉肾硬化症是高血压肾损害的一种类型,由长期未控制好的良性高血压引起肾动脉供血不全所导致的缺血性肾病。

【诊断与鉴别诊断】

(一)诊断依据

1.临床表现

(1)没有明显临床表现,通常有原发性高血压病史。

(2)可有轻至中度蛋白尿或肾功能受损。

(3)有高血压所致的其他靶器官损伤表现,如视网膜动脉硬化、左心室肥厚、脑血管硬化或脑血管意外史。

2.辅助检查

常规必查项目如下。

(1)尿常规。

(2)尿渗透压。

(3)血常规。

(4)便常规。

(5)24h 尿蛋白定量。

(6)尿红细胞位相。

(7)肾功能检查。尿素氮、肌酐、半胱氨酸蛋白酶抑制蛋白 C、尿酸。

(8)血液生物化学检查。钠、钾、氯、葡萄糖、二氧化碳结合力、钙、磷、总蛋白、白蛋白、球蛋白、总胆红素、直接胆红素、间接胆红素、总胆固醇、三酰甘油、高密度脂蛋白胆固醇、低密度脂蛋白胆固醇、脂蛋白(a)等。

(9)血液酶学组合检查。丙氨酸氨基转移酶(ALT)、天门冬氨酸氨基转移酶(AST)、乳酸脱氢酶(LDH)、碱性磷酸酶(ALP)、γ-谷氨酰基转移酶(γ-GT)、胆碱酯酶(ChE)。

(10)凝血功能检查。凝血酶原时间、活化的部分凝血活酶时间、纤维蛋白原。

(11)泌尿系超声检查及肾血管彩色多普勒检查。

(12)眼底检查。

(13)胸部 X 线检查。

(14)心电图检查。

(15)超声心动图检查。

选查项目如下。

(1)血免疫固定电泳。

(2)尿免疫固定电泳。

(3)血冷球蛋白。

(4)肿瘤标志物血清学检查。甲胎蛋白、癌胚抗原、癌抗原 125、癌抗原 199、前列腺特异性抗原、前列腺酸性磷酸酶、鳞状细胞癌抗原、组织多肽抗原。

(5)餐后 2h 血糖。

(6)病毒性肝炎感染标志物。HBsAg、HBsAb、HBeAg、HBeAb、HBcAb、HAV-IgG、HCV-IgG、HDV-IgG、HEV-IgG。

(7)性传播疾病检查。艾滋病抗体筛查、梅毒检测(快速血浆反应素环状卡片试验 PRP 和性病研究实验室玻片试验 VDRL)。

(8)体液免疫学检查。IgG、IgA、IgM、补体 C_3、补体 C_4。

(9)自身抗体检查。抗核抗体、抗双链 DNA 抗体、抗 Sm 抗体、抗组蛋白抗体、抗核糖核蛋白抗体、抗 SS-A 抗体、抗 SS-B 抗体、抗 Scl-70 抗体、抗 Jo-1 抗体、抗心磷脂抗体(IgM 型和 IgG 型)。

(10)抗中性粒细胞胞质抗体(ANCA)测定。p-ANCA、c-ANCA、MPO-ANCA、PR3-ANCA。

(11)抗肾小球基底膜抗体。

(12)尿 VMA、尿 17-羟、17-酮。

(13)血立卧位醛固酮、血肾素、血管紧张素。

(14)肾穿刺活检。无肾穿刺活检术禁忌证患者应行活检病理检查。

(15)ECT 或肾血管造影。

(二)检查项目及意义

1.以肾小管功能受损为主,可伴轻至中度蛋白尿或肾功能受损。

2.有高血压所致的其他靶器官损伤表现,如视网膜动脉硬化、左心室肥厚、脑血管硬化或脑血管意外史。

3.除外原发性肾病及其他继发性高血压引起的肾损害。

(三)诊断思路和原则

有原发性高血压病史 5 年以上,年龄常在 45 岁以上,早期以肾小管功能受损为主,可伴轻至中度蛋白尿或肾功能受损。有高血压所致的其他靶器官损伤表现,如视网膜动脉硬化、左心室肥厚、脑血管硬化或脑血管意外史。除外原发性肾病及其他继发性高血压引起的肾损害可诊断,肾穿刺活检可进一步明确。

【治疗方案及选择】

1.一般治疗

控制体重、限盐、戒烟、适当运动和劳逸结合等。

2.降压治疗

(1)血压控制在合理水平。老年患者降至 140/90mmHg;伴糖尿病者降至 130/80mmHg;中青年患者应降至理想 120/80mmHg 水平。

(2)常用的药物有血管紧张素转化酶抑制药、血管紧张素 Ⅱ 受体拮抗药、钙通道阻滞药、β 受体阻滞药、利尿药等。对伴发高脂血症、糖尿病及高尿酸血症均应做相应的治疗,防止它们对肾造成损害。

(3)但需避免血压过低和降压过快,以免导致肾及其他脏器的灌注过低,加重其损害,发生心肌缺血或脑梗死。

【病情及疗效评价】

(一)病情判定

1.血压是否控制良好。

2.尿液及肾功能检查。

(二)疗效评价

监测血压水平,定期复查尿液、肾功能及眼底改变。

第八节　恶性小动脉肾硬化症

恶性小动脉肾硬化是一种以恶性高血压为主要临床表现伴迅速进展肾功能损害的一类疾病,包括原发性和继发性恶性高血压。

【诊断与鉴别诊断】

(一)诊断依据

1.临床表现

(1)剧烈的头痛、心悸、气促,血压持续性明显升高,舒张压≥130mmHg。

(2)眼底检查有条纹状、火焰状出血和棉絮状软性渗出等高血压神经视网膜病变。

(3)持续血尿、蛋白尿、肾功能进行性恶化。

2.辅助检查

常规必查项目如下。

(1)尿常规。

(2)血常规。

(3)便常规。

(4)24h尿蛋白定量。

(5)尿红细胞位相。

(6)肝、肾功能及电解质。

(7)血脂组合。

(8)出、凝血常规。

(9)体液免疫学检查。IgG、IgA、IgM,补体 C_3、补体 C_4。

(10)自身抗体检查。抗核抗体、抗双链 DNA 抗体、抗 Sm 抗体、抗组蛋白抗体、抗核糖核蛋白抗体、抗 SS-A 抗体、抗 SS-B 抗体、抗 Scl-70 抗体、抗 Jo-1 抗体、抗心磷脂抗体(IgM 型和 IgG 型)。

(11)抗中性粒细胞胞质抗体(ANCA)测定。p-ANCA、c-ANCA、MPO-ANCA、PR3-ANCA。

(12)抗肾小球基底膜抗体。

(13)眼底检查。

(14)泌尿系及肾上腺超声检查,肾血管彩色多普勒检查。

(15)胸部 X 线检查。

(16)心电图检查。

(17)超声心动图检查。

选查项目如下。

(1)血免疫固定电泳。

(2)尿免疫固定电泳。

(3)血冷球蛋白。

(4)肿瘤标志物血清学检查。甲胎蛋白、癌胚抗原、癌抗原 125、癌抗原 199、前列腺特异性抗原、前列腺酸性磷酸酶、鳞状细胞癌抗原、组织多肽抗原。

(5)餐后 2h 血糖。

(6)病毒性肝炎感染标志物。HBsAg、HBsAb、HBeAg、HBeAb、HBcAb、HAV-IgG、HCV-IgG、HDV-IgG、HEV-IgG。

(7)性传播疾病检查。艾滋病抗体筛查、梅毒检测(快速血浆反应素环状卡片试验 PRP 和性病研究实验室玻片试验 VDRL)。

(8)肾穿刺活检。无肾穿刺活检术禁忌证患者应行活检病理检查。

(9)尿 VMA、尿 17-羟、17-酮。

(10)血立卧位醛固酮、血肾素、血管紧张素。

(11)ECT。

(12)CT 或 MRI。

(13)肾血管造影。

(二)检查项目及意义

1.血压持续性明显升高,舒张压≥130mmHg。

2.眼底检查有条纹状、火焰状出血和棉絮状软性渗出等高血压神经视网膜病变。

3.肾损害,表现为持续血尿、蛋白尿、肾功能进行性恶化。

(三)诊断思路和原则

有高血压患者血压持续性明显升高,舒张压≥130mmHg,眼底检查有条纹状、火焰状出血和棉絮状软性渗出等高血压神经视网膜病变,并伴有持续血尿、蛋白尿、肾功能进行性恶化等表现可诊断,肾穿刺活检可进一步明确。

【治疗方案及选择】

恶性高血压必须迅速有效降压,预防严重合并症如高血压脑病、脑出血、急性肺水肿和急性肾衰竭。

1.休息与饮食

急性期严格卧床休息,限盐戒酒,合并高脂血症者应低脂饮食,适当补充糖类等。

2.降压治疗

(1)首选静脉给药:如硝普钠 50mg/500ml 以每分钟 10～25μg 的速度静脉滴注,每隔 5～10min 以 5μg/min 调整,注意避光。或硝酸甘油 25～50mg/500ml 以每分钟 5～10μg 的速度静脉滴注,然后每 5～10min 增加 5～10μg/min 至 20～50μg/min。但降压不宜过快过低,治疗开始的 2～3h 血压下降幅度为 20% 或降至 160～170/100～110mmHg,在 12～36h 内逐步使舒张压降至 90mmHg,血压稳定后改用口服药物维持。

(2)维持治疗:危急情况已经缓解后,需密切追踪病情,并持续性的治疗。

3.急性肾衰竭

积极控制高血压的同时,加以替代治疗(血透或腹透)。

【病情及疗效评价】

(一)病情判定

1.血压是否控制良好。

2.尿液及肾功能检查。

(二)疗效评价

1.是否迅速有效降压预防严重合并症,如高血压脑病、脑出血、急性肺水肿和急性肾衰竭。

2.密切监测肾功能及心、脑功能变化。

第三章　肾小管间质疾病

第一节　急性间质性肾炎

急性间质性肾炎（AIN）又称急性肾小管-间质肾炎，是一组由多种病因引起，急骤起病，以肾间质炎细胞浸润及肾小管变性为主要病理表现的急性肾脏病，是急性肾功能衰竭的常见原因之一。

【病因】

1.药物

（1）抗生素：包括青霉素、头孢霉素族、利福平、氯霉素、红霉素、乙胺丁醇、异烟肼、喹诺酮类、多黏菌素 β、四环素和万古霉素等。

（2）磺胺类。

（3）非类固醇类消炎药：如非诺洛芬、布洛芬、苯酰吡酸钠等。

（4）其他：如苯妥英钠、噻嗪类利尿剂、呋塞米、别嘌醇、西咪替丁、奥美拉唑、硫唑嘌呤、苯茚二酮和氨苯蝶啶等。

2.感染

感染包括细菌（如链球菌、布氏杆菌、大肠埃希氏杆菌、军团杆菌等）、病毒（如巨细胞病毒、EB病毒、汉坦病毒、乙型肝炎病毒、人类免疫缺陷病毒等）、支原体、钩端螺旋体和弓形虫感染。

3.自身免疫性疾病

自身免疫性疾病包括系统性红斑狼疮、干燥综合征、结节病、混合性冷球蛋白血症、Wegener 肉芽肿。

4.恶性肿瘤

恶性肿瘤包括淋巴瘤、白血病、多发性骨髓瘤和轻链沉积病。

5.代谢性疾病

代谢性疾病包括尿酸性、草酸性间质肾炎等。

6.特发性急性间质性肾炎。

【临床表现】

临床表现轻重不一,不同病因的急性间质性肾炎的表现也有很大区别。由于药物引起的急性间质性肾炎占很大比重,故临床上以药物过敏性 AIN 为最常见。

1.全身过敏反应

常有发热、皮疹、外周血嗜酸性粒细胞增多,严重者可以出现溶血和(或)肝脏损伤等表现。有时还可见关节痛或淋巴结肿大。约 1/2 的患者存在单侧或双侧腰痛,常常是患者就诊的主要原因。

2.肾脏表现

多数患者在接触致敏药物 2~3 周内出现症状,多为少量蛋白尿,很少超过 2g/d。约 90% 有镜下血尿,有的可为肉眼血尿。尿中白细胞增多,可出现无菌性脓尿,白细胞管型常见,尿嗜酸细胞计数也可升高。肾小管损害常见,可出现糖尿、氨基酸尿、高氯性代谢性酸中毒等近端小管受损的表现,也可有等渗尿、钠排泄障碍等远端小管功能障碍。

【实验室检查】

1.尿液检查

典型的急性间质性肾炎尿检特点是含嗜酸性粒细胞的白细胞尿、镜下血尿、非肾病范围的蛋白尿。

2.血液检查

周围血嗜酸性粒细胞升高,药物过敏所致者可有血 IgE 升高;肾功能下降,以不明原因的突然下降为常见,血肌酐、尿素氮异常升高,并可出现难以纠正的酸中毒,还可引起各种类型的电解质紊乱。

3.病理学检查

光镜下主要是间质水肿伴灶性或弥漫性炎细胞浸润。肾小球及肾血管正常或病变较轻。电镜下小管基底膜不连续,部分增厚,基底膜分层。免疫荧光检查多呈阴性。

【诊断及鉴别诊断】

(一)诊断

典型病例有:①近期用药史;②药物过敏表现;③尿检异常;④肾小管及肾小球功能损害。一般认为有上述表现中前两条,再加上后两条中任何一条,即可临床诊断本病。但是,非典型病例常无第二条,必须依靠肾穿刺病理检查确诊。

(二)鉴别诊断

1.与其他可导致急性肾衰竭的疾病鉴别

尤其是急性肾小管坏死等。肾活检间质细胞以浸润为主应诊断急性间质性肾炎,而小管坏死明显,相对缺乏间质浸润则应诊断为急性肾小管坏死。另外^{67}Ga扫描阳性有助于AIN时诊断。

2.与其他引起白细胞尿的疾病鉴别

如某些急进性肾小球肾炎、IgA肾病、感染后肾小球肾炎、肾前性氮质血症等。

3.与其他可形成肾脏肉芽肿的疾病鉴别

如结节病、结核、韦格纳肉芽肿等。韦格纳肉芽肿病除了有肉芽肿形成外,几乎总伴有肾小球和血管病变。

【治疗】

(一)病因治疗

1.药物引起的急性间质性肾炎

(1)去除病因:立即停用有关药物。

(2)糖皮质激素:糖皮质激素可以迅速缓解全身过敏症状,并加快肾功能的恢复。若有明显肾功能减退,或肾活检病理显示间质浸润较严重、有肉芽肿形成等,应尽早给予激素治疗。一般泼尼松起始量1mg/kg,在1个月内逐渐减量并停药,重症患者可使用甲基泼尼松龙0.5g/d,冲击治疗2~4天后,以口服泼尼松维持。

(3)免疫抑制剂的应用:少数重症患者伴有急性肾衰竭,如应用于糖皮质激素治疗2周病情仍无明显改善,可试用环磷酰胺治疗。

2.感染导致的急性间质性肾炎

治疗原则主要是积极控制感染和处理肾功能不全等并发症。

3.特发性急性间质性肾炎

多数情况下激素治疗有效,治疗后肾功能可在1~2个月内完全恢复正常,遗留肾功能不全的比例在10%左右。但如激素减量过快,易复发。

4.系统疾病导致急性间质性肾炎

大剂量激素能迅速改善自身免疫疾病相关的急性间质性肾炎患者肾功能,但多需长期维持,以避免复发。

5.肿瘤导致的急性间质性肾炎

需要积极治疗原发病。原发肿瘤的成功治疗、化疗或放疗可使这些患者的肾脏损害得到缓解。

(二)支持治疗

1.一般治疗

观察尿量、体温和血压的变化,保持容量平衡;积极纠正水、电解质紊乱;维持酸碱平衡;加强营养支持;避免感染。

2.血液透析治疗

血液净化强调早期进行,尤其是对于病情复杂,合并多器官功能衰竭和少尿型急性肾功能衰竭的患者更应尽早进行。对于这类患者应根据临床病情决定血液净化的治疗时机,而并非检查指标是否达到尿毒症水平。其中连续性静-静脉血液滤过和连续性高容量血液滤过是常用的治疗模式。治疗的目的是清除体内过多的水分和毒素;维持酸碱平衡;为临床用药和营养治疗创造条件;避免出现多器官功能障碍综合征等并发症。

(三)促进肾小管上皮细胞再生

1.冬虫夏草

可以促进肾小管上皮细胞再生和修复,防治肾毒性药物所致的急性肾损伤,抑制肾脏间质纤维化。

2.促红细胞生成素(EPO)

最初主要用于肾性贫血的治疗,近年研究显示 EPO 在治疗急性肾功能衰竭中有重要作用。EPO 能减少肾小管上皮细胞凋亡,促进肾小管上皮细胞再生;能维持血管内皮的完整性,直接刺激内皮细胞有丝分裂与血管形成,减轻急性肾功能衰竭肾损伤,促进肾脏损伤修复。

第二节　慢性间质性肾炎

慢性间质性肾炎(CIN)又称慢性肾小管-间质肾炎,是一组以肾间质纤维化及肾小管萎缩为主要病理表现的慢性肾脏病。

【病因】

1.药物

中药如含马兜铃酸的关木通、广防己、青木香等。西药如镇痛药(有非那西汀或阿司匹林的混合镇痛药、吲哚美辛、保泰松、布洛芬)、化疗药(顺铂、甲氨蝶呤)、免疫抑制剂(环孢素、他克莫司)等。

2.毒物

毒物包括生物毒素(如斑蝥素、鱼胆等)、重金属(如铜、铅、镉、汞、砷等)和造影剂等。

3.感染

感染如慢性肾盂肾炎、肾结核等。

4.梗阻和反流

梗阻和反流如尿路梗阻(结石、肿瘤)、膀胱-输尿管反流。

5.遗传性疾病

遗传性疾病如海绵肾、多囊肾、髓质囊性病等。

6.代谢紊乱

代谢紊乱如高钙血症/高钙尿症、高尿酸血症/高尿酸尿症、低钾血症等。

7.血管疾病

血管疾病如放射性肾病、肾动脉狭窄、高血压良性肾小动脉硬化症等。

8.免疫性疾病

免疫性疾病如系统性红斑狼疮和干燥综合征等。

【临床表现】

本病多缓慢隐袭进展,常首先出现肾小管功能损害,后期表现为慢性肾功能衰竭。

1.肾小管功能障碍

近端小管重吸收障碍可引起肾性糖尿、低尿酸血症乃至 Fanconi 综合征。远端小管浓缩功能障碍导致夜尿多,低比重及低渗透压尿。远端或近端肾小管酸化功能障碍均可出现肾小管性酸中毒。集合管功能障碍可引起多尿或肾性尿崩症。

2.肾脏内分泌功能障碍

CIN 时促红细胞生成素(EPO)生成减少,可引起贫血,贫血程度往往重于肾功能损害程度。$1,25-(OH)_2D_3$ 生成减少,肠道对钙的吸收减少,可发生低钙血症、肾性骨病。前列腺素(PG)-E_2、PG-A_2 产生不足可能是导致肾性高血压的重要因素。

3.慢性肾功能不全

随着病程进展,逐渐出现肾功能受损的临床表现,如倦怠、乏力、厌食、恶心、呕吐、体重减轻及贫血等。

【实验室检查】

1.尿液检查

尿常规除低比重尿外,一般无明显异常。可有少量低分子量蛋白尿,尿蛋白定量多在 $0.5\sim1.5g/24h$,极少大于 $2g/24h$。尿沉渣检查可有镜下血尿、白细胞及管型尿。尿 β_2-微球蛋白(β_2-MG)、视黄醇结合蛋白(RBP)、N 乙酰-β-氨基葡萄糖苷酶(NAG)、溶菌酶、Tamm-Horsfall 蛋白等物质有不同程度升高。部分患者有糖尿、磷酸盐尿和氨基酸尿。

2.血液检查

贫血发生率高且程度较重,常为正细胞正色素性贫血。部分患者可有低钾血症、低钠血症等。

3.病理检查

CIN 的病理改变以肾间质纤维化,伴单核细胞浸润、肾小管萎缩、管腔扩张、上皮细胞扁平和 TBM 增厚为特征。

4.影像学检查

B 超、放射性核素、CT 等可显示双肾缩小、肾脏轮廓不光整。

【诊断及鉴别诊断】

(一)诊断

据临床表现可高度疑诊,但确诊仍需病理检查。

1.存在导致慢性间质性肾炎的诱因,如长期服用止痛剂、慢性尿路梗阻等,或有慢性间质性肾炎家族史。

2.临床表现有小管功能障碍,如烦渴、多尿、夜尿增多、肾小管性酸中毒等,或肾功能不全但无高血压、无高尿酸血症等。

3.尿液检查表现为严重小管功能受损。少量低分子量蛋白尿($<2g/24h$)。尿 β_2-MG、RBP、NAG、溶菌酶等升高。可有糖尿、氨基酸尿。

(二)鉴别诊断

慢性肾小球肾炎常有水肿、高血压病史,多有大量蛋白尿($>2g/24h$),且为肾小球性,常有管型尿,肾小球损害明显,肾盂造影无异常发现。

【治疗】

治疗原则为积极去除致病因子,根据病因用药,以延缓肾功能损害进展。

1.病因治疗

如停用有关药物,清除感染因素,解除尿路梗阻等。

2.对症支持疗法

纠正肾性贫血可用重组人红细胞生成素(rHuEPO),必要时间断输注红细胞或全血;高血压给予相应处理,应用拮抗肾素-血管紧张素系统的药物;纠正电解质紊乱和酸碱平衡失调,肾小管浓缩功能障碍出现多尿时,应补充液体以免失水。给予低蛋白饮食等。

3.促进肾小管再生

冬虫夏草有促进肾小管上皮细胞的生长,促进受损的细胞恢复,提高细胞膜的稳定性,增强肾小管上皮细胞耐受缺氧等作用,对间质性肾炎有一定治疗作用。

4.免疫抑制剂治疗

自身免疫性疾病、药物变态反应等免疫因素介导的慢性间质性肾炎,可给予免疫抑制剂治疗。

5.替代治疗

发生终末期肾衰者,进行透析治疗,包括血液透析和腹膜透析,或行肾移植。

第三节　肾小管酸中毒

肾小管性酸中毒(RTA)是指由肾小管碳酸氢根(HCO_3^-)重吸收障碍或氢离子(H^+)分泌障碍或二者同时存在所致的一组转运缺陷综合征,表现为血浆阴离子间隙正常的高氯性代谢性酸中毒,而与此同时肾小球滤过率则相对正常。

根据肾小管酸中毒的临床表现与其生理基础,一般将其分为四大类:①远端肾小管酸中毒(Ⅰ型 RTA)是由远端肾小管泌氢障碍所致;②近端肾小管酸中毒(Ⅱ型 RTA),是由于近端小管重吸收碳酸氢根障碍,而远端酸化功能则完好无损;③Ⅲ型肾小管酸中毒则同时具有Ⅰ型和Ⅱ型的特点;④合并高血钾的肾小管酸中毒(Ⅳ型 RTA),可能继发于醛固酮不足或肾小管对醛固酮不敏感。其中Ⅰ~Ⅲ型均合并低钾血症。

近年来 KamelKS 等人提出按照净酸排出组分的新的分类方法,但习惯上仍然统一沿用按肾小管功能缺陷部位的经典分类。

【远端肾小管性酸中毒(Ⅰ型)】

(一)诊断

高血氯性代谢性酸中毒伴有低钾血症,尿中可滴定酸减少,尿 pH 大于 6.0,即可诊断远端肾小管酸中毒。轻型者可作氯化铵(肝功能损害者可用氯化钙代替)负荷试验(停用碱性药物 2~3 天,口服氯化铵 0.1g/(kg·d),分 3~4 次服,连服 3 天,试验后血 pH 或 CO_2CP 降低(pH 小于 7.34,或 $CO_2CP < 20ml/L$)。而尿 pH 不能降低至 5.5 以下,有助诊断。

(二)治疗

继发性 RTA 应积极治疗原发病,如慢性肾盂肾炎、系统性红斑狼疮和干燥综合征等,并进行对症处理。针对肾小管酸中毒的治疗目标不仅仅在于尽可能纠正生化指标的异常,更重要的是改善儿童的生长发育,治疗骨病,防治肾脏钙化的进展和肾功能不全的发展。

1.纠正代谢性酸中毒

根据酸中毒的程度,补充合适剂量的碱以平衡酸的产生,常用枸橼酸钾,也可用碳酸氢钠,但钠盐有可能加剧低钾血症。由于骨骼生长过程中有大量 H^+ 释放,因此儿童体内的每日产酸率(2mmol/kg)比成人高(1mmol/kg),每日每千克体重所需的碱量从婴儿到成人也相应地减少,婴儿患者每日枸橼酸或碳酸氢盐用量需达 5～8mmol/kg 体重之多,儿童需 3～4mmol/kg 体重,成人的用量则减少到 1～2mmol/kg 体重。若单用枸橼酸钾,儿童推荐剂量为每日 4mmol/kg。

2.纠正电解质紊乱

低钾血症时可补充钾盐,一般选用 10％枸橼酸钾 10ml/次,3 次/d,补钾时注意不要选用氯化钾,以免加重高氯血症,严重低血钾的患者应静脉补充钾盐。

3.肾结石的预防

充分补充枸橼酸盐可以有效纠正高钙血症,同时尿中枸橼酸排出增多,结合大量的钙,从而减少了草酸钙结石形成的危险性,但尿枸橼酸盐的增加伴随有尿 pH 的升高,而后者则增加了尿磷酸钙的饱和度,因此需防止补碱过量,除上述原因外尚有防止水钠潴留。有必要监测尿的 Ca/Cr 和 Citrate/Cr 比值以评价补碱的充分性。对已经发生骨病而未出现肾钙化的患者,可小心试用钙剂和骨化三醇治疗。

【近端肾小管性酸中毒(Ⅱ型)】

(一)诊断

出现阴离子间隙正常的高血氯性代谢性酸中毒;低钾血症,尿钾排出增多;尿中碳酸氢根增多,HCO_3^- 排泄分数大于 15％,酸中毒不严重时尿液呈碱性,酸中毒严重时尿液呈酸性,则近端肾小管酸中毒诊断成立。疑似病例可行碳酸氢盐重吸收试验,即让患者口服或静脉滴注碳酸氢钠,如 HCO_3^- 排泄分数大于 15％即可确诊。

$$尿\ HCO_3^-\ 排泄率 = \frac{尿\ HCO_3^-(mmol/L) \times 血肌肝(\mu mol/L)}{血浆\ HCO_3^-(mmol/L) \times 尿肌酐(\mu mol/L)} \times 100\%$$

(二)治疗

继发性 PRTA 患者首先应进行病因治疗(如对果糖不耐受症应限制果糖摄入),并进行相应的对症治疗。

1.纠正代谢性酸中毒:肾小管酸中毒的治疗原则是持续给予合适剂量的碳酸氢盐或枸橼酸盐来补碱,所补充的量须考虑以下两部分的需要:①补偿尿液中碳酸氢根的流失;②平衡蛋白质分解和骨骼生长所产生的酸。对于近端肾小管酸中毒,由于每日从尿中流失的碳酸氢根量极大,因此所需补充的碱量也很大(约每 24 小时 10～20mmol/kg 体重）。目前推荐使用枸橼酸钠、枸橼酸钾混合物，因为枸橼酸代谢可产生碳酸氢根，需注意每日剂量应分次服用，尽可能保持日夜负荷均衡。值得指出的是，补碱治疗的药物量大且日感差，因此长期依从性不满意。合用噻嗪类利尿剂可以减少碱的用量，但缺点是可能使低钾血症加剧。

2.纠正低钾血症：可口服或静脉补充钾盐。

3.低钠饮食，可减少细胞外容积，促进肾小管对 HCO_3^- 的重吸收。

4.有骨病者可适当补充维生素 D_3，特别是儿童患者。

【混合性肾小管性酸中毒】

本型的特点是Ⅰ型和Ⅱ型 RTA 的临床表现均存在。高血氯性代谢性酸中毒明显，尿中大量丢失 HCO_3^-，尿中可滴定酸和铵排出减少，伴有碳酸氢根的增多、尿 PCO_2/血 PCO_2 比值的降低，并且在严重酸中毒的情况下也不能将尿液最大限度的酸化。症状较严重，治疗与Ⅰ、Ⅱ型 RTA 相同。

【全远端肾小管性酸中毒（Ⅳ型）】

全远端肾小管性酸中毒又称高血钾型远端肾小管酸中毒，是由于醛固酮不足或对醛固酮拮抗，远端肾小管排泌 H^+、K^+ 减少，故发生酸中毒和高钾血症。许多疾病均可引起全远端肾小管性酸中毒，包括引起低肾素低醛固酮血病的疾病，如各种肾小管-间质肾脏病、糖尿病肾病、高血压肾硬化、肾移植等；肾对醛固酮反应性降低，如假性醛固酮缺乏症、失盐性肾病、梗阻性肾病、镇痛药性肾病等；醛固酮分泌不足，如 Addison 病、双侧肾上腺切除术后、先天性醛固酮合成缺陷等。

（一）诊断

高血氯性代谢性酸中毒伴有持续性高钾血症，不能用肾小球滤过功能受损等原因来解释者，应考虑Ⅳ型 RTA。结合上述原发病因，尿 HCO_3^- 排出量增加，尿铵减少，血肾素和醛固酮含量减低有助于诊断。

（二）治疗

绝大多数Ⅳ型肾小管性酸中毒患者不必治疗，除非合并可加重高钾血症和酸中毒的疾病。治疗的目的是纠正高钾血症。

1.高钾血症的治疗

纠正代谢性酸中毒。限制饮食中钾的摄入；静脉注射高渗葡萄糖；严重而又难于纠正的高血钾症应考虑透析治疗。停用可干扰醛固酮合成或活性的药物。

2.纠正代谢性酸中毒

可口服或静脉补充碳酸氢钠。当肾功能不全患者的血浆 HCO_3^- 小于 18mmol/L 时，需要用碳酸氢钠[0.5～1.5mmol/(kg·d)]治疗代谢性酸中毒，但要严密监测患者的容量状况,因为碱基会加重容量负荷。对于药物治疗难以纠正的酸中毒需透析治疗。近期的研究表明,要积极治疗肾功能衰竭时的代谢性酸中毒,因为慢性酸中毒伴代谢性骨病,可增加慢性肾功能衰竭患者的分解代谢。

3.利尿剂的使用

并发高血压患者应用噻嗪类利尿剂。对于血清肌酐小于 $177\mu mol/L(2.0mg/dl)$ 的患者应用襻利尿剂。这些利尿剂增加远端肾小管钠离子的转运,继而刺激集合小管分泌钾离子和氢离子。襻利尿剂常与碱剂合用,避免容量负荷过大。

4.应用盐皮质激素

对于低肾素、低醛固酮血症患者,可考虑应用盐皮质激素如氟氢可的松(0.1mg/d)治疗。肾小管对肾素和醛固酮反应性低者,常应使用较大的剂量,每日 0.3～0.5mg。伴有高血压、心功能不全的患者慎用。

第四节 反流性肾病

【病因】

反流性肾病是指某种原因引起的膀胱输尿管反流和肾内反流,导致肾脏瘢痕形成,最后可以发展为终末期肾脏病而致尿毒症。反流性肾病患侧肾脏皱缩、表面有不规则瘢痕。肾脏病理特征为慢性肾小管间质纤维化,部分患者可有局灶节段肾小球硬化,导致蛋白尿和肾功能逐步减退。本病好发于婴幼儿及儿童,成人50岁以下亦可患本病,成人中以女性好发,尤其是妊娠妇女,是儿童肾功能不全和终末期肾脏病(ESRD)的主要原因。儿童期膀胱输尿管反流导致肾瘢痕也是成人高血压和肾功能不全的原因之一。

【临床表现】

1.尿路感染

膀胱输尿管反流常合并尿路感染,且易反复或迁延难治。主要表现为尿频、尿急、尿痛和发热。严重时,表现为典型的急性肾盂肾炎症状。

2.高血压

高血压是后期常见的并发症,也是儿童恶性高血压的最常见病因。

3.蛋白尿

大多数患者在肾瘢痕数年后才出现蛋白尿,蛋白尿提示已经出现局灶节段性肾小球硬化,是预后不良的标志。

4.肾小管功能障碍

肾小管功能障碍的程度重于肾小球损伤。在肾瘢痕形成早期,尿中小分子量蛋白质如 β_2-微球蛋白、视黄醇结合蛋白和 NAG 酶升高,可作为早期检测肾实质损伤的敏感指标。肾功能轻度受损时就可出现明显多尿、夜尿增多、肾小管酸中毒和高钾血症。

5.肾功能不全

反流性肾病是幼儿终末期肾衰的主要原因之一,通常伴有蛋白尿和(或)高血压,尿沉渣镜检可以正常或少量白细胞尿。

6.泌尿系结石

反复感染或输尿管瘢痕形成容易并发结石。

7.其他

如遗尿、发热、腹痛、腰痛、血尿等,原发性膀胱输尿管反流有家族性倾向。

【反流性肾病分级】

国际反流性肾病协会根据影像学检查提出五级分类法:

Ⅰ级:尿反流只限输尿管。

Ⅱ级:尿反流至输尿管、肾盂,但无扩张,肾盏穹窿正常。

Ⅲ级:输尿管轻、中度扩张和(或)扭曲,肾盂中度扩张,穹窿无(或)轻度变钝。

Ⅳ级:输尿管中度扩张和(或)扭曲,穹窿角完全消失,大多数肾盏保持乳头压迹。

Ⅴ级:输尿管严重扩张和扭曲,肾盂、肾盏严重扩张,大多数肾盏不显乳头压迹。

【辅助检查】

1.排尿期膀胱尿路造影

是诊断膀胱输尿管反流最经典的方法,它能准确、清楚显示膀胱输尿管反流的位置及膀胱、输尿管、肾盂肾盏及肾乳头形态变化,特异性高。目前膀胱输尿管反流的国际分级标准即以此为依据。

具体方法是通过导尿管或耻骨上膀胱穿刺后向膀胱内注入无菌造影剂充盈膀胱,在膀胱充盈和排尿动作过程中摄片,观察有无输尿管反流和肾内反流,并判断膀胱输尿管反流的程度。

2.同位素扫描

同位素检查膀胱输尿管反流的方法有直接法(导尿管法膀胱造影)和间接法(静脉注射法膀胱造影),其中直接法比较敏感,可用于确诊膀胱输尿管反流和分级,而间接法由于敏感性和特异性低只能用于筛查。

3.超声检查

可以发现输尿管和(或)肾盂肾盏扩张、管壁增厚及其他尿路结构异常,如双肾盂、肾发育不良等。

4.膀胱镜检查

通过膀胱镜检查可以发现输尿管开口位置、活动度及形态异常。

【诊断】

1.反复发作的尿路感染患者有蛋白尿、高血压。

2.排尿期膀胱尿路造影检查发现有输尿管反流、扩张(或/及)肾盂、肾盏扩张。

3.同位素锝扫描发现肾脏萎缩和瘢痕形成。

4.膀胱镜检查发现输尿管开口异形,特别是高尔夫球洞样开口。

5.肾脏病理检查可以在瘢痕部位发现肾小管萎缩、间质增宽纤维化、淋巴细胞浸润。

【治疗】

主要是制止尿液反流和控制感染,防止肾功能进一步损害。

(一)内科治疗

长期低剂量抗生素应用,对预防患者发生感染有一定帮助,并无明显的副作用。可按膀胱输尿管反流的不同分级,采用以下治疗措施。

1.Ⅰ、Ⅱ级

常用抗生素有复方新诺明,剂量为治疗量的一半,睡前顿服,连服一年以上,或几种抗生素轮换使用。

预防感染有效者,每3个月须做尿培养一次;每年做核素检查或排空性膀胱尿道造影,观察反流程度;每两年做静脉造影观察肾瘢痕形成情况。因为反流有时可为间歇性,所以即使反流消失后,仍须3～6个月做尿培养一次。

2.Ⅲ、Ⅳ级

目前对于Ⅲ、Ⅳ级的患者进行手术治疗还是预防性药物治疗的预后还有争议。内科处理同Ⅰ、Ⅱ级,但须每隔6个月检查一次反流,每年做静脉肾盂造影。

3.Ⅴ级

应在预防性服用抗生素后,手术矫正。

(二)外科治疗

外科治疗通过延长输尿管膀胱黏膜下段长度恢复其抗逆流功能,手术分输尿管再植入术和内镜输尿管下注射术两大类。

（三）其他治疗

高血压可加速肾功能的恶化，故对反流性肾病患者应监测血压，出现高血压时应积极治疗，可选用血管紧张素转换酶抑制剂或钙通道阻滞剂。

避免应用肾毒性药物，出现肾功能不全时低蛋白饮食等均可延缓肾功能不全的进展。

此外，应鼓励饮水，养成两次排尿的习惯，以减轻膀胱内压，保持大便通畅和按时大、小便。

第五节　梗阻性肾病

【病因】

梗阻性肾病是指因为尿流障碍致使梗阻上部尿路内压力增高，尿液逆流导致肾组织和功能损害的疾病。本病可以急性发生，在短时间内造成肾功能的急剧下降；也可慢性发生，成为慢性肾功能衰竭的重要原因。病变常为单侧性，但不少情况也可以是双侧性。尿路梗阻通常是造成梗阻性肾病的重要原因，但如果该梗阻并未影响到肾实质时一般并不称为梗阻性肾病。

【临床表现】

根据病因，梗阻程度及起病快慢而有不同，下列几组症状常常可以单独或同时出现。

1.疼痛

输尿管结石引起的梗阻性肾病典型的表现为肾绞痛，可以是持续性但常阵发性加剧并向会阴部放射。但在慢性逐渐产生的梗阻性肾病患者，有时疼痛不一定很突出，仅表现为腰酸不适等。肾脏体积在急性原因引起的梗阻性肾病可以明显肿大。

2.血尿

如梗阻的原因为结石或泌尿系肿瘤时，可有血尿。血尿为全程肉眼或镜下血尿。血尿的红细胞形态常为均一形。

3.排尿障碍

双侧完全性梗阻可以造成无尿，继续发作的病例有时可呈现在发作时可以无尿，发作间期多尿表现。

4.急性肾功能不全

当急性发作的尿路梗阻导致无尿时，可出现急性肾功能不全的表现，表现为少尿或无尿、胃肠道反应、肾小球滤过率及肌酐清除率下降、血清肌酐尿素氮进行性升高、电解质紊乱等。

5.感染

尿路梗阻所致的尿滞留是尿路感染的重要条件。在梗阻近端,由于尿液滞留,细菌较易生长。尿路梗阻减低机体抗感染能力,使尿路感染得以存在、发展和增剧。尿路梗阻引起的尿液滞留亦有利于尿路结石的形成而结石本身又可引起和加重尿路梗阻,两者互为因果。

【辅助检查】

1.超声波检查

超声波检查目前已成为尿路梗阻诊断的首选辅助检查方法,它可清楚地显示双肾形态、肾实质的厚薄、肾盂输尿管的扩张程度、有时也可显示梗阻部位(如输尿管结石、肥大的前列腺)。对下尿路梗阻,可了解膀胱内病变、残余尿、前列腺形态等。

2.腹部平片及肾盂分泌造影

腹部平片及肾盂分泌造影(KUB＋IVU)是尿路梗阻的最有价值的诊断方法。平片上可显示不透光的结石阴影。造影可清楚地显示整个尿路的功能、形态、梗阻的部位、梗阻的程度,是尿路梗阻外科治疗前的必备检查项目。

3.逆行肾盂造影

在上尿路梗阻严重,患肾功能较差,肾盂分泌造影显影不良时,可作此项检查,以明确梗阻部位及上尿路情况。

4.肾盂穿刺造影

在肾盂分泌造影不显影、输尿管逆行插管不成功不能行逆行肾盂造影时,可作此项检查。

5.肾盂压力测定

经皮肾盂穿刺,以细导管缓慢注水入肾盂,注水(生理盐水或与造影剂的混合液)速度为 10ml/min。上尿路正常无梗阻时注入的液体可顺利地进入膀胱。在液体灌注 10~20 分钟后测定肾盂压力。若无梗阻,肾盂压力约为 $12~15cmH_2O$;若影像学检查提示梗阻但压力在此范围内,可暂缓手术;若肾盂压力超过 $15cmH_2O$ 说明存在对肾功能有影响的梗阻病变,应积极治疗。

6.CT 与磁共振成像

CT 能清楚显示肾脏大小、形态、肾积水程度、肾实质的厚薄;还能明确尿路外的梗阻性病因如腹膜后肿瘤、盆腔肿瘤等。磁共振成像可清晰了解尿路梗阻部位、尿路扩张积水情况,可以取代逆行肾盂造影或肾穿刺造影,且无创伤性。

【诊断及鉴别诊断】

1.判断是否有梗阻性肾病

根据患者的病史、症状、体征以及辅助检查,梗阻性肾病的诊断不难确定。

2.判断引起梗阻的病因

明确病因非常重要,因为许多引起梗阻的病因是可以解除的,而当病因去除后肾功能往往迅速恢复。通过上述辅助检查多数可以明确肾后性梗阻的病因诊断。

【治疗】

尿路梗阻的原因很多,治疗方法复杂。因此,必须细致检查,全面考虑,并在此基础上选择治疗方针。梗阻合并感染时,感染能够明显加重梗阻造成的肾功能损害,因此需要很好的控制感染,但是梗阻时彻底控制感染很困难,所以应该尽可能的去除病因。

1.病因治疗

尿路梗阻疾病的治疗应在明确诊断,查明病因的基础上,消除引起尿路梗阻的原因,才能彻底治愈。例如,肾及输尿管结石可行体外震波碎石或手术取石术。前列腺增生症如病情允许,应行前列腺摘除术。尿道狭窄应行狭窄段切除及吻合或拖入术。双侧尿路梗阻的治疗原则为两侧肾功能尚可时,宜先对肾功能较差侧施行手术,使两肾功能均能充分恢复;如两侧肾功能均差时,应选择肾功较好的一侧先行手术,对侧亦应尽快施行手术。

2.梗阻以上造瘘术

如梗阻病因暂时不能解除,或患者情况不允许做较大手术时,可先在梗阻以上部位行造瘘术,以便尿液引流,使梗阻引起的损害逐渐恢复,待条件许可时,再解除梗阻的病因。上尿路梗阻时行肾造瘘术。下尿路梗阻时行膀胱造瘘术。

3.血液净化透析治疗

如患者的肾功能严重受损致病情不能经受病因治疗或造瘘术时,可先行血液净化治疗,待病情好转后再行病因治疗。要注意的是血液净化只是缓解病情的手段,要使患者彻底治愈,要尽快地针对病因治疗,以免长时间的梗阻造成不可逆的慢性梗阻性肾病。

第四章　急性肾衰竭

第一节　急性肾衰竭的病因及分类

根据病变部位和病理类型不同,急性肾衰竭可分为肾前性、肾性和肾后性3大类,各有不同病因和发病机制,但又常相继出现,如肾前性急性肾衰竭和缺血性急性肾小管坏死(肾实质性急性肾衰竭)发生在一个相同的连续的病理生理过程中,当严重或持续的肾血流低灌注时肾小管上皮细胞发生严重的损伤,即使纠正了低灌注也难以改善这些病变,临床上就是急性肾小管坏死。狭义急性肾衰竭就是指由缺血或中毒所致的急性肾小管坏死。

一、肾前性急性肾衰竭

正常情况下机体对肾血流量在相当程度中的变动仍可维持稳定的 GFR,即肾的自身调节现象。在肾血流灌注下降超过自身调节的范围引起肾缺血、缺氧及肾小球滤过功能下降时,即出现肾前性急性肾衰竭。肾前性急性肾衰竭又称为肾前性氮质血症,是指有效循环血量下降所致的功能性肾小球灌注压下降,而实质的结构并无异常变化。在肾血供和肾小球灌注压恢复之后,GFR 可迅速恢复正常。

1.病因

低血容量、心排血量下降、全身血管扩张或肾动脉收缩等引起"有效"循环血容量减少时,即可导致肾前性急性肾衰竭。一些血管活性介质和药物,可导致肾血管收缩,引起肾小球低灌注,其功能、临床表现和尿液改变均类似肾前性急性肾衰竭,包括高钙血症、内毒素、造影剂、钙神经蛋白抑制药(环孢素、他克莫司)、两性霉素B、肾上腺素和去甲肾上腺素、麦角胺以及大剂量多巴胺等,上述情况持续存在或严重者,可引起肾小管坏死。

2.发病机制

"有效"循环血量不足,导致全身动脉血压下降,进而激活动脉(如颈动脉窦)和心脏的压力感受器,从而引发一系列的神经和体液反应,包括交感神经和肾素-血管紧张素-醛固酮系统活化,释放 AVP 等。去甲肾上腺素、血管紧张素 II 和 AVP 可通过以下机制达到维持血压保持心脏和脑灌注的目的。①收缩包括皮肤、肌肉和内脏器官等"次要脏器"的血管床;②减少汗腺分泌和盐的丢失;③刺激口渴和摄盐中枢;④增加肾盐和水潴留。当肾灌注不足时,首先依赖其自身调节机制,以维持正常 GFR:①入球小动脉壁的牵张感受器受刺激,使入球小动脉平滑肌细胞舒张和血管扩张;②肾扩血管性前列腺素(如前列环素、前列腺素 E_2)、激肽释放酶、激肽以及 NO 合成增加;③肾素-血管紧张素-醛固酮系统兴奋,使出球小动脉收缩。平均动脉压(MAP)达 80mmHg 时,肾的调节机制发挥达极限,入球小动脉最大程度扩张,以保证肾小球的灌注压和滤过压、肾血浆滤过分数增加,从而维持正常 GFR。但 MAP<80mmHg 或肾灌注压超出肾血管自身调节范围,GFR 下降即可导致氮质血症。

二、肾实质性急性肾衰竭

肾实质性急性肾衰竭是我国最常见的急性肾衰竭。肾性急性肾衰竭是由于各种肾病所致或由于肾前性因素持续存在而使病情进展所致,占急性肾衰竭的5%～50%。按病变部位及性质不同,肾性急性肾衰竭分为:①肾血管疾病;②肾微血管和肾小球疾病;③急性间质性肾炎;④缺血和中毒性急性肾小管坏死。

1.肾血管疾病

由肾动脉或静脉疾病导致急性肾衰竭少见。本病多为双侧血管受累,原有慢性肾病或孤立肾者可为单侧受累。急性肾动脉闭锁,可见于粥样硬化栓子、血栓形成或血栓栓塞、主动脉分层和大动脉炎(极为罕见)及经典型结节性多动脉炎。其中在血管造影、血管成形术或主动脉手术中,从动脉粥样硬化斑块上脱落的粥样硬化栓子,造成的动脉栓塞最为常见。肾动脉血栓多来源于心脏,患者可伴发房性心律失常和附壁血栓,导致急性肾梗死。肾动脉粥样硬化患者在发生创伤性内膜撕裂或肾移植手术吻合血管时,在原有粥样斑块的基础上,可形成血栓。除了在肾移植术后,由肾静脉血栓导致的急性肾衰竭极为罕见,仅见于成年人肾病综合征或严重脱水的儿童。

2.肾小球疾病

伴有肾小球大量新月体形成的急进性肾小球肾炎和严重塌陷性肾小球疾病,尤其在肾灌注减少时,可出现急性肾衰竭,同时也可伴肾小管急性损伤,其临床表现和实验室检查不同于肾前性急性肾衰竭和急性肾小管坏死,某些情况下需要行肾活检,以明确诊断。

3.肾微血管疾病

任何影响肾微血管供血的疾病,都可引起急性肾衰竭,如溶血性尿毒症综合征、血栓性血小板减少性紫癜、恶性高血压、狼疮性肾炎、妊娠相关高血压疾病等。

4.急性间质性肾炎

病因包括药物性过敏性间质性肾炎、严重感染、自身免疫性疾病、移植肾排斥反应以及肾肿瘤细胞浸润(如类肉瘤、淋巴瘤和白血病等)。

5.急性肾小管坏死

(1)缺血性急性肾小管坏死:与肾前性急性肾衰竭一样,均以肾低灌注为特征,但其低灌注程度更重,且持续时间更长,通常与其他损伤肾的因素同时存在。常见于大手术、创伤、严重低血容量、脓毒症及烧伤。

(2)肾毒性急性肾小管坏死:多种药物、外源性及内源性毒素均可导致急性肾小管坏死。根据机制不同分为以下几种

①直接损伤肾小管上皮细胞:常见于氨基糖苷类、两性霉素 B、阿昔洛韦、西多福韦、茚地那韦以及顺铂、异环磷酸胺等化疗药物。

②肾内血管收缩:造影剂、钙神经蛋白抑制药、高钙血症导致的急性肾小管坏死与肾内血管收缩有关,血红蛋白和肌红蛋白通过增加扩张血管性 NO 的清除,破坏血管扩张和血管收缩之间的平衡,也能导致肾内血管收缩。

③肾小管梗阻:常见于肌红蛋白、血红蛋白、尿酸、免疫球蛋白轻链等内源性物质和乙二醇、磺胺类抗生素、阿昔洛韦、甲氨蝶呤、茚地那韦、氨苯蝶啶等外源性物质。

三、肾后性急性肾衰竭

肾后性急性肾衰竭是急性肾衰竭中较少见的病因,国内外资料约均在 10% 以下。可见于结石、血块脱落造成输尿管梗阻、前列腺增生、肿瘤、腹膜后纤维化造成腔外压迫等。除了传统的尿路梗阻之外,肾内梗阻随着各种治疗措施的进展而日趋多见,如白血病、淋巴瘤及其他肿瘤化疗后出现溶瘤综合征时的高尿酸血症,造成肾小管液中尿酸浓度上升,在酸性环境中形成结晶,阻塞肾小管腔,如合并高钙血症时则形成混合性结石。

不同病因引起的急性肾衰竭治疗方法及强度完全不同,如由 ATN 和药物过敏或感染相关性急性间质性肾炎(AIN)引起的急性肾衰竭,去除病因对治疗急性肾衰竭十分重要;如急进性肾炎常需进行强化免疫抑制治疗;而重症急性肾炎除透析治疗外,对症治疗即可,一般不必应用免疫抑制药治疗。三者的治疗十分不同,因此,谨慎地鉴别诊断十分重要。

第二节　急性肾衰竭的临床表现

急性肾衰竭是多种因素共同作用的结果。急性肾小管坏死是急性肾衰竭的最常见病因,其临床表现包括原发疾病、ARF 引起代谢紊乱和并发症等 3 方面。根据临床表现和病程的共同规律,一般分为少尿期、多尿期和恢复期 3 个阶段。3 个时期并不一定均出现,也有一部分患者 24h 尿量可在 500ml 以上,称为非少尿型急性肾衰竭,病情相对较轻,预后较好。因此,以往的分期存在较大弊端,依据早期诊断、早期干预的防治思路,目前国际肾病学界倾向于将 ATN 的临床过程分为起始期、持续期和恢复期。

一、起始期

此期也可称为肾前性氮质血症或功能性肾衰竭期。主要是由各种肾前性因素引起有效循环血量下降,肾血流灌注减低使 GFR 降低,流经肾小管的原尿减少、速度减慢,因而对尿素氮、水及钠的重吸收相对增加,引起血尿素氮升高、尿量减少及尿比重增高。因损伤较轻,血清肌酐水平变化不大。起始期的长短因病因不同而异,常为数小时至数天,此时肾病变为可逆性。

本期患者可无明显的临床症状或仅为轻微的有效循环血容量不足,临床常不易被发现。部分患者随着病变持续进展,开始出现血容量过多、电解质和酸碱平衡紊乱的症状和体征。提示其可能将进入 ARF 的持续期。

二、持续期

此期以往称为典型急性肾小管坏死,一般持续 7～14d,但也可短至几天,长至 4～6 周。患者一般起病急骤,常首先出现尿量减少及氮质血症、血肌酐升高、GFR 下降,并出现水、电解质、酸碱平衡紊乱及相关系统并发症,大多伴有不同程度的尿毒症表现。

1.尿的改变

典型 ARF 持续期的患者可表现为少尿,即每日尿量持续少于 400ml;部分甚至无尿,即每日尿量持续少于 100ml。完全无尿少见,若出现完全无尿需考虑双侧肾皮质坏死、肾血管阻塞、严重的急性肾小球肾炎或完全性肾后性梗阻。由于病因、病情轻重不同,患者少尿持续时间不一致,可为数小时至 2 周,也可持续更长时间。一般认为,肾中毒者所致 ATN 持续时间短,而缺血性所致者持续时间较长。

少尿持续时间越长,肾预后越差、病死率越高。也有些患者可没有少尿,尿量在400ml/d 以上,称为非少尿型急性肾衰竭,其病情大多较轻,预后较好。持续期患者尿蛋白常为＋～＋＋,沉渣可见肾小管上皮细胞、上皮细胞管型、颗粒管型及少许红细胞、白细胞等,尿比重常<1.%,尿渗透压常<350mmol/kg。

2.氮质血症

由于 GFR 降低引起少尿或无尿,致使摄入蛋白质的代谢产物和其他代谢废物不能经肾排泄而潴留在体内,可产生中毒症状,即尿毒症,其严重程度与 Scr 和 BUN 的上升速度有关,而 Scr 和 BUN 的升高速度与体内蛋白分解状态有关。在无并发症且治疗正确的病例,每日 BUN 上升速度较慢,为 $3.6\sim7.1$ mmol/L($10\sim20$mg/dl),Scr 浓度上升仅为 $44.2\sim88.4\mu$mol/L($0.5\sim1.0$mg/dl),但在高分解状态时,如伴有广泛组织创伤、烧伤、严重感染、败血症等,组织分解代谢极度旺盛,组织分解产物产生的速度远远超过了残余肾功能清除毒物的速度。每日 BUN 可升高 10.1mmol/L(30mg/dl)或以上,Scr 每日升高 176.8μmol/L(2.0mg/dl)或以上。此外,热量供给不足、肌肉坏死、血肿、胃肠道出血、感染、高热、应用糖皮质激素等也是促进蛋白高分解的因素。

3.水、电解质及酸碱平衡紊乱

(1)水、钠潴留:由于盐和水排出减少致水、钠潴留,可表现为肺水肿、浆膜腔积液及心力衰竭、血压增高等,当未控制水分摄入或输入葡萄糖溶液过多时可出现稀释性低钠血症,严重时出现水中毒,表现为虚弱无力、头痛、食欲下降、嗜睡、惊厥等精神神经症状。

(2)高钾血症:正常人摄入的钾盐 90％从肾排泄,ATN 时肾排钾功能减退,多种疾病相关因素或医源性因素均可引起或加重高钾血症;如果同时体内存在高分解状态,如感染、溶血及大量组织破坏等,热量摄入不足致体内蛋白分解、释放出钾离子,酸中毒时细胞内钾转移至细胞外,有时可在几小时内发生严重高钾血症;未能及时诊断,摄入含钾较多的食物或饮料,输入大量库存血(库存 10d 血液每升含钾可达 22mmol),使用保钾利尿药,均可引起或加重高钾血症。

高钾血症是急性肾衰竭最严重的并发症之一,也是急性肾小管坏死少尿期的首位死因。一般在无相关并发症时,ATN 每日血钾上升不到 0.5mmol/L。高钾血症可无特征性临床表现,临床症状可逐步出现或为其他并发症表现所混淆,如出现恶心、呕吐、四肢麻木等感觉异常、心率减慢,严重者出现神经系统症状,如恐惧、烦躁、意识淡漠,直到后期出现传导阻滞甚至心室颤动。轻度高钾血症,血清 K^+ 小于 6mmol/L 时,临床上往往无症状,心电图改变也不明显,因此必须提高警惕注意动态监测。高钾血症的心电图改变可先于高钾血症临床表现,用心电图监护高钾血症对心肌的影响是发现高钾血症的重要手段,值得注意的是血清钾浓度与心电图表现之间有时并不一致,动态观察血清钾变化也同样重要。一般血钾浓度＞6mmol/L时,心电图出现高耸而基底较窄的 T 波,随血钾增高 P 波消失,QRS 综合波增宽,ST 段不能辨认,最后与 T 波融合,P-R 间期延长,房室结传导减慢,可有室性心动过缓等心律失常表现,严重时出现心室颤动或停搏。高钾血症对心肌毒性作用尚受体内钠、钙浓度和酸碱平衡的影响,当同时存在低钠、低钙血症或酸中毒时,高钾血症所致临床症状更严重,心电图表现较显著,易诱发各种心律失常。此外,严重高钾血症可以出现神经肌肉系统的异常,如感觉异常、反射功能低下和上行性迟缓性呼吸肌麻痹。高钾血症是少尿期患者常见的死因之一,早期透析可预防其发生。

(3)代谢性酸中毒:成年人正常蛋白质饮食每日固定酸代谢产物为 1～2mmol/kg,其中 80％由肾排泄,20％与 HCO_3^- 离子结合成碳酸后分解成水与二氧化碳,后者再由肺排出。ARF 时,由于酸性代谢产物经肾排出减少、肾小管泌酸能力和保存碳酸氢钠能力下降等,导致血浆碳酸氢根浓度有不同程度的下降,在高分解状态时降低更多、更快。若代谢性酸中毒持续存在,会导致体内肌肉分解加快,患者可出现恶心、呕吐、疲倦、嗜睡、呼吸深快,甚至昏迷等。此外,酸中毒还可使心肌及周围血管对儿茶酚胺的反应性下降、导致低血压甚至休克,由于心室颤动阈值降低,患者易出现异位心律。因此,一旦发现 ARF 患者存在酸中毒应及时给予处理,输注碳酸氢钠不能纠正的严重酸中毒,应立即行肾替代治疗。对于高钾血症、酸中毒极其严重的病例在透析间期仍需补充碱性药物以纠正代谢性酸中毒。

(4)低钠血症和低氯血症:两者多同时存在。低钠血症可由于水过多所致稀释性低钠血症,或因灼伤或呕吐、腹泻等从皮肤或胃肠道丢失钠盐所致;或对大剂量呋塞米有反应的非少尿型患者出现失钠性低钠血症。严重低钠血症可致血渗透浓度降低,导致水分向细胞内渗透,出现细胞水肿,严重者可表现急性脑水肿症状,临床上表现为疲乏、软弱、嗜睡或意识障碍、定向力消失,甚至低渗昏迷等。低氯血症常由于呕吐、腹泻或大剂量应用襻利尿药,患者可出现腹胀、呼吸表浅和抽搐等代谢性碱中毒表现。

(5)高磷血症和低钙血症:高磷血症是急性肾衰竭常见的并发症。正常人摄入的磷酸盐 60％～80％经尿液由肾排出,ARF 时肾排磷显著减少,少尿期血磷常轻度升高,但在高分解代谢状态及组织创伤、横纹肌溶解或有明显代谢性酸中毒者,高磷血症可较突出。酸中毒纠正后,血磷会有一定程度的下降。

ARF 时低钙血症多由高磷血症引起,GFR 降低,导致磷潴留,骨组织对甲状旁腺激素抵抗和活性维生素 D_1 水平降低,可发生低钙血症。ARF 时患者常存在酸中毒,使细胞外钙离子游离增多,可出现无症状性低钙血症。但在急性胰腺炎、横纹肌溶解、酸中毒应用碳酸氢钠纠正后,患者可出现低钙血症的症状,表现为口唇、手指尖或足部麻木感,四肢及面部肌肉痉挛,也可发生锥体外系症状如震颤麻痹等;心电图提示 Q-T 间期延长、ST 段延长、平坦和非特异性 T 波改变。当血钙低于 0.88mmol/L 时,可出现严重的随意肌及平滑肌痉挛,导致抽搐、癫痫发作、严重哮喘,症状严重时可出现心功能不全,甚至心搏骤停。

(6)镁的代谢异常:正常人摄入的镁 60％由粪便排泄,40％经尿液由肾脏排泄。由于镁离子与钾离子均为细胞内主要的阳离子,因此,ARF 时血钾与血镁浓度常平行上升,在肌肉损伤时高镁血症较为突出。当出现高镁血症引起的症状和体征时,血镁的浓度通常已超过 2mmol/L,主要表现为神经肌肉系统和心血管系统的症状和体征,如膝腱反射减低或消失、随意肌麻痹、呼吸衰竭、低血压、心跳缓慢,严重高镁血症可引起呼吸抑制和心肌抑制,应予警惕。高镁血症的心电图改变为 P-R 间期延长和 QRS 波增宽;伴有高钾血症时,可出现高尖 T 波,当高钾血症纠正后,心电图仍出现 P-R 间期延长和(或)QRS 增宽时应怀疑高镁血症的可能。值得注意的是,低钠血症、高钾血症和酸中毒均可增加镁离子对心肌的毒性。低镁血症常见于两性霉素 B 和氨基糖苷类抗生素所致的肾小管损伤,可能与髓袢升支粗段镁离子重吸收部位受损有关。低镁血症常无明显的临床症状,但有时可表现为神经肌肉痉挛抽搐和癫痫发作,或持续性低血钾或低血钙。

三、恢复期

恢复期是通过肾组织的修复和再生达到肾功能恢复的阶段。此期尿量进行性增加,少尿与无尿的患者尿量超过 500mg/d 即进入恢复期。临床上部分患者可出现多尿,即尿量超过 2500ml/d,一般持续 1～3 周或更长,称为多尿期。多尿的发生可能与 ARF 持续期潴留的水盐排泄、滤过的尿素和其他潴留溶质的渗透性利尿作用和利尿药的应用有关,另外,肾小管重吸收功能的恢复较肾小球滤过功能的恢复落后也与多尿有关。非少尿型 ATN 患者,恢复期可无明显尿量改变。在恢复期肾功能尚未完全恢复时,仍可出现水、电解质紊乱及各种并发症。根据病因、病情轻重程度、多尿期持续时间、并发症和年龄等因素,ARF 患者恢复期临床表现差异较大,可无明显不适,自我感觉良好或体质虚弱、乏力、消瘦,当 BUN 和 Scr 明显下降时,尿量逐渐恢复正常。肾小球滤过功能多在 3～6 个月恢复正常。约有 50％

的患者有亚临床的肾小球滤过和肾小管功能缺陷,部分患者的肾小管浓缩功能需1年以上才能恢复。也有少数患者肾功能持续不恢复,并逐渐进展至慢性肾衰竭,需持续性血液净化治疗。

第三节　急性肾衰竭并发症

急性肾衰竭时,肾小球率过滤急剧下降,导致肾不能有效地将体内过多的水分排出体外,同时酸性代谢产物经肾排出减少,肾小管泌酸能力和保存碳酸氢钠能力下降等,结果可并发血管内容量超负荷、代谢性酸中毒、高钾血症、高磷血症、低钠血症、低钙血症等表现;再者,由于 GFR 降低引起少尿或无尿,致使摄入蛋白质的代谢产物和其他代谢废物不能经肾排泄而潴留在体内,可产生中毒症状,即尿毒症。依其严重程度的不同会逐渐累及全身各个系统,出现相关的并发症。

一、感染

感染是 ARF 最常见的并发症,50%～90% 的急性肾小管坏死患者可并发感染,是少尿期常见而严重的并发症之一,也是 ARF 的主要死亡原因。多见于严重外伤所致的高分解代谢型急性肾小管坏死,预防性应用抗生素并不能减少其发生率。常见的感染部位包括呼吸道、泌尿道、伤口、腹腔内或穿刺点等处感染,常见致病菌为大肠埃希菌、肺炎杆菌、变形杆菌等革兰阴性杆菌、金黄色葡萄球菌、肠球菌等,严重时可出现败血症。ARF 者感染发生率高的原因主要与机体正常防御屏障的破坏、细胞及体液免疫功能紊乱、营养不良、抗生素的不当应用以及动静脉插管和留置导尿管有关,在老年患者中较为多见。

二、消化系统

消化系统表现通常为急性肾衰竭的首发症状,主要表现为食欲减退、恶心、呕吐、腹胀及原因不明的腹痛等。消化道症状与原发疾病和水、电解质紊乱及酸中毒等有关,可随血液净化治疗,纠正水和电解质紊乱、酸中毒及氮质血症后而减轻或消失。约 25% 的急性肾小管坏死患者并发消化道出血,多由胃黏膜糜烂或应激性溃疡引起。出血一般不严重,非手术治疗有效。但在大手术、严重创伤或需接受机械通气的 ARF 患者,消化道出血有时会较严重,成为 ARF 的死亡原因之一。

三、心血管系统

主要包括高血压、心力衰竭、心肌梗死、心包炎、心律失常及低血压等。水、钠潴留等致高血压、水肿、充血性心力衰竭，是 ARF 加重和死亡率增加的主要危险因素。尽管早期血液净化治疗可使其发生率明显下降，但急性左心力衰竭仍是持续期 ARF 患者常见的死亡原因。有 15%～25% 的 ARF 持续期患者发生高血压，除肾缺血时神经体液因素作用促使收缩血管的活性物质分泌增多因素外，水过多引起的容量负荷过多也可加重高血压。ARF 早期发生高血压者并不多见，但如持续少尿，约 1/3 的患者会发生轻、中度高血压，一般在 (140～180)/(90～110)mmHg，有时可更高，甚至出现高血压脑病。少数 ARF 患者在病程中可出现低血压，原因包括消化道出血、败血症及心脏压塞等。病毒感染和洋地黄应用等可引起室性期前收缩和阵发性心房颤动等异位心律，高钾血症可引起各种传导阻滞及室性心律失常，是患者猝死的主要原因。心包炎是尿毒症晚期的严重并发症，随着早期透析的开展，其发生率已有所降低，多表现为心包摩擦音和胸痛，罕见大量心包积液。此外 ATN 患者偶可并发心肌梗死。有统计发生率约为 7%，以老年患者多见。

四、神经系统

轻型患者可无神经系统症状，部分患者早期可表现为疲倦、头痛、嗜睡、不安腿综合征、扑翼样震颤、肌阵挛样抽搐等，随着病情进展可发生人格改变、意识模糊、进行性意识不清、癫痫发作或昏迷等尿毒症脑病表现，重者可死亡。其发病机制尚不明确，可能与毒素潴留、水和电解质及酸碱平衡失调等有关。此外，药物的应用对中枢神经系统的抑制及疾病过程中反复发生的低血糖、血压波动、严重感染、重金属中毒和多脏器功能衰竭等均可能具有不同程度的影响。

五、呼吸系统

低氧血症在 ARF 患者中较常见，原因主要为肺水肿和肺部感染。某些引起肾小管坏死的疾病如 Goodpasture 综合征、血管炎、韦格纳肉芽肿、系统性红斑狼疮等常同时累及肺。约 50% 以上的 ARF 患者可能合并肺炎、呼吸衰竭，甚至发生成人型呼吸窘迫综合征（ARDS）。合并呼吸衰竭是导致 ARF 患者死亡的最危险因素。

六、血液系统

可见不同的血细胞成分异常，如表现为贫血、白细胞升高、血小板功能缺陷和出血倾向。急性肾小管坏死发生 10d 后，即可出现贫血，其主要是与弥漫性肾小管病变和肾间质水肿造成促红细胞生成素水平降低、感染导致的骨髓造血抑制、细胞外溶血及红细胞寿命缩短等有关，此外尚与水过多致血液稀释、消化道出血以及手术、外伤失血等并发症有关。一般表现为轻、中度正细胞正色素性贫血，贫血程度与原发病因、病程长短、有无出血并发症等密切有关。严重创伤、大手术后失血、溶血性贫血、严重感染等情况，贫血可较严重。因毒素作用，骨髓产生血小板减少，在 ARF 早期常有血小板减少，血小板减少和血小板功能障碍与 ARF 的出血倾向有关。此外，ARF 早期白细胞数常增高，可能与感染和急性应激有关，持续白细胞数增高超过 1 周或伴中性粒细胞比例增高者，并发感染的可能性大。

第四节　急性肾衰竭的诊断与鉴别诊断

一、急性肾衰竭的诊断标准

2002 年，急性透析质量倡议小组（ADQI）议制订了 ARF 的 RIFLE 分级诊断标准，依据血肌酐、GFR 和尿量的变化将 ARF 分为 3 个等级。①危险：血肌酐增加至基线的 1.5 倍或 GFR 下降＞25％，尿量＜0.5ml/(kg·h)，持续 6h；②损伤：血肌酐增加至基线的 2 倍或 GFR 下降＞50％，尿量＜0.5ml/(kg·h)，持续 12h；③衰竭：血肌酐增加到大于基线的 3 倍或 GFR 下降＞75％，或血肌酐≥354μmol/L，且血肌酐急性升高 44.2μmol/L，尿量＜0.3ml/(kg·h)，持续 24h 或无尿 12h。以及 2 个预后级别：①肾功能丧失，持续肾功能完全丧失＞4 周；②ESRD，终末期肾病持续＞3 个月。2004 年，美国肾脏病协会（ASN）、国际肾脏病协会（ISN）、ADQI 和欧洲重症医学协会（ESICM）的肾脏病和急救医学专家成立了 AKIN，并在 2005 年提出采用 AKI 替代 ARF，并在 RIFLE 基础上对 AKI 的诊断及分级标准进行了修订。诊断标准为：肾功能在 48h 内迅速减退，血肌酐绝对值升高≥26.4μmol/L；或较基础值升高＞50％（增至 1.5 倍）；或尿量＜0.5ml/(kg·d)超过 6h。并将 AKI 分为 3 期，分别与 RIFLE 标准的危险、损伤和衰竭等级相对应。

二、急性肾衰竭的鉴别诊断

1.是急性肾衰竭还是慢性肾衰竭

根据原发病因、急骤出现的进行性氮质血症伴少尿，结合临床表现和实验室检查，一般不难做出诊断。但是，不少患者病史不清，无法判定既往有无肾病，而就诊时已有肾衰竭，此时肾衰竭是急性肾衰竭还是慢性肾衰竭即需认真鉴别。

慢性肾衰竭患者常具有以下临床特点，有助于鉴别：①既往有慢性肾病病史，BUN(mg/dl)/Scr(mg/dl)≤10，平时有多尿或夜尿增多表现；②常伴有贫血，指甲肌酐或头发肌酐及血肌酐均明显增高；③患者呈慢性病容，具有慢性肾衰竭相关的心血管病变、电解质紊乱、代谢性酸中毒等并发症表现；④超声检查示双肾缩小、结构紊乱，实质部回声增强，但轻链沉积病、肾淀粉样变性、多囊肾及糖尿病肾病等疾病，引起的慢性肾衰竭，肾体积可不缩小或反而增大，须加以鉴别。而急性肾衰竭一般无慢性肾病病史，常有明确诱因或用药史，BUN(mg/dl)/Scr(mg/dl)＞10，无贫血或贫血程度较轻，血肌酐明显增高而指甲肌酐或头发肌酐不高，肾体积不缩小或明显肿大，钙、磷代谢紊乱程度轻，无肾性骨病等表现。

某些以往存在慢性肾病的患者，相关诱因可造成其肾功能急剧恶化，临床上被称为慢性肾病基础上的急性肾衰竭，也称为慢性肾病并急性肾衰竭，此类患者常兼有 CRF 及 ARF 的临床特点，临床情况比较复杂，容易误诊为慢性肾衰竭而使其失去治疗时机。因此，急性肾衰竭的诊断需要详细回顾患者的病史和用药史，合理地应用实验室及辅助检查，务必要对可疑患者的临床资料细致分析，若临床鉴别困难时应考虑及时行肾活检明确诊断。

2.肾前性与肾后性急性肾衰竭的鉴别

(1)肾前性急性肾衰竭。肾前性 ARF 是各种病因导致的肾血流灌注不足而起引起的功能性肾衰竭。常有以下临床特点：①患者病史中存在循环血容量不足和(或)肾灌注不足的诱因，发病前存在肾有效灌注不足的病史，如脱水、失血、休克、严重心力衰竭、严重肝衰竭或严重肾病综合征等，体检发现皮肤、黏膜干燥，低血压。当血容量已补足，血压恢复正常、尿量增加，氮质血症常可改善。②患者尿量较前减少，但不一定达到少尿或无尿，尿比重＞1.020，尿渗透压＞500mmol/kg，尿钠排泄分数＜20mmol/L，尿常规检查正常。③BUN 与 Scr 升高，且 BUN(mg/dl)与 Scr(mg/dl)比值＞20。

疑诊肾前性急性肾衰竭的患者，可做补液试验或呋塞米试验帮助鉴别。通常根据中心静脉压决定补液量，对中心静脉压降低的患者，1h 内快速静脉滴注 5％葡萄糖 1000ml,观察 2h,若补液后尿量增加至每小时 40ml 则提示为肾前性 ARF,若无明显增加则提示为 ATN;补液试验后尿量无明显增加者,还可再做呋塞米试验进一步鉴别,即静脉注射呋塞米 4mg/kg,观察 2h,若尿量仍未增加达上述标准则提示为肾实质性 ARF,应高度怀疑急性肾小管坏死。既往尚有做甘露醇试验者,即在补液后中心静脉压正常而尿量不增加者,可给予 20% 甘露醇 200～250ml 静脉滴注,若尿量增加提示为肾前性氮质血症。但是,给 ATN 少尿患者静脉滴注甘露醇会有加重肾小管病变的可能,临床需谨慎应用。

(2)肾后性急性肾衰竭。肾后性 ARF 是由尿路梗阻引起的肾衰竭。尿路梗阻后梗阻部位上方压力过高,导致肾小囊内压增高,滤过压下降,导致 GFR 显著下降,体内代谢产物潴留。肾后性 ARF 常有以下临床特点:①有导致尿路梗阻的功能性疾病,如神经源性膀胱或器质性疾病,如尿路内、外肿瘤,尿路结石,血块或坏死肾组织梗阻,前列腺肥大等;②常突然出现无尿或无尿与多尿交替出现等,与梗阻发生或解除相平行的尿量变化;③影像学检查,常见双侧肾盂积水及双输尿管上段扩张。若为下尿路梗阻,还可见膀胱尿潴留。但若尿路梗阻发生非常迅速,如双肾出血,血块梗阻输尿管;或双肾结石,碎石后碎块堵塞输尿管等。因肾小囊压迅速增高,滤过压迅速下降,患者可立即无尿,此时可见不到肾盂积水及输尿管上段扩张。及时发现和解除梗阻可使肾功能迅速得到改善,长期梗阻则可造成不可逆性肾损害。

3.肾性急性肾衰竭病因和性质

在除外肾前性及肾后性 ARF 后,即可诊断为肾性 ARF,此后还需进一步鉴别其病因和性质。常见的肾性 ARF 据病变部位可分为 4 种,即肾小管性、肾间质性、肾小球性及肾血管性 ARF。在临床表现上,肾小管性及肾间质性 ARF 有很多的相似处,而肾小球性及肾血管性 ARF 也十分相似。

(1)急性肾小管坏死:ATN 通常特指缺血或中毒因素所导致的 ARF,是肾性 ARF 的最常见病因之一。临床上除外了肾前性和肾后性氮质血症及肾小球、肾间质、肾血管疾病所致的肾实质性 ARF,发病前有引起 ATN 的病因即肾缺血或肾中毒的存在,充分补液扩容后或控制心力衰竭后尿量仍不增多,超声检查示双肾不缩小或增大,指甲或头发肌酐正常,可诊断为 ATN。肾活检病理呈现典型的 ATN 表现是确诊本病的金标准。

(2)肾小球及肾微小血管疾病:常见于各类肾炎综合征,如新月体性肾炎、ANCA 相关性小血管炎、狼疮性肾炎、重症 IgA 肾病或紫癜性肾炎等。某些患者表现为 CRF 基础上发生的 ARF,主要见于微小病变肾病伴发特发性 ARF、狼疮性肾炎病变活动加重、慢性肾病基础上发生恶性高血压等。

　　临床上常有血尿甚至肉眼血尿、蛋白尿(常超过 2g/d)、高血压等表现,既往有肾小球疾病病史,肾衰竭发生相对较缓,有些疾病还伴有特殊的肾外表现(如肺出血、皮疹、鼻窦炎、关节痛等),可通过血清学检查如 ASO、补体、抗 GBM 抗体、抗中性粒细胞胞质抗体、抗核抗体、抗 dsDNA 抗体、冷球蛋白等和肾活检加以鉴别。

　　(3)急性间质性肾炎:临床导致 ARF 发生的最常见原因是药物及感染相关性急性间质性肾炎,此外,部分患者还与自身免疫性疾病、恶性肿瘤、代谢性疾病有关。在抗生素应用前,感染是导致急性间质性肾炎的常见原因,随着抗生素和多种合成、半合成药物的广泛应用,药物已成为急性间质性肾炎的首位原因。与急性肾间质病变鉴别主要依据引起急性间质性肾炎的病因,患者在起病前多有应用某种药物、感染或系统性疾病病史,临床表现为突然出现的急性肾功能损伤、轻中度蛋白尿(大量蛋白尿仅见于非甾体类抗炎药所致的肾小球微小病变者)、尿糖阳性、血尿及管型尿少见,部分患者可见无菌性白细胞尿,早期可见嗜酸性粒细胞。患者可伴发热、皮疹及关节疼痛等全身变态反应的表现。本病与 ATN 鉴别有时困难,应行肾活检,肾活检病理上主要表现为肾间质炎细胞浸润、间质水肿和肾小管损伤,肾小球大多病变轻微。

　　(4)肾血管疾病:肾血管疾病所致的 ARF 临床上并不多见。双侧肾动脉栓塞或肾静脉的血栓形成、主动脉夹层、动脉粥样硬化性胆固醇结晶栓塞等是肾血管疾病所致 ARF 的常见原因。急性肾动脉闭塞常见于血栓、栓塞、夹层主动脉瘤或血管炎等,其中栓塞是造成肾动脉闭塞的最主要原因,如患者有长期心房颤动或近期有心肌梗死病史,或既往有动脉粥样硬化性病史,近期有主动脉手术者,应考虑血栓或粥样硬化斑块脱落形成的肾动脉栓塞。而肾病综合征特别是膜性肾病患者,高凝倾向,长期卧床,突然出现腰腹痛,伴恶心、呕吐时,要考虑肾静脉栓塞。此外,肾细胞癌、肾区外伤或严重脱水的肾病患者,临床上表现为肾区绞痛、血尿和突发性少尿或无尿者也应考虑肾静脉栓塞的可能。应行肾动脉和(或)肾静脉血管超声检查,必要时,行血管造影明确诊断。

第五节　急性肾衰竭的监护

　　急性肾衰竭是由各种原因引起的肾功能在短时间(几小时至几天)内突然下降而出现的临床综合征。各种危重疾病时,肾是最易受累的脏器之一。据报道,危重患者入院时 5% 存在不同程度的肾损害,其中 20% 发展为急性肾衰竭,在重危患者,特别是创伤、大手术后或严重感染患者病死率高达 70% 以上。肾功能下降可发生在原来无肾损害的患者,也可发生在慢性肾病(CKD)者。GFR 下降同时表现有氮质废物、血肌酐和尿素氮滞留,水、电解质和酸碱平衡紊乱及全身各系统并发症,50% 的患者有少尿表现。急性肾损害引起一系列病理生理紊乱,如水钠潴留诱发急性左侧心力衰竭,严重高血钾引起的乏力、瘫痪及心律失常和代谢性酸中毒等,使临床治疗更为棘手,而危重急性肾衰竭本身即可危及生命。急性肾损害的病因根据病理生理分为肾前性、肾后性和肾性。但在危重疾病时以肾前性因素最常见,占 60% 左右。肾前性急性肾衰竭常见原因包括各种原因的体液丢失和出血,有效动脉血容量减少,引起肾灌注减少和肾内血流动力学改变(包括肾前小动脉收缩和肾后小动脉扩张)等。肾后性急性肾衰竭的特征是急性尿路梗阻,梗阻可发生在从肾盂到尿道的尿路中任一水平。肾性急性肾衰竭常伴肾实质损伤,最常见的是肾缺血或肾毒性原因损伤肾小管上皮细胞,如急性肾小管坏死(ATN),也包括各类血管病、肾小球炎症和肾小管间质炎。危重疾病时,多种因素常同时存在,共同促发急性肾损害。如严重创伤、大手术等,一方面可引起容量不足;另一方面机体应激产生大量炎症因子如肿瘤坏死因子等可促使发生肾损害,如继发感染甚至败血症、感染性休克,不但加重了肾血流灌注的不足和机体应激状态,而且感染本身及应用的某种抗生素可引起急性间质性肾炎,从而最终导致严重的急性肾衰竭。

危重疾病时监测肾功能的目的是判断患者以前和当时的肾功能情况,动态观察肾功能的变化,寻找引起肾损害的危险因素,及时发现早期肾损害,并判断可能的病因,从而采取相应的措施,阻止肾功能进一步恶化,改善预后。

危重疾病时的肾功能监测包括详细的病史搜集和询问临床症状、全面动态的体检、尿液和血液检查及某些影像学检查。

一、病史

详细询问病史,仔细了解既往有无肾病及可引起肾损害的全身性疾病如高血压、糖尿病、系统性红斑狼疮、过敏性紫癜、高尿酸血症等,既往有无肾功能不全的一些表现,如夜尿增多、食欲减退、乏力、贫血等。本次发病以来有无引起肾损害的因素,如应用肾毒性药物和可引起急性间质性肾炎的药物,肾毒性药物包括某些抗生素、非甾体类抗炎药、造影剂和麻醉药。低血压和血容量不足的情况及其持续时间和严重程度。有无细菌和病毒感染。既往的尿液和肾功能检查资料。

二、临床症状和体征

1.可能引起急性肾损害的情况

血容量不足的表现,如皮肤弹性变差、皮温降低、心率加快、直立性低血压等,必要时可测中心静脉压等。发现皮疹应注意有无系统性红斑狼疮、血管炎、药物过敏、感染等。触及腹部肿块应考虑尿路梗阻、多囊肾、腹腔及肾肿瘤等,以及手术、外伤(尤其是挤压伤)、严重溶血的表现等。

2.肾损害的表现

如氮质潴留引起的恶心、呕吐、精神萎靡、嗜睡甚至昏迷。水钠潴留所致软组织水肿、高血压、急性左侧心力衰竭、胸腔积液、腹水和脑水肿等。高钾血症引起的四肢麻木等感觉异常、意识淡漠、烦躁等神经系统症状及特征性心电图改变,以及代谢性酸中毒的相应表现。而在充血性心力衰竭、肝硬化腹水和严重低蛋白血症时,则表现为水肿与有效血容量不足同时存在。

三、尿液检查

1.尿量

正常成年人尿量为 1000~2000ml/24h,尿量少于 400ml/24h 或 17ml/h 称少尿,少于 100ml/24h 称无尿。大部分急性肾衰竭患者存在少尿,常见于完全性尿路梗阻、肾皮质坏死、严重的急性肾小管坏死和肾小球肾炎、双侧肾动脉或静脉完全性栓塞。少数患者表现为非少尿型急性肾衰竭,如急性间质性肾炎、间歇性尿路梗阻及部分急性肾小管坏死患者,这些患者尿量虽然不减少,甚至增多,但体内代谢产物不能有效排出而蓄积,引起尿毒症的临床表现。肾前性因素所致肾损害大部分有尿量减少,对补液和利尿药的反应较好。急性肾损害时尿量变化迅速,需密切动态观察短时间甚至每小时的尿量变化。

2.尿溶质排出量

测量方法:留 24h 尿测尿量,混匀后取部分尿液送检测定尿渗透浓度。测定值乘以 24h 尿量(L),则为每日尿溶质排出量。正常饮食情况下,每日尿溶质排出量为 400~800mmol,肾最高浓缩能力可使尿液达到 1200mmol/L 水,因此每日尿量至少需 400ml 以上,才能排出最低限度的溶质。

3.尿沉渣显微镜检查

正常尿液多为透明淡黄色,尿酸盐沉淀多时可显浑浊。尿沉渣显微镜检查可观察有无细胞、管型及结晶体。血尿可见于各种肾和泌尿系疾病,如尿路结石、肾肿瘤、肾结核、尿路感染等，也可见于出血性疾病。尿红细胞相差显微镜检查50%～75%或以上红细胞为异性多变者和尿红细胞容积曲线左移呈偏态分布，常提示为肾小球源性血尿。蛋白质在肾小管、集合管中凝固而形成的圆柱形蛋白聚体，可形成管型。管型可分为细胞管型（如上皮细胞管型、红细胞管型、白细胞管型）、颗粒管型、透明管型和肾衰竭管型。红细胞管型提示肾小球肾炎和血管炎。急性肾小管坏死时常有大量颗粒管型和肾小管上皮细胞。血红素颗粒管型可出现肾小管肾炎和急性肾小管坏死患者的尿中。嗜酸细胞尿（尿嗜酸细胞占白细胞的5%以上）常提示急性间质性肾炎，尤其是药物所致者。尿中中性粒细胞增多提示感染，而单核淋巴细胞增多可见于新月体肾炎、狼疮性肾炎活动期等。新月体肾炎尚可见大量肾小球上皮细胞。尿酸结晶提示肿瘤坏死和横纹肌裂解症等。草酸钙结晶提示草酸中毒、甲氧氟烷中毒等。尿沉渣用 Wright 染色发现有嗜酸细胞或肾小管细胞可证明急性肾小管坏死。

4.蛋白尿

正常终尿中含蛋白极少，仅为 0～80mg/L，尿蛋白定性试验呈阴性反应。当某些因素引起尿蛋白含量＞100mg/L 或 150mg/24h 尿，蛋白定性呈阳性反应时，称为蛋白尿。蛋白尿多为病理性，如肾小球或肾小管器质性病变、糖尿病肾病、结缔组织病、药物性肾损害、多发性骨髓瘤等。大量蛋白尿提示肾小球疾病，偶见于非甾体类消炎药引起的急性间质性肾炎。肾小球疾病时为中分子或中高分子蛋白尿，单纯肾小管功能损害时为低分子蛋白尿。肌红蛋白尿常见于急性心肌梗死、肌肉创伤、多发性肌炎、行军性肌红蛋白尿症、进行性肌营养不良、遗传性特发性肌红蛋白尿、海蛇咬伤等。血红蛋白尿见于各种原因所致的血尿、溶血、妊娠高血压综合症、大面积烧伤、血型不符输血、肾梗死、阵发性夜间性血红蛋白尿症、药物或毒物中毒、感染、溶血-尿毒症综合征、DIC 等。尿本-周蛋白阳性提示多发性骨髓瘤。

四、肾小球滤过功能检查

1.血清肌酐

肌酐主要由肌肉中肌酸代谢生成，正常时产生量恒定，分子量 113Da。血中肌酐不与蛋白质结合，可自由经肾小球滤过，且近端小管可分泌少量肌酐，故肾肌酐清除率高于肾小球滤过率。随肾小球的滤过功能下降，肾小管分泌肌酐量占尿肌酐排泄总量的比例逐渐增高，可达 15%～60%。另外，肌酐尚可经肠道细菌分解排出体外，肾功能正常时肠道排泄肌酐几乎为零，终末期肾衰竭时肠道排泄肌酐明显增多，可达肌所生成量的 2/3。血清肌酐正常值为 53～106μmol/L，其浓度升高常提示肾小球滤过功能下降。但临床上应排除下列情况：①肌肉疾病导致肌酐产生量增多；②某些因素使肾小管分泌肌酐减少，如西咪替丁、磺胺增效药 TMP 和螺内酯等；③一些因素干扰肌酐测定方法，导致假性血肌酐升高，如果糖、葡萄糖、蛋白质、酮体、尿酸及头孢唑林等干扰 Jaffe's 反应法，血胆红素明显升高干扰自动测定仪检测结果。

2.肌酐清除率

肌酐清除率(Ccr)正常值为 80～120ml/min，敏感性和特异性均较血肌酐高。一般当肾小球滤过功能下降至正常的 50％时血清肌酐才高于正常。由于危重患者准确留取 24h 尿量常较困难，因此 Ccr 可由下式求得：

Ccr＝[(140－年龄)×体重/血肌酐×72]×0.85(女性)

本式中的单位，年龄为"岁"，体重为"kg"，血肌酐为"mg/dl"。体重在一定程度上校正了不同个体肌肉容积不同所致肌酐产生量不同对 Ccr 的影响，而年龄校正了肾小球滤过功能随年龄增长而逐渐下降这一因素，如患者过度肥胖、高度水肿等，则所得 Ccr 高于实际情况。

3.血清尿素氮

尿素是蛋白质的代谢产物，主要在肝生成，分子量为 60Da，可自由经肾小球滤过，并经肾小管部分重吸收。其正常值为 3.2～6.1mmol/L。血尿素氮的临床评价应注意以下几点。

(1)尿素生成量的变化：①机体蛋白摄入量；②某些因素促进机体的蛋白质分解，如应激状态、应用糖皮质激素；③机体蛋白质营养状态；④消化道出血；⑤肝功能损害时，尿素生成减少。

(2)影响尿素测定的因素。测定尿素多为间接法，采用尿素酶分解尿素生成胺，通过测定胺得到尿素含量。如标本中胺含量高，则测得尿素值假性升高。某些细菌含尿素分解酶，故血标本须冷藏。一般情况下，以"mg/ml"为单位，血尿素/肌酐为 10 左右，其比值变化应寻找原因。如肾前性因素、急性尿路梗阻早期时其比值可上升，与肾小管重吸收尿素增多有关。危重疾病时血尿素升高首先应排除促使尿素生成增多的因素。

4.血尿酸

尿酸为嘌呤代谢产物，分子量 118Da，可经肾小球滤过，并被近端肾小管重吸收和远端肾小管分泌。血尿酸正常值为 240～420μmol/L。除肾功能损害，血尿酸升高可见于下列情况：①原发性高尿酸血症和肿瘤化疗等引起的继发性高尿酸血症；②子痫；③一些物质抑制远端肾小管分泌尿酸，如吡嗪酸、吡嗪酰胺、噻嗪类利尿药、呋塞米、布美他尼等药物以及乙醇、酮症酸中毒时的酮体。

5.血清和尿液 β_2-微球蛋白

β_2-MG 来源于有核细胞膜上的主要组织相容性抗原,分子量 11.8kDa。正常情况下其产生量和血浓度十分恒定,很容易由肾小球滤过,99.9%以上被近端肾小管经胞饮作用而重吸收并降解。临床常采用放免法或酶联法测定 β_2-MG。正常成年人血浆 β_2-MG<2mg/L,尿 β_2-MG 排泄量<370μg/24h。血浆 β_2-MG 升高见于:①肾小球滤过功能损害导致排泄减少,其敏感性和特异性均高于血肌酐和尿素氮测定;②β_2-MG 产生增多,如恶性肿瘤尤其是放疗和化疗后大量肿瘤细胞坏死时,也见于一些自身免疫性疾病,如 SLE、过敏性紫癜;③肾移植后急性排斥反应,此时一方面大量淋巴细胞增殖导致 β_2-MG 产生量增多,另一方面如有肾功能受损 β_2-MG 排泄也减少。血 β_2-MG 正常而尿 β_2-MG 排泄量升高提示近端肾小管功能受损。

6.核素检查反映肾小球滤过功能

包括 ^{125}I-乙酰氨基三磺甲基异肽酸盐、^{99m}Tc-乙二酰三胺五乙酸和 ^{51}Cr 乙二胺四乙酸,这些检查较血浆肌酐和 Ccr 准确敏感,但并不超过菊粉清除率。

五、肾小管功能测定

1.浓缩稀释试验

在日常或特定的饮食条件下,观察患者的尿量和尿比重的变化,借以判断肾浓缩与稀释功能的方法,称为浓缩稀释试验。

(1)尿比重:系指 4℃ 条件下尿液与同体积纯水的重量比,用比重计来测定。正常成年人普通膳食时尿比重在 1.015~1.025,婴幼儿尿比重偏低。大量饮水时尿比重可降低至 1.003 以下,缺水少尿时比重可增至 1.030 以上。尿比重高低在无水代谢紊乱情况下,可粗略反映肾小管的浓缩稀释功能。比重增高,尿少时见于急性肾小球肾炎、心力衰竭、高热、脱水和周围循环衰竭;尿量多时见于糖尿病。比重减低,见于慢性肾衰竭、尿崩症等。

(2)3 小时尿比重试验:患者在正常饮食和活动情况下,从早晨 8 时开始,每隔 3h 留尿 1 次,直至次日晨 8 时,分装 8 个容器内,分别测量尿量及比重。正常人白天排尿量应占全日尿量的 2/3~3/4,其中必须有 1 次尿比重>1.025,1 次尿比重<1.003。

(3)昼夜尿比重试验:试验时正常进食,但每餐含水量不超过 500~600ml,此外不再饮任何液体。上午 8 时排尿弃去,自上午 10 时、12 时、下午 2、4、6、8 时及次日晨 8 时各留尿 1 次,分别测尿量和比重,要注意排尿时间必须准确,尿须排净。正常参考值为 24h 尿量 1000～2000ml,昼尿量与夜尿量之比为(3～4)：1,12h 夜尿量不应超过 750ml,夜尿比重最高应在 1.020 以上,最高比重与最低比重之差不应少于 0.009。肾小管功能受损常表现为夜尿增多,尿比重降低,晚期发生尿比重低而固定。

2.尿钠

正常情况下肾调节尿钠排泄量以维持机体钠平衡。尿钠<20mmol/L,系肾前性因素(如血容量不足)所致,此时肾小管功能尚健全。而急性肾小管坏死时由于肾小管功能受损,导致钠的回吸收减少,尿钠常>40mmol/L。尿钠含量与肾排水量有关,目前多采用尿钠排泄分数(FENa),它代表尿钠排量占肾小球滤过钠量的比例,与肾排水量无关。具体计算如下：

$$FENa = (Uvol \times UNa \times 100GFR \times RNa) = (UNa \times PCr \times 100UCr \times PNa)$$

UNa 和 PNa 分别代表尿和血浆 Na^+ 浓度,UCr 和 PCr 分别代表尿和血 Cr 浓度。FENa 的正常值是 1%。肾前性少尿早期尤其是肾损害较轻者 FENa<1%,而少尿型急性肾小管坏死者常>2%。如应用利尿药后 FENa 仍较低,更证实为肾前性少尿。另外,非少尿型急性肾小管坏死、严重肾小球肾炎、急性间质性肾炎、尿路梗阻早期、造影剂、非创伤性横纹肌裂解症和高尿酸血症所致急性肾衰竭时 FENa 常较低。FENa 是早期诊断急性肾衰竭的有价值指标。

3.肾衰竭指数

肾衰竭指数 $RFD = UUa \div (UCr/PCr)$,意义与 FENa 相同。肾前性少尿者<1,少尿型急性肾小管坏死者>1。

4.尿渗/血渗肾比值

肾前性少尿时尿渗>500mmol/L,尿渗/血渗比值>1.5,而急性肾小管坏死者尿渗<350mmol/L,尿渗/血渗比值<1.1。应用大量利尿药时可使尿渗降低。由于尿比重受尿中一些大分子量物质如蛋白、糖等影响,已被尿渗取代。

5.自由水清除率

自由水清除率(CH_2O)反映肾小管浓缩稀释功能,诊断学价值高于尿渗。常在发生急性肾小管坏死前数日即可有反映。肾前性少尿时 CH_2O<−20ml/h,急性肾小管坏死时则>−1ml/h。

$$CH_2O = 尿量 \times (1 - 尿渗/血渗)$$

6.尿素氮/血尿素氮比值、尿肌酐/血肌酐比值

在一定程度上反映肾小管浓缩功能。两组值在肾前性少尿时分别>8 和

＞40,少尿型急性肾小管坏死时分别＜3和＜20。

7.某些肾小管功能检查

下表所列各项检查对诊断和鉴别诊断有一定帮助,但肾前性少尿与急性肾小管坏死时某些检查常可重叠,从而影响鉴别诊断(表4-1)。

表4-1   肾前性少尿与急性肾小管坏死鉴别诊断的实验室检查指标

	肾前性少尿	急性肾小管坏死
尿比重	＞1.018	＜1.012
尿渗透压(mmol/L)	＞500	＜350
尿渗透压/血渗透压	＞1.5	＜1.1
CH_2O(ml/h)	＜－20	＞－1
尿钠(mmol/L)	＜20	＞40
FENa(%)	＜1	＞1
RFI	＜1	＞1
血清肌酐(μmol/L)	＜265	＞265
Ccr(ml/min)	＞20	＜20
血清尿素氮/肌酐比值	＞20	≈10
尿 β_2－MG(mg/24h)	＜1.0	＞50
尿尿素/血尿素比值	＞8	＜3
尿肌酐/血肌酐比值	＞40	＜20
尿常规	多正常,可有透明管型	蛋白尿、血尿、上皮细胞及管型等

六、其他血液检查

在急性肾衰竭早期即可出现低钙、高磷及高钾血症,有时伴高镁血症。严重低钙血症尚须考虑出血坏死性胰腺炎和横纹肌裂解症等。而急性肾衰竭恢复期则可出现高钙血症,有报道横纹肌裂解症所致急性肾衰竭恢复期30%的患者出现高钙血症。而多发性骨髓瘤等所致肾损害,血钙常正常甚至升高。低镁血症可因肠道丢失镁所致,如小肠、胆道和胰腺瘘。亦可见于顺铂和氨基糖苷类抗生素所致肾损害,乃因肾小管丢失大量镁所致。在有大量组织坏死时,大量钾和磷释出,血钾和磷升高更加明显。

七、影像学检查

影像学检查,常用的有 B 超和彩色超声波、腹部 X 线平片、静脉和逆行肾盂造影、CT 和磁共振。以了解是否有两个肾,其大小和形状、血液灌注情况乃至有无梗阻,以帮助判断引起肾损害的原因、肾功能状况等。肠道准备良好的腹部 X 线平片或 CT 平扫可较好地了解肾的大小、形态及有无阳性结石。B 超尚可了解有无肾积水。由于造影剂具肾毒性,应尽量避免使用,尤其是已有慢性肾病和慢性肾功能不全、老年、糖尿病、高尿酸血症和多发性骨髓瘤等患者。彩色 B 超可较好地了解肾血流灌注情况、血流速度和阻力、肾动脉和肾静脉粗细及有无梗阻。肾核素扫描有助于较好地反映两个肾各自的功能、肾血流灌注及有无梗阻。

上述肾功能检查结果常受到检查方法准确性在内的诸多因素影响,评价其结果时应考虑这些因素并结合病史、体检和其他检查结果,必要时重复检查,动态随访。

第六节　急性肾衰竭的药物治疗

由于急性肾衰竭是一组多种病因引起的临床综合征。所以在选择治疗方案时应该根据患者发生急性肾衰竭的病因、病程、病理类型和各种药物的不同药理学特点选择具体的治疗方案。ARF 的治疗目的:①治疗引起 ARF 的原发病;②预防 ARF 发生;③减轻 ARF 的严重性,降低病死率;④缩短 ARF 的病程。

一、治疗原则

1.一般治疗:卧床休息、补充足够营养等。

2.维持水、电解质及酸碱平衡。

3.控制感染,选用敏感抗生素。

4.透析治疗:包括血液透析、血液滤过或腹膜透析。

5.促进肾小管上皮细胞再生修复。

二、具体治疗

1.少尿期的治疗

(1)纠正水、电解质平衡紊乱:液体控制应按照"量出为入"的原则补充入液量,少尿型患者入量应控制在每天小于 1000ml,每天液体入量应小于前一日排尿量＋

大便、呕吐、引流液量及伤口的渗出量＋500ml(为不显性失水量－内生水量)。发热者体温每升高 1℃，应增加水量 0.1ml/(kg·h)；若有条件最好监测中心静脉压、体重及血钠情况。根据中心静脉压、体重、血钠情况调整液体入量。例如若患者中心静脉压正常，血钠为 140～145mmol/L，体重每日减少约 0.5kg 时，说明补液量适当；若体重无变化，血钠为 140mmol/L 且中心静脉压升高，可认为补液量多，易发生急性肺水肿及脑水肿；若中心静脉压低于正常、体重减轻大于 1kg，血钠高于 145mmol/L 考虑存在脱水情况，需给予补液治疗。

高钾血症是急性肾衰竭时最常发生的，且是少尿期死亡的最主要的原因。高钾血症一旦发生应立即停止补钾，积极采取保护心脏的急救措施，对抗钾的毒性作用；促使钾向细胞内转移；排除体内过多的钾，以降低血清钾浓度。急救措施：①静脉注射钙剂(10％葡萄糖酸钙 10～20ml)，可重复使用，钙与钾有对抗作用，能缓解钾对心肌的毒性作用或 30～40ml 加入液体滴注。②静脉注射 5％碳酸氢钠溶液 60～100ml，或 11.2％乳酸钠溶液 40～60ml，之后可再注射碳酸氢钠 100～200ml 或乳酸钠溶液 60～100ml，这种高渗碱性钠盐可扩充血容量，以稀释血清钾浓度。使钾离子移入细胞内，纠正酸中毒以降低血清钾浓度。还有注入的钠，对钾也有对抗作用。③用 25％～50％葡萄糖 100～200ml 加胰岛素(4g 糖加 1U 胰岛素)静脉滴注，当葡萄糖合成糖原时，将钾转入细胞内。④注射阿托品，对心脏传导阻滞有一定作用。⑤应用阳离子交换树脂15g，口服，每日 4 次，可从消化道携带走较多的钾离子，可加入 10％葡萄糖 200ml 中作保留观察。⑥透析疗法：经上述治疗后，血清钾仍不下降时可采用腹膜透析和血液透析。⑦避免输注陈旧性库存血。

低钠血症也是急性肾衰竭时常见的电解质紊乱之一。轻度、无症状低钠血症(即血浆 $Na^+>120mEq/L$)的处理是明确的，特别是如原发病因可以发现和排除。因此，噻嗪类诱导的低钠血症患者，停用利尿药，补充钠和(或)钾的缺乏足以。同样，如果轻度低钠血症是由于对肾排水障碍患者不适当的肠道外补充水分，只要停止低张液体治疗即可；出现低钠、高钾血症和低血压应该提示肾上腺功能不足，可能需要糖皮质激素(氢化可的松 100～200mg 加入 5％葡萄糖注射液和 0.9％氯化钠注射液 1000ml 中静脉滴注 4h，目的是治疗急性肾上腺功能不足)。当肾上腺功能正常，但低钠血症伴有 ECF 容量丢失和低血压，给予 0.9％氯化钠注射液通常可矫正低钠血症和低血压。如原发疾病好转缓慢或低血钠显著(即血浆 Na^+ <120mEq/L)，限制水摄入<500ml/24h 甚为有效。当有严重水中毒症状(癫痫)或低钠血症严重(血浆 Na^+ <115mEq/L)，有效渗透压<230mmol/kg，对低钠血症治疗有诸多争论，争论主要是针对低钠血症矫正的程度和速度。当低钠血症严

重但无症状,严格限制水摄入通常安全、有效,虽然有些专家主张用高渗(3%)盐水给予治疗严重、症状性低钠血症(癫痫大发作)。因为可能促发神经后遗症(尤其中心性脑桥髓鞘破坏病变),对于这种低钠血症,高渗盐水应非常当心使用。专家们认为,过度矫正低钠血症有危险;高钠血症,甚至正常钠血症应该避免。许多专家推荐血浆钠提高不快于1mEq/h,绝对升高不大于10mEq/24h,而低钠血症用静脉高渗盐水矫正继过快矫正低钠血症后,最重要的神经后遗症是中心性脑桥髓鞘破坏(中心基底脑桥脱髓鞘病变)。脱髓鞘同样可影响中枢其他部分,四肢麻痹和下面部和舌无力可在数天至数周内出现,病损可向背累及感觉通道,损伤常常是永久性的,全身并发症可以出现。假如钠替代太快(如大容量正常盐水给灼伤患者),用低张液诱导低钠血症有时可缓解中心性脑桥髓鞘破坏的发展。

代谢性酸中毒一般应用碳酸氢钠液或乳酸钠液进行纠正;出现症状性低钙血症时临时给予静脉补钙;中重度高磷血症可给予氢氧化铝凝胶治疗。

心力衰竭在少尿期也极易出现。一旦发生首先应扩血管为主,尤以扩张静脉、减轻前负荷的药物为主。中重度贫血治疗以输血为主;ARF消化道大量出血的治疗原则和一般消化道出血的处理原则相似;感染的预防和治疗,原则上氨基糖苷类、某些第一代头孢菌素以及肾功能减退时易蓄积而对脏器造成毒性的抗生素,应慎用或不用。

(2)选择药物治疗

①血管加压药:ARF患者的肾血流量和肾小球滤过率的减少以及尿流率的下降是用血管加压剂的理论依据。a.去甲肾上腺素,能够减少健康动物和人的肾血流量。但它对肾灌注的最终效应取决于它在不同血管床的复杂的相互作用以及患者的身体情况。其对肾血管张力的最终作用取决于系统血压的增加和降低的肾交感神经张力启动压力感受器引起的血管扩张;肾灌注压的增加引起的自发调节的收缩血管作用;直接的 α_1 介导的肾血管收缩作用,这个作用比较弱。一项对97例败血症性休克患者的前瞻性研究显示,用去甲肾上腺素治疗的患者的病死率低于用其他血管加压药者,主要是大剂量应用多巴胺的患者。b.多巴酚丁胺:是一种不能由机体自身合成的儿茶酚胺,对肾无直接作用。它主要作用于心脏,兴奋 β_1 受体;也可兴奋血管的 β_2 受体,引发周围血管扩张。它对ARF的益处在于它能增加心排血量,从而增加肾血流量。c.血管加压素:通过兴奋血管平滑肌上的V1α受体增加系统血管张力。一项对24例败血症性休克的患者的随机试验显示,与去甲肾上腺素相比,在输注了4个小时的精氨酸血管升压素以后,患者的尿量、肌酐清除率都有所增加,而对血压和心排血量的影响则和去甲肾上腺素类似。

②前列腺素 E:前列腺素能够扩张肾血管,增加肾血流量和肾小球滤过率,拮抗利尿激素作用,从而发挥利尿、利钠的作用,并可抑制血小板聚集。21 例 ARF 患者采用前列腺素 E 配合常规治疗 2 周,并与常规治疗组 17 例 ARF 患者进行比较得出结论,前列腺素 E 配合治疗 ARF 可以明显地缩短疗程,减少并发症,改善血栓素与前列腺素的平衡关系。

③多巴胺:在低浓度时作用于 D_1 受体能舒张肾血管,使肾血流量增加,肾小球的滤过率也增加。同时多巴胺具有排钠利尿的作用。能作用于 β_1 受体使心排血量增加。但它能增加肾小管襻的侧支循环促进氯的重吸收,同时也增加肾髓质氧耗并加重髓质缺血。早期急性肾衰竭患者使用肾性剂量多巴胺并无肾功能保护作用。此外,多巴胺在其他方面的作用,如降低血清中乳泌素,短暂降低 T 细胞功能这些作用均可削弱机体免疫力。多巴胺还减少生长激素分泌促甲状腺素释放。生长激素缺乏可导致氮负平衡。因此,目前是否使用低剂量多巴胺治疗 ARF 还有争议。

④钙通道拮抗药(CCB):可提高肾小球的滤过分数、直接抑制近端小管和内髓集合管对钠的重吸收,起利尿、利钠的作用,并有抑制肾内肾素的分泌、清除氧自由基以及保护细胞免受损伤等作用。一些研究表明,CCB 可以减少肾移植后急性肾小管坏死(ATN)的发生,但其机制还不清楚。另有研究显示氨氯地平可减轻甘油所致急性肾衰竭大鼠的肾功能损害。

⑤襻利尿药:可抑制 Cl^-、Na^+、K^+ 的主动重吸收,使 Cl^-、Na^+、K^+ 大量排出而产生强大利尿作用;可降低肾小管细胞的代谢从而降低氧耗量,从理论上提高肾组织对缺血、缺氧的耐受力;并由于尿流增加而冲刷肾小管,减少阻塞及尿液反流。一些研究表明,在少尿期的前 24h 使用襻利尿药可以起到利尿的作用,但也有研究表明它不能降低患有 ATN 的患者的病死率。有学者认为使用襻利尿药将少尿型 ARF,转化为多尿型 ARF,不利于 ARF 的及时诊断和治疗。因此在 ARF 患者必须慎用襻利尿药。

⑥甘露醇:有渗透性利尿、增加肾血流量、消除氧自由基、刺激前列腺素(PGs)活性以及细胞保护等作用。目前甘露醇被预防性地用于被认为有高风险患 ATN 的患者,比如进行血管(主动脉瘤)手术、心脏手术、肾移植、梗阻性黄疸以及横纹肌溶解的患者。但无有力的证据说明甘露醇有预防或减少 ATN 发生的作用。而且由于甘露醇潜在的不良反应,如血容量的减少而导致的机体电解质、酸碱平衡紊乱,也限制了它在临床的应用。

⑦生长因子:许多生长因子如 IGF、肝细胞生长因子(HGF)和 TGF-α 等已试

用于缺血性和中毒性肾损伤的修复过程。动物研究表明,生长因子有如下有利作用。a.通过促进 NO 和 PG 的分泌,而扩张肾小球入球小动脉和出球小动脉,增加肾血流量,提高肾小球滤过率;b.通过抑制凋亡而降低肾缺血-再灌注损伤的炎症过程;c.刺激缺血损伤后肾小管上皮细胞再生,促进 ATN 的恢复;d.降低致死率,明显减轻肾组织学损害;e.预防应用,可阻止 ARF 的发生。动物实验表明,IGF-1 可改善缺血性 ARF 肾功能,减轻肾小管损伤程度,具有促进肾小管上皮再生恢复的作用。但目前临床上用生长因子治疗 ARF 还没有满意的疗效,可能与其不良反应及半衰期较短有关。

⑧心钠素:能够扩张入球小动脉、收缩出球小动脉而提高肾小球滤过率、利尿利钠、抑制肾内肾素分泌以及保护细胞免受损伤等作用。在预防 ARF 方面,动物实验发现肾动脉钳夹 60min 后的大鼠持续给予 ANP,其肾功能状态较对照组有明显的改善。

⑨其他:a.抗肿瘤坏死因子-α(TNF-α)。目前动物实验已经证明抗 TNF 的治疗可以防止肾衰竭及降低病死率,但还未在临床上取得满意的疗效。b.一氧化氮合酶(NOS)抑制药。NO 在败血症和 ARF 的发病机制中有重要的地位。研究结果表明,特异性的诱导型 NOS 抑制药(Can)能逆转内毒素引起的低血压,阻止内毒素所致血及肾组织内 NO 水平升高,且可改善内毒素引起的肾功能损害,减轻肾小管间质病变,提高生存率,对内毒素休克、ARF 有显著的防治作用。c.活化的蛋白 C(APC)。APC 因其具有间接和直接的抗炎作用而受到关注,但其种属特异性限制了它的应用。重组人的 APC(th-APC)目前也因其有引起出血的危险,仅在低出血风险、高死亡风险的败血症患者身上使用。

2.多尿期

多尿期初,尿量虽有所增加,但肾的病理改变并未完全恢复,病理生理改变仍与少尿期相似。当尿量明显增加时,又面临水、电解质失衡状态,这一阶段全身情况仍差,蛋白质不足、虚弱,易于感染,故仍需积极治疗、认真对待。应保持水、电解质平衡,加强营养,补充蛋白质,增强体质,预防和控制感染,预防并发症的发生。当出现大量利尿时,应防止水分和电解质的过度丢失;但补液量勿过多,避免延长利尿期。一般补充前一天尿量的 2/3 或 1/2,呈轻度负平衡又不出现脱水现象即可。并酌情补充电解质。当尿量超过 1500ml,可口服钾盐,当尿量超过 3000ml 时,应补充钾 3～5g,此时,应补充适量的胶体,以提高胶体渗透压。多尿期由于水、电解质失衡及感染等导致死亡者并不少见,故不能放松警惕。

3.恢复期

恢复期治疗一般无需特殊处理,定期随访肾功能,避免使用对肾有损害的药物。避免在恢复期手术及损伤,妇女应禁止妊娠,每1~2个月定期复查肾功能。

第五章　慢性肾衰竭

第一节　慢性肾衰竭的病因

慢性肾衰竭是多种肾病晚期的最终结局,某肾脏病研究所1984～1993年的资料分析显示,在我国原发性肾小球肾炎仍是导致终末期肾病的第一位原因,占48.1%,在原发性肾小球肾炎中,以IgA肾病最为常见,占38.2%。不同国家、地区和种族导致终末期肾病的基础疾病不尽相同。在西方发达国家,糖尿病肾病已成为导致终末期肾病的第一位原因。目前,在我国肾小球肾炎是导致终末期肾病的第一位原因,但糖尿病等代谢疾病导致的终末期肾病,有逐年增加的趋势。

【引起CRF的常见病因】

1.原发性肾病

(1)原发性肾小球肾病:其中主要为肾小球肾炎,也可见肾病综合征、隐匿性肾小球肾炎、IgA肾病等。

(2)慢性肾小管-间质性肾炎:如镇痛药所致慢性间质性肾炎、慢性肾盂肾炎中以反流性肾病或梗阻性肾病更易导致慢性肾功能损害。

(3)先天性肾病:如遗传性肾炎、多囊肾等。

2.继发性肾病

(1)代谢性疾病:其中以糖尿病肾病为常见,在西方国家血液透析患者中,糖尿病肾病已升至第一位,其次为尿酸性肾病等。

(2)高血压病:良性小动脉硬化症导致慢性肾衰竭为常见原因。

(3)继发于系统性疾病所致肾损害:以系统性红斑狼疮、狼疮性肾炎、结节性多动脉炎、干燥综合征等为常见。

(4)血液病引起的肾损害:如溶血性尿毒症综合征、多发性骨髓瘤等。

(5)肝病引起的肾损害:如乙肝相关性肾炎、肝硬化引起的肾损害等。

第二节　慢性肾衰竭的发病机制

深入认识肾功能不全进展机制,延缓或阻断肾功能不全进展,是肾病学界迫切需要解决的问题与难点。当功能性肾单位数量减少后,残存的肾单位形态和功能上会出现代偿性变化,以维持肾功能在正常范围。如持续代偿、代偿过度,则残存肾单位可进一步毁损,肾功能逐步减退。一旦 GFR 降至正常的 25% 左右,即使解除原发疾病的始动因素,也不可避免地发生终末期肾衰竭。终末期肾病病理改变特征为肾小球硬化与肾间质纤维化。生理情况下,肾小球与肾功能存在精确的"管-球反馈",维持正常的肾功能与内环境的稳定。病理情况下,两者也相互影响,互为因果。以肾小球病变为主者,在硬化的肾小球周围往往存在肾小管萎缩与间质纤维化;以肾小管病变为主者,在肾小管萎缩与间质纤维化病变的区域中往往也存在硬化的肾小球。介导肾小球硬化与肾小管间质纤维化的机制有所差异,但互相重叠,无法截然分开。

一、肾组织形态学改变及其发生机制

随着疾病进展,肾功能减退,绝大多数患者双肾的体积缩小。肾体积缩小与CFR下降呈正相关,这是判断患者是否患慢性肾衰竭的重要参数,也是区别于急性肾衰竭的重要标志。但少数情况下,即使到达终末期肾病,患者的肾体积并不缩小,甚至增大,如常染色体显性遗传性多囊肾病、糖尿病肾病、肾脏淀粉样变性等。

1.肾小球硬化

慢性肾衰竭进展常伴随进行性肾小球硬化,自 20 世纪 70 年代以来,大量研究表明,肾小球硬化分为不同的阶段。起始为肾小球内皮细胞损伤与炎症,继而肾小球系膜细胞增生和(或)活化,最后出现肾小球硬化与纤维化。起始肾小球硬化可能源于肾小球内皮细胞的免疫性或非免疫性(血流动力学与代谢性)损伤。如全身血压升高,可直接传递给自身调节能力受损的残余肾小球,使肾小球毛细血管内压升高,引发肾小球毛细血管内皮细胞损伤。内皮细胞受损后,丧失抗凝、抗感染、抗增殖特性,并获得促凝、致炎和促有丝分裂能力。内皮细胞受损后,释放抗凝物质、抗感染因子和表达细胞黏附分子。进而趋化血小板与炎性细胞(如中性粒细胞和单核细胞),单核细胞通过细胞与细胞间的直接相互作用或释放有丝分裂原与系膜细胞起反应。刺激系膜细胞增生,合成细胞外基质。此外,肾小球内皮细胞与系膜细胞凋亡失控,也参与肾小球硬化。

正常情况下肾小球系膜细胞具有收缩、吞噬与代谢功能，参与维持肾小球基底膜的完整性。肾小球系膜细胞病变时，大分子物质（包括脂质）在肾小球系膜区与内皮下积聚，可以导致肾小球透明变性、肾小球毛细血管腔狭窄，直至闭塞和肾小球硬化。在血小板衍生生长因子（PDGF）和碱性成纤维细胞生长因子（bFGF）作用下，肾小球系膜细胞增生和产生致纤维化因子介导肾小球硬化。肾小球足细胞也参与肾小球硬化。肾小球足细胞缺乏再生能力，受损后从肾小球基底膜脱落，裸露的肾小球基底膜吸引包曼囊壁层上皮细胞，并与之反应，形成粘连。此外，肾小球基底膜裸露，促进蛋白尿的形成、增加炎性、有丝分裂性和致纤维性介质滞留。介导肾小管萎缩与间质纤维化，促进肾小球周围成纤维细胞浸润。

2.肾小管间质纤维化

间质病变程度与肾功能之间的关系，比肾小球硬化更加密切，肾小管间质纤维化涉及炎症、成纤维细胞增生、大量细胞外基质成分积聚，最终导致肾间质纤维化。小管上皮细胞并非是被动的受害者，在肾间质纤维化发生发展过程中起重要作用。在各种致病因素的作用下，受损的肾小管上皮细胞可以作为抗原递呈细胞、表达黏附分子、释放炎性介质、化学趋化因子、细胞因子和生长因子，最终使细胞外基质合成增加。受损的肾小球固有细胞，可释放大量的激素，如血管紧张素Ⅱ、生长因子和细胞因子刺激与活化肾小管上皮细胞，促进肾小管上皮细胞释放化学趋化物质（如补体成分、骨桥蛋白和 MCP-1 等），趋化炎性细胞。炎性细胞释放一系列生长因子，并与肾间质成纤维细胞作用，活化成纤维细胞。活化的成纤维细胞合成细胞外基质成分——胶原Ⅰ和胶原Ⅲ，肾间质细胞外基质成分积聚。基质金属蛋白酶组织抑制剂活化和纤溶酶原激活物抑制剂活化，进一步促进细胞基质成分的合成与降解失衡，有利于细胞外基质积聚，出现不可逆性肾间质纤维化。

3.血管硬化

与慢性肾衰竭进展相平行，但血管改变与全身高血压并不呈正相关。慢性肾衰竭早期并没有严重的高血压，但存在肾小动脉透明变性。入球小动脉透明变性在糖尿病肾病肾小球硬化发展中起重要作用，球后小动脉改变进一步加重了肾间质缺血与纤维化，肾小管周毛细血管病变、数量减少与功能障碍，可进一步加重肾间质缺血和纤维化。

二、肾功能不全进展机制假说

1.肾实质减少与健存肾单位血流动力学的改变

1986 年，Brenner 等人提出慢性肾衰竭逐步发展的"二高学说"，认为在病变早期残存肾小球就出现血流动力学改变,其特点为肾小球毛细血管内压力增大(高压力)、血流量增加(高灌注)和单个GFR增高(高滤过)可介导肾小球毛细血管一系列损害,导致肾小球硬化,并逐步进展,GFR不断下降,最终进入终末期肾病。产生机制主要是残余肾单位的入球小动脉比出球小动脉扩张更加显著所致。在Wista大鼠部分肾切除和链脲佐菌素诱导的糖尿病肾病模型中,应用微穿刺技术证实,残存肾小球入球小动脉扩张,肾血流盘增加以及肾小球毛细血管内静水压升高,GFR升高。通常残存肾单位GFR和肾血流量的代偿性增加与功能性肾单位数量减少程度成正比。后续的一系列动物实验发现,在肾小球高滤过与肾小球毛细血管高压力的动物模型中,肾素-血管紧张素系统抑制药对肾均有保护作用。由于缺乏可靠的非创伤性检测手段,在人体无法确定肾健存肾单位的数量,但组织病理学检查证实,在IgA肾病或局灶节段性肾小球硬化患者,在萎缩与硬化的肾小球与肾小管周围仍有健康的、肥大的肾小球。一系列大宗临床研究均证实,血管紧张素转化酶抑制药和(或)血管紧张素Ⅱ受体拮抗药,可延缓慢性肾衰竭,而且这一作用是独立于降压之外。因此,有理由相信在人类肾病患者,也同样存在肾单位血流动力学障碍。

2.脂质代谢紊乱

由于脂蛋白降解低下,高脂血症在慢性肾衰竭极为常见。高脂血症主要通过下列途径介导肾损害:①脂质在肾组织内沉积,肾小球足细胞与系膜细胞表面有低密度脂蛋白受体、载脂蛋白受体,可以捕捉脂蛋白。肾小球毛细血管内皮损伤,也可介导脂质在肾组织内沉积。肾小球系膜细胞摄取脂质后,可以通过释放活性氧而产生多种细胞因子,如血小板源性生长因子、成纤维细胞生长因子、血小板活化因子等,释放各种蛋白酶,促进内皮细胞促凝活性及肾小球内纤维素沉积、缩血管物质产生增加、舒血管物质产生减少等。②高脂血症介导肾小球内单核-巨噬细胞浸润。③高脂血症介导肾小球血流动力学紊乱。继发于慢性肾衰竭及肾病综合征患者的高脂血症,可加剧肾本身病变的进展。临床系列研究证实,通过饮食控制与使用他汀类药物、中药大黄等纠正脂质代谢紊乱,不仅可以延缓肾功能不全进展,而且还可以降低心脑血管并发症的发生。

3.矫枉失衡

慢性肾衰竭时,体内某些毒素的积聚,并非全部源于肾清除减少,而是机体为了纠正代谢失调,其结果又导致新的不平衡。如此往复循环,成为慢性肾衰竭进展的重要原因。当GFR降至$30ml/(min \cdot 1.73m^2)$时,肾排泄磷减少,磷在体内积聚,引起高磷血症。后者通过降低肾1α-羟化酶的活性,降低$1,25(OH)_2D_3$水平,诱发低钙血症。机体为了纠正钙、磷代谢紊乱,甲状旁腺增生肥大,甲状旁腺激素分泌增加,导致继发性甲状旁腺功能亢进。继发性甲状旁腺功能亢进反过来又可加重高磷血症、低钙血症和$1,25(OH)_2D_3$缺乏,形成恶性循环。进而累及骨髓、心脑血管和造血系统。

4.巨噬细胞浸润

单核-巨噬细胞浸润是肾小管间质病变的重要病理特征。业已证实,巨噬细胞与肾固有细胞、细胞外基质相互作用,导致组织损伤,促使肾间质纤维化。巨噬细胞可以通过产生活性氧、一氧化氮和细胞因子,直接损伤肾固有细胞。此外。可以通过表达基质金属蛋白酶和血管活性肽,促进细胞外基质成分聚集和抑制血管生成。巨噬细胞可以通过 TGF-β 与肾小管上皮细胞相互作用,诱导肾小管上皮细胞转分化。

5.肾小管上皮细胞转分化

慢性肾病后期,病理改变特征是肾组织纤维化,以肾固有细胞进行性减少和细胞外基质沉积为特点,进而肾功能进行性减退。肾间质损伤程度是肾功能不全进展的主要决定因素,肌成纤维细胞表达 α 平滑肌肌动蛋白,是产生细胞外基质的主要细胞之一。研究发现,在肾纤维化过程中,14％～15％的肾间质成纤维细胞来源于骨髓,36％来源于局部 TEMT,其余来源于成纤维细胞增殖,表明肾纤维化与局部 TEMT 密切相关。单侧输尿管梗阻大鼠模型研究显示,多西环素(商品名强力霉素)可以调节 Smad7 基因,特异性阻止 TGF-β 信号传导,具有抗肾纤维化作用。肝细胞生长因子能阻止 TGF-β 诱导肾小管上皮-肌成纤维细胞转化(TEMT),为强抗纤维化细胞因子。肝细胞生长因子治疗单侧输尿管梗阻大鼠模型,可明显减轻肾间质纤维化。

6.肾小管高代谢

肾单位毁损后,残存肾小管处于高代谢状态,近曲小管细胞增生、肥大,对钠离子重吸收增加,肾皮质氧耗量明显增加。体外应用离体肾灌注技术,体内应用磁共振技术,均证实残存肾组织氧耗量可增加 3 倍之多。1988 年,Shrier 等提出,残存肾小管对钠离子重吸收增加以及 Na^+-H^+ 交换增加,不仅能激活蛋白激酶 C,细胞内 pH 升高,还促使 Na^+-K^+-ATP 酶产生及利用增加,活性氧过量产生,脂质过氧化,由此造成组织损伤。活性氧可经激活核因子,合成与释放一系列致炎因子、细胞因子和化学趋化因子。在糖尿病大鼠与自发性高血压大鼠模型中,已证实氧化应激介质与一氧化氮合成酶表达上调。动物实验显示,抗氧化剂如维生素 E 等,可以减轻肾瘢痕形成、减少蛋白尿。

7.蛋白尿

是多种肾病的临床表现。长期持续的蛋白尿与慢性肾衰竭进展密切相关。动物实验与临床研究均表明,蛋白尿的量与性质是判断肾病进展和预后的重要指标。蛋白尿尤其是大量蛋白尿,可以通过介导肾小管上皮细胞释放蛋白水解酶、引起免疫反应、造成肾单位梗阻、促进氮质代谢产物产生以及对肾小管上皮细胞的直接毒性等多种机制,导致慢性肾间质纤维化,肾小管萎缩和疾病逐步进展。蛋白尿的产生激活了肾内补体级联反应,并通过形成补体膜攻击复合物和包括 C_{3a} 在内的活性产物,与特异性受体相互作用,从而导致肾损伤。

8.肾间质缺血与肾小管周毛细血管丧失

肾间质浸润的巨噬细胞可以通过自分泌和产生抗血管生成因子、致纤维化因子和直接的细胞毒性,介导肾小管周毛细血管减少,直至其耗竭。肾缺血与缺氧可以刺激肾小管细胞与肾成纤维细胞产生细胞外基质、抑制胶原降解,从而促进肾间质纤维化。血管内皮生长因子可以恢复微循环、预防肾小管周毛细血管丧失、减少肾间质纤维化,以改善肾功能。

第三节　慢性肾衰竭的临床表现

慢性肾衰竭对机体各系统均可产生影响,临床表现多种多样,与导致慢性肾衰竭的基础疾病种类和肾功能不全程度相关。慢性肾衰竭对机体的最主要的危害有两方面:一是大多数患者不可避免地进入终末期肾病,必须依赖肾替代治疗以延长生命;二是心脑血管并发症发生率和病死率明显增加。肾有强大的代偿功能,GFR 在 $50ml/(min \cdot 1.73m^2)$ 以上时,血清肌酐可以正常,患者可以没有任何症状;当 GFR 进一步下降,降至 $50ml/(min \cdot 1.73m^2)$ 以下时,在一般情况下,患者可能仅有乏力、夜尿增多等表现,易被患者忽视;当 GFR 降至 $25ml/(min \cdot 1.73m^2)$ 以下时,患者可以有明显的贫血、恶心、呕吐、食欲减退等消化道症状;当 GFR 降至 $10ml/(min \cdot 1.73m^2)$ 以下时,患者才表现出典型的尿毒症症状。肾小球疾病多表现出明显的高血压、蛋白尿、血尿、少尿等。肾小管间质疾病患者更多表现为严重贫血、代谢性酸中毒、夜尿增多,高血压相对少见。糖尿病肾病患者在晚期肾功能不全时,可以有大量蛋白尿,GFR 下降速率比较快,心脑血管并发症发生率高,可以出现Ⅱ型肾小管性酸中毒和高钾血症,尤其是在联合使用血管紧张素转化酶抑制药和血管紧张素Ⅱ受体拮抗药时,高钾血症发生率更高,B超示双肾体积并不缩小,但应引起重视。

一、轻度肾功能损害

GFR 在 $30ml/(min \cdot 1.73m^2)$ 时,大多数患者往往无主观症状或仅有夜尿增多、乏力和腰酸等,辅助检查可能发现合并存在继发性甲状旁腺功能亢进症。肾小球疾病导致的慢性肾衰竭患者,临床可以有血尿与蛋白尿,高血压比较常见。肾小管间质疾病导致的慢性肾衰竭患者,更多表现为贫血、代谢性酸中毒和夜尿增多,而高血压发生率低,除非合并泌尿道梗阻和(或)反流。

二、中、重度肾功能损害

随着慢性肾衰竭的进展,体内多种毒素的积聚及水、电解质和酸碱平衡紊乱,患者可以出现各种临床表现,几乎可以累及全身各脏器和系统。

1.消化系统

消化道症状是慢性肾衰竭最早和最常见的症状。早期多表现为食欲缺乏、厌食,继之出现恶心、呕吐、腹泻等。重者可以导致水、电解质和酸碱平衡紊乱。患者易患消化道溃疡,上消化道出血在终末期肾病患者中也十分常见。

2.心血管系统

心血管疾病(CVD)是影响慢性肾病患者预后的主要因素,慢性肾衰竭患者的CVD 发生率明显增加,透析患者 CVD 的发生率较同龄一般人群高 5～8 倍。慢性肾衰竭患者并发 CVD 的病死率高。慢性肾衰竭除了传统的导致心血管并发症的因素(如贫血、高血压、糖代谢异常、脂质代谢紊乱)外,还有一些慢性肾衰竭本身的因素,如尿毒症毒素潴留、高半胱氨酸血症、微炎症状态、钙磷代谢紊乱、水负荷过度、动静脉内瘘导致的动静脉分流等,而且传统导致心血管并发症的因素在慢性肾衰竭患者更加突出。慢性肾衰竭心血管疾病主要表现有以下几点。①动脉粥样硬化:出现早,进展速率快。②心肌病:是尿毒症毒素所致的特异性心肌功能障碍,病理特征为心肌纤维化。最突出的表现为左心室肥厚与左心室舒张功能下降。与尿毒症毒素潴留、局部肾素血管紧张素系统活化、钙磷代谢紊乱、肉碱缺乏等有关。③心包炎:分为尿毒症性心包炎和透析相关性心包炎,前者与尿毒症毒素潴留、内环境紊乱等有关,充分透析后可以缓解;后者与透析不充分、中分子毒素潴留、继发性甲状旁腺功能亢进等有关。但也要注意结核在尿毒症患者中发病率增高,也可引起结核性心包炎。④心功能不全:若源于容量负荷过大,一般在超滤脱水后缓解。若为器质性心功能不全,治疗比较困难。

3.血液系统

多种原因可以介导慢性肾衰竭患者的贫血,其特征是因 EPO 绝对或相对缺乏所致的正细胞正色素性贫血。贫血可能是许多尿毒症患者就诊时的症状。其严重程度与肾功能受损程度一致,但并不完全平行。糖尿病患者和慢性间质性肾炎患者贫血较成年人显性遗传性多囊肾病患者出现早。慢性肾衰竭患者常伴有出血倾向,一般表现为皮肤、黏膜出血,如皮下瘀斑、鼻出血和牙龈出血,也可以表现为隐性胃肠道血液丢失,还可表现为手术切口渗血、长时间鼻出血和月经量增多。部分源于血小板功能异常所致。

4.肾性骨病

在肾替代治疗之前很长的一段时间,就已出现了肾性骨病。目前,公认预防继发性甲状旁腺功能亢进症,需要早期给予维生素 D 类似物(钙三醇、α_1 羟化维生素 D_3)和限制磷的摄入。早期肾性骨病患者无症状,尤其是轻度慢性肾衰竭,患者没有任何症状,但此时可以存在钙磷代谢紊乱,应予以纠正。维持性血液透析患者骨活检标本的骨形态学计量分析和骨铝含量的分析显示,所有患者均存在不同程度肾性骨病的组织学改变,以高转化型骨病为主,占 49.0%,骨软化、骨再生不良和混合尿毒症性骨病的发生率,分别为 8.2%、30.6%、12.2%。骨铝总阳性率为 63.3%,其中低转化型骨病(包括骨软化与骨再生不良)铝阳性率为 84.2%。进一步分析显示,高转化型骨病与透析时间长、维生素 D_3 不足等因素有关。低转化型骨病可能与维生素 D_3 使用不当、糖尿病等因素有关,而骨铝沉积与服用铝制剂等因素有关。

5.酸碱平衡失调

慢性肾衰竭代谢性酸中毒主要源于氢离子排泄减少,肾小管间质疾病患者则源于碳酸氢根丢失过多。临床症状轻微,很少被临床关注。患者常主诉稍微活动后气促,常被错误地归因于贫血或肺水肿。代谢性酸中毒可以加重高钾血症,抑制蛋白合成代谢,加速钙从骨中丢失,进一步促进慢性肾衰竭进展等一系列后果。

6.营养不良

慢性肾衰竭患者营养不良十分常见,成为透析患者病死率增高的风险。营养不良源于食欲减退、酸中毒和胰岛素抵抗,在肾病综合征基础上出现肾功能不全,会进一步加重营养不良。提示营养不良的有:①体重与肌肉体积下降(可能会因为水肿而被忽视);②血清清蛋白、转铁蛋白和胆固醇下降;③血清肌酐也会下降,可能会被误认为肾功能改善。

7.水、电解质平衡紊乱

在 GPR 显著降低$[<10ml/(min \cdot 1.73m^2)]$前,其他状况良好的慢性肾衰竭

患者,可以通过增加部分钠与水的滤过,一般仍能维持钠与水的平衡;当CFR很低时,肾小管应答也会做出相应改变。所以慢性肾衰竭早期患者的改变,为肾不能根据钠与水摄入的变化做出相应的代偿性改变。此时应限制钠摄入,钠的摄入量约为60mmol/d,同时也应避免使用含钾的氯化钠替代品。慢性肾衰竭患者肾浓缩稀释功能异常,当GFR降至$<10ml/(min \cdot 1.73m^2)$时,如不适当地限制水分,可以导致容量负荷过度,出现充血性心力衰竭。而另一方面,当患者表现为多尿,又不适当地限制水分或并发明显的胃肠道症状时,又容易导致脱水,从而加重肾负担。高钾血症一般仅于$GFR<14ml/(min \cdot 1.73m^2)$时,患者可以通过限制饮食中钾摄入(60mmol/d),以避免出现高钾血症。与急性肾衰竭不同,慢性肾衰竭患者可以耐受的血钾为7.5mmol/L,此时一般不伴发心电图及心律的改变。为安全起见,当血钾持续$>6.5mmol/L$时应开始透析治疗。

8.皮肤改变

慢性肾衰竭患者的皮肤病变比较常见,是影响患者生活质量的原因之一。①色素:弥漫性皮肤棕色色素沉着比较常见,但并不是长期肾功能不全患者的普遍改变。②指甲:典型的指甲近端部分呈白色,远端部分呈淡棕色,所谓半半指甲,其发病机制尚不明确。③干燥:皮肤干燥最常见,可以表现为抓痕、于皮病、苔藓,其发病机制尚未完全阐明。④皮肤瘙痒:常为慢性肾衰竭晚期表现,透析患者尤为常见。受热或受压可加重,手臂与背部为重灾区,皮肤破裂后可形成溃疡,有时存在角化性丘疹与结节性痒疹。随着提倡早期肾替代治疗和对钙磷代谢紊乱与继发性甲状旁腺功能亢进症的充分认识,这一情况已有明显改善。发病机制尚不明确,可能与组胺释放有关。高钙磷蓄积($>6.25mmol/L$)也是原因之一。⑤大疱性丘疹:慢性肾衰竭患者疱疹性皮肤病变并不常见。⑥假性症:出现于皮肤暴露部位,尤其是在夏天,通常是源于尿卟啉滞留,后者使皮肤对光敏感。

9.神经系统表现

①中枢神经系统最常见的临床表现为认知功能障碍和肌阵挛,起初表现为下肢不宁综合征。病情进展时,表现为白天不可控制时间增加,也可骤变为尿毒症扑翼样震颤。最典型与最严重的症状为昏迷与癫痫,比较罕见。主要见于被忽视的终末期肾衰竭患者。脑脊液检查正常,CT也往往正常,磁共振可以显示脑白质弥漫性病变。尿毒症导致的中枢神经系统病变,首先须与麻醉药蓄积反应相鉴别。后者常源于代谢活性产物的滞留,可以加重或出现类似尿毒症代谢性脑病。其次要与真性痴呆相鉴别,后者常继发于多发性脑梗死,并发Alzheimer病和透析患者的铝蓄积,即使充分清除体内代谢产物后也不能逆转。②周围神经系统:终末期肾

病患者比较常见的是多发性、非对称性、混合性感觉神经末梢和运动神经病变,主要见于透析患者。以感觉神经末梢病变为主,尤其是感觉迟钝伴针刺或烧灼感。运动神经症状包括足下垂。90%的尿毒症患者存在神经传导异常,但有临床症状与劳动能力丧失者少见。③自主神经病变:尿毒症患者自主神经病变多变,具有临床意义的是在血液透析中,心血管反应迟缓,可诱发低血压,尤其是在液体清除时,男性患者常表现为性功能障碍。

10.内分泌异常

尿毒症最常见的内分泌异常,为维生素 D-甲状旁腺素轴和 EPO 产生异常。在慢性肾衰竭患者,低钙可以促进甲状旁腺肥大和 PTH 分泌,此为继发性甲状旁腺功能亢进。尿毒症患者对细胞外钙的敏感性下降。促红素(EPO)产生减少,主要源于肾毁损。广泛内分泌异常包括激素产生、控制与蛋白结合、分解代谢和靶器官效应。激素水平升高,可能源于降解减少(胰岛素)、分泌增多(对代谢改变的应答如甲状旁腺激素)、肾外产生(雌激素、睾酮)。

11.免疫功能低下

尿毒症患者正常的生理防御机制发生改变——血管通路、中心静脉留置导管和腹膜透析。尿毒症本身也是一种慢性免疫抑制因子,细胞免疫与体液免疫均存在缺陷,表现在以下几个方面:①针对抗原 T 细胞应答存在缺陷,部分源于单核细胞呈递抗原缺陷;②中性粒细胞活化缺陷;③尽管免疫球蛋白水平正常,但抗体免疫应答缺陷,表现为抗体峰值水平下降,抗体滴度下降速率加快;④T 细胞依赖的免疫应答缺陷尤为明显,包括乙型肝炎病毒、肺炎球菌、嗜血杆菌。上述免疫缺陷并不能被血液透析所纠正。

12.恶性疾病

慢性肾衰竭免疫功能受损,也是其恶性疾病发生率高的原因之一。肾移植患者同样存在这个问题,也可出现肾获得性囊性疾病恶化。终末期肾病透析患者多种肿瘤发生率增加,包括肝癌、肾癌、甲状腺癌、骨髓瘤。

13.心理改变

慢性肾衰竭患者常会出现一系列心理问题,包括焦虑、抑郁,应引起临床足够重视。

第四节　慢性肾衰竭的诊断及鉴别诊断

一、慢性肾衰竭的诊断

1.慢性肾衰竭的诊断及分期

慢性肾衰竭是肾进行性损伤的结果,可由各种原发的和继发的因素引起,所以病情进展快慢差异较大;又因肾具有较大的代偿能力,因此早期患者肾小球滤过功能及肾小管浓缩功能稍有降低,水、电解质略有变化;虽然血尿素氮轻度升高,但体内尚处于平衡状态,临床常无明显症状而给诊断造成困难。所以,详细询问病史、症状、认真进行体格检查和必要的实验室检查非常重要。

(1)病史:慢性肾衰竭患者可能长期没有症状,只是由于偶然发现蛋白尿、高血压或贫血而就诊。患者也可能有多尿、夜尿多等慢性肾衰竭的早期症状,但因症状较轻而未引起重视。有以上症状的患者,一定要了解其有无水肿及长期蛋白尿病史。如有反复低热、腰痛,但慢性肾盂肾炎也可无明显症状而直接进入肾衰竭期。家族史是对一些肾病的诊断(如梗阻性肾病、多囊肾、遗传性肾炎、糖尿病肾病等)可提供重要线索。药物史也很重要,特别是间质性肾炎患者,常有滥用解热镇痛药或有肾毒性的抗生素。

(2)症状:早期常有食欲缺乏、恶心、呕吐、头痛、乏力和夜尿多,逐渐出现少尿、水肿或高血压。多数患者口中有异味、口腔黏膜溃疡、鼻出血或消化道出血等,可有注意力不易集中、反应迟钝、肢体麻木、嗜睡或躁动不安等神经精神症状,严重者大小便失禁甚至昏迷;有胸闷、气短、心前区不适者,提示并发尿毒症性心肌病;咳嗽、咳痰或咯血、夜间不能平卧者,提示并发肺水肿或尿毒症性肺炎;少数患者胸闷、持续性心前区疼痛或伴有不同程度的发热,可能为心包积液;如皮肤瘙痒、骨痛或肌肉抽搐,甚至行走不便,提示并发继发性甲状旁腺功能亢进症或肾性骨病;患者易罹患各种感染,如呼吸道感染、泌尿道感染或皮肤感染等。

(3)体格检查:体格检查对诊断慢性肾病也很重要,如腹部检查可触及多囊肾、肾肿块、肾积水。一些先天性肾疾病可伴有其他系统的病变特征,如遗传性肾炎患者多伴耳聋。此外,体格检查还可推断慢性肾衰竭的程度和有无并发症的存在。

(4)实验室及辅助检查:测定患者的内生肌酐清除率,是目前诊断和判断疾病进展程度常用的指标;测定血 β_2-MG 能较早反映肾小球滤过功能状况;测定尿浓缩稀释能力、尿渗透压、自由水清除率等是反映肾小管功能的常用检测方法,尤其是原发于肾髓质的病变者,行上述测定方法常较早发现异常。除以上肾功能检测方法外,行双侧肾的影像检查也很有必要,可用于了解肾的大小、结构、形态、功能及占位性病变,首选检查方法为 B 超,还有腹部 X 线平片、CT 等。慢性肾衰竭是一种全身系统损害性疾病,应进行全面检查,了解其受损程度。常见的检查有以下6 种。①尿常规。尿比重下降或固定,尿蛋白阳性,有不同程度的血尿和管型。②血常规:血红蛋白和红细胞计数减少,血细胞比容和网织红细胞计数减少,部分患者血三系细胞减少。③肝功能及乙肝两对半检查。④血清免疫学检查,包括血清 IgA、IgM、IgG、补体 C_3、补体 C_4、T 淋巴细胞亚群、B 淋巴细胞群 CD4/CD8 比值等。⑤影像学检查。B 超示双肾体积缩小,肾皮质回声增强;核素肾动态显像示肾小球滤过率下降及肾排泄功能障碍;核素骨扫描示肾性骨营养不良征;胸部 X 线可见肺淤血或肺水肿、心胸比例增大或心包积液、胸腔积液等。⑥肾活检可能有助于早期慢性肾功能不全原发病的诊断。

慢性肾衰竭确诊后,需对疾病的严重程度进行分期,经典的诊断分期可分为 4期。①肾功能不全代偿期(第 1 期):内生肌酐清除率为 $50\sim80$ml/min,血肌酐 $133\sim177\mu$mol/L。临床上无症状。②肾功能不全失代偿期(第 2 期):内生肌酐清除率为 $50\sim22$ml/min,血肌酐 $186\sim442\mu$mol/L。可有多尿、夜尿,并有轻度贫血,但无明显临床症状。③肾衰竭期(第 3 期):内生肌酐清除率为 $20\sim10$ml/min,血肌酐 $451\sim707\mu$mol/L。贫血明显,常有夜尿、水电解质紊乱、轻或中度代谢性酸中毒、水钠潴留、低钙高磷,一般无高钾。可有胃肠道、心血管和中枢神经系统症状。④尿毒症期(第 4 期):内生肌酐清除率为 <10ml/min,血肌酐 $>707\mu$mol/L。出现重的各系统症状,尤其以胃肠道、心血管和神经系统症状明显,水、电解质严重失衡,有明显的代谢性酸中毒。

2.慢性肾衰竭的病因诊断

慢性肾衰竭的诊断一旦确诊,应尽量寻找病因,以便制订正确的治疗方案。

慢性肾衰竭可有各种原发的和继发的肾病引起。原发肾病以慢性肾小球肾炎为首位,慢性肾盂肾炎次之。老年人则以继发性肾病的高血压、肾动脉硬化为主,其次为梗阻性肾病。近年来糖尿病肾病的发生率有上升趋势。

慢性肾衰竭患者的临床表现虽然相似,但明确基本病因,对判断预后,确定治疗方案等仍有重要意义。如梗阻性肾病患者,肾衰竭常缓慢进展,解除梗阻后肾功能可有所恢复,预后较好。但梗阻性肾病患者,尤其是不完全梗阻性肾病患者,可无症状,故易延误诊断,行腹部 X 线平片、静脉肾盂造影、放射性核素肾图、B 超等检查均可及时准确地明确诊断。此外,还应重视继发性肾病的诊断,如痛风肾病、糖尿病肾病、多发性骨髓瘤肾病及肾淀粉样变等,根据患者临床表现和实验室检查结果不难做出病因诊断。

3.肾病变活动性判断

肾原发病变的活动是肾功能恶化的重要原因,有些肾病变虽然已发展到肾衰竭,但原发病变仍在活动,如狼疮肾病、肾结核等,因此针对病因进行治疗,终止病变活动,可延缓深的发展。

判断肾病变是否活动,除观察患者临床表现之外,比较准确的方法应是进行肾穿刺和行组织病理活检,如患者肾无明显缩小和无肾穿刺禁忌证等,应争取采用这两种方法,可为病变活动的诊断和治疗提供有力的证据。

4.肾衰竭的诱发因素

慢性肾衰竭恶化,大多有诱发因素,应尽量寻找,及时纠正,可改善肾功能,防止肾衰竭的进展。常见的诱发因素有以下几种。①血容量不足:包括绝对血容量不足和有效血容量不足,可由过分钠水限制伴强效利尿药治疗、消化道丢失(如恶心、呕吐、腹泻等)引起,尿电解质分析有助于诊断。②肾毒性药物的使用:最常见为氨基糖苷类抗生素、X线造影剂和前列腺素合成抑制药,特别在血容量不足的情况下更易发生。③梗阻:包括肾内梗阻和肾外梗阻。前者主要有尿酸结晶和大量本-周蛋白沉积阻塞肾小管。另外,近年来严重肾病综合征导致肾小管-间质水肿压迫肾小管特别引起重视,是肾病综合征合并 ARF 重要的原因之一。肾外梗阻主要有尿路结石、前列腺肥大或增生,糖尿病患者常可因肾乳头坏死而引起尿路梗阻。④感染:CRF 常易伴发感染,包括全身感染和尿路感染,后者常为医源性,感染往往会加重机体额外负荷,促进肾功能恶化。⑤严重高血压:包括原发性和继发性高血压,可引起肾小动脉尤其是入球小动脉痉挛,造成肾血流量下降,高血压还可引起心力衰竭,进一步引起肾血流量下降,此外长期高血压的肾血管处于适应性状态。血压下降过快,亦会引起肾功能恶化。⑥水、电解质、酸碱平衡失调:失水或水过多、高钠血症或低钠血症、高钾或低钾均可促进肾功能进一步恶化,特别是酸中毒,即使处于代偿期亦会加速肾功能进展。⑦过度蛋白饮食和大量蛋白尿,已列为肾病进展的因素之一。⑧充血性心力衰竭或心脏压塞可引起肾有效循环血容量不足和肾淤血。⑨严重的甲状旁腺功能亢进症:特别在高磷饮食时更易发生,它不仅能引起全身广泛的软组织钙化,亦是促进肾病进展的重要因素。⑩高分解代谢状态:如手术、消化道出血、大剂量激素冲击治疗、发热等。

二、慢性肾衰竭的鉴别诊断

慢性肾衰竭患者的临床表现较多,常误诊为消化疾病、血液疾病、心血管疾病等,应认真地将慢性肾衰竭与多系统疾病进行鉴别,以进一步明确诊断。

1.急性肾衰竭(ARF)

各种原因如肾缺血或急性药物中毒史,导致双肾排泄功能在短期内突然急剧进行性下降,少尿或无尿,GFR 下降至正常值的 50% 以下,Scr 上升超过 50%,钠水潴留致全身水肿,血压升高,肺、脑水肿,心力衰竭,电解质紊乱,血钾 $>6.5mmol/L$。代谢性酸中毒如恶心、呕吐、疲乏、嗜睡、呼吸深大、昏迷。B 超示双肾体积增大。肾缩小提示为慢性肾衰竭,必要时行指甲、头发肌酐检查,了解 3 个月前的肌酐。实在困难时可在充分准备后行皮肾穿刺活检以明确诊断。

2.消化系统疾病

慢性肾衰竭患者最早出现的症状经常是在消化系统。通常表现为食欲缺乏、恶心、呕吐等。患者口中有异味,可有消化道出血。做胃镜、消化道造影可见胃黏膜糜烂、萎缩、小溃疡等改变,是尿毒症毒素刺激所致,易被误诊为慢性胃炎、消化性溃疡等消化系统疾病。但慢性肾衰竭患者的内生肌酐清除率下降,血肌酐升高,而慢性胃炎、消化道溃疡的内生肌酐清除率及血肌酐均正常。

3.心血管系统疾病

大部分慢性肾衰竭患者有不同程度的高血压,多因水钠潴留引起,也有血浆肾素增高所致。高血压、高血脂及尿毒症毒素等的综合作用,患者可有尿毒症性心肌病,可以出现心力衰竭和心律失常。原发性高血压与肾性高血压,仅从血压升高难以区别,但从病史及肾功能检查、家族史可以提供诊断区别。尿毒症性心肌病与原发性心肌病的区别在于前者有内生肌酐清除率下降、血肌酐升高、双肾超声示缩小、贫血等慢性肾衰竭的表现以区别。

4.血液系统疾病

慢性肾衰竭患者血液系统有多种异常。有程度不等的贫血,多为正常细胞正常色素性贫血,区别于小细胞性缺铁性贫血及大细胞性巨幼红细胞性贫血。引起贫血的主要原因是受损害的肾产生、分泌 EPO 减少所致。尿毒症患者血浆中存在的红细胞生长抑制因子、红细胞寿命缩短、失血、营养不良等诸多因素也是造成其贫血的原因,骨髓象未见明显异常。血白细胞和血小板的数目变化不大,但其功能受损,所以患者易发生感染并有出血倾向(与凝血机制异常亦有关系)。慢性肾衰竭患者有内生肌酐清除率下降、双肾超声示双肾缩小等表现。

5.神经肌肉系统

慢性肾衰竭患者早期多有乏力、失眠、记忆力减退、注意力不集中等精神症状。随着病情进展患者表现出尿毒症性脑病,查头颅 CT 未见异常。根据病史,血肌酐测定可鉴别于脑出血、脑萎缩等疾病。

6.骨骼系统

慢性肾衰竭患者可有骨酸痛,甚至发生自发性骨折,表现为纤维性骨炎、肾性骨软化症、骨质疏松症、最终肾性骨硬化,此种骨病与缺乏活性维生素 D_3、继发性甲状旁腺功能亢进、营养不良、铝中毒等因素有关,早期靠骨活检明确诊断。根据病史,实验室检查及骨活检可鉴别于其他骨代谢疾病。

对于慢性肾衰竭,要及早诊断、及早治疗,延缓肾功能进展。

第五节　慢性肾衰竭的治疗

慢性肾衰竭是各种肾病进行性发展的最终结果。慢性肾衰竭是严重危害人类健康和生命的常见病。流行病学资料表明,近年来全球范围的慢性肾病以及由此导致慢性肾衰竭的发病率与患病率均明显升高,已经成为不可忽视的医疗问题和社会问题,世界各国均面临着严峻的防治形势。

慢性肾衰竭的治疗包括保守治疗和替代治疗。保守治疗是早期诊断和治疗肾病、延缓肾衰竭的进展、改善尿毒症症状、减少慢性肾衰竭并发症,进行肾替代治疗前的充分准备等。需要注意的是,保守疗法既应是综合性,又要强调个体化。根据不同的病因、病变特点、临床表现特征以及患者的生活习惯区别。替代治疗主要有血液透析、腹膜透析和肾移植。当肾衰竭时,代谢废物和水分潴留导致一系列症状和体征。危及患者的生命,肾衰竭达到一定程度时,需要进行肾替代治疗(RRT)。

一、慢性肾衰竭的保守治疗

1.生活方式的改变

有明确的流行病学证据表明,吸烟可以促进多种慢性肾病的进展,因此慢性肾病患者应该戒烟。肥胖者应该减轻体重,可以有效减少尿蛋白。

2.饮食治疗

是慢性肾衰竭患者保守治疗中最重要的措施之一,主要指限制饮食中蛋白质和磷的摄入。研究表明,应用低蛋白、低磷饮食,单用或加用必需氨基酸或 α-酮酸,可能具有减轻肾小球高滤过和肾小管高代谢的作用。

根据饮食中蛋白质的限制程度分为低蛋白饮食[0.6g/(kg·d)]和极低蛋白饮食[0.3g/(kg·d)]。20世纪70年代以前的研究发现,应用低蛋白饮食[0.5g/(kg·d)]可使慢性肾衰竭部分临床症状得到缓解,血尿素氮水平下降,因为大多数尿毒症毒素来自蛋白质代谢,故限制饮食中蛋白质可以减少尿毒症毒性代谢产物的积聚。同时,低蛋白饮食也限制了磷酸盐、硫酸盐、钠和钾的摄取。因此可以改善慢性肾衰竭的其他并发症,如代谢性酸中毒、肾性骨病及高血压等,并推迟了透析时间。多数临床研究结果支持饮食治疗可以有效地延缓慢性肾衰竭的进展。其中,对中、晚期慢性肾衰竭(GFR为13~24ml/min)患者更为有效。

长期应用低蛋白饮食后,易引起或加重患者营养不良。因此,在低蛋白、低磷饮食的基础上,合并使用必需氨基酸、α-酮酸[0.1~0.2g/(kg·d)]治疗,使营养疗法的效果显著提高。α-酮酸疗法的主要机制包括:①与氨基生成必需氨基酸,有助于尿素的再利用;②含有钙盐,对纠正钙、磷代谢紊乱,减轻继发性甲状旁腺功能亢进症也有一定疗效。临床试验也表明,其可延缓慢性肾衰竭的进展。

需要注意的是:①进行饮食疗法,首先应该保证足够的热量[125~146kJ/(kg·d)],以减少蛋白分解。②蛋白摄入量应合理,糖尿病肾病患者糖类和热量摄入同时受到限制,为了使患者能长期耐受和坚持饮食治疗,因此蛋白质摄入量可适度放宽。③低蛋白饮食中应保证高生物效价蛋白质≥0.35g/(kg·d)。要注意植物蛋白(包括大豆蛋白)的合理摄入,尤其是糖尿病肾病患者。④磷摄入量应<600mg/d,对严重高磷血症患者,还应同时予以磷结合剂。⑤饮食治疗对不同病因、不同阶段的慢性肾衰竭患者的疗效可能有所差别。通过检测24h尿液中尿素的排出量可以反映饮食中蛋白质的摄入情况。氮平衡情况下,尿中尿素氮0.8g/d,反映每天蛋白质摄入为50g。在调整饮食期间应该每2~3个月检测1次,平稳后每4~6个月检测1次。

近十几年来,左旋肉碱对慢性肾衰竭的治疗作用也已引起重视,其改善骨骼肌、心肌代谢及纠正贫血的作用已经明确。多不饱和脂肪酸、某些微量元素在提高慢性肾衰竭患者生活质量、改善预后中的作用,亦受到关注。

3.降压治疗

高血压在慢性肾衰竭患者中十分常见。高血压是导致肾小球硬化和残余肾单位丧失的主要原因之一。高血压不仅可加快肾功能损害的进展,而且损害心、脑和周围血管等靶器官。因此,进行及时、合理的降压治疗,不仅可以减少蛋白尿,延缓慢性肾衰竭的发展,更主要的是积极主动地保护心、脑等靶器官,从总体上改善患者的预后。

MDRD 试验结果显示,当蛋白尿＞1g/24h 时,血压控制在 125/75mmHg(平均动脉压维持在≤92mmHg)的患者,其肾功能不全进展速率比血压控制在 140/90mmHg(平均动脉压≤107mmHg)者减缓 1/3。因此,建议对伴有蛋白尿的慢性肾病患者,理想的血压应≤125/75mmHg,若无蛋白尿,则血压应控制在≤130/80mmHg。

降压治疗首先应控制细胞外液量和限制饮食中的钠盐(氯化钠为 5～7g/d)。高盐饮食可以明显抵消降压导致尿蛋白减少的效应。高盐饮食还可以激活组织中的肾素-血管紧张素系统(RAS),诱发肾与心肌的纤维化。临床上可以通过测量 24h 尿钠评估盐的摄入,因为饮食中氯化钠几乎全部从尿中排出。

各种降压药物,如襻利尿药、β受体阻滞药、ACEI、钙通道阻滞药、血管扩张药、肾上腺素能受体结合剂(ARB)等均可应用。各种降压药物在降低系统性高血压后均有一定的减少尿蛋白、保护肾功能的作用。但具体到各类药物则观点尚未统一,特别是对钙通道阻滞药的评价仍有争议。在慢性肾衰竭患者高血压的治疗中,多采用联合药物治疗,其中以 RA5 阻滞药(ACEI 和 ARB)的应用最为广泛。

ACEI 不仅降低血压,且在延缓肾病进展中具有的独特作用。除降压外,ACEI 和 ARB 可通过扩张出球小动脉、降低肾小球内高滤过而减少蛋白尿,也有抗氧化、减少肾小球基底膜损害等作用,无论患者有无高血压、蛋白尿水平如何均应推荐使用。近年研究表明,ARB 与 ACEI 的肾保护效应类似,故不能耐受 ACEI 不良反应(咳嗽、过敏)的患者可推荐应用 ARB。ACEI 与 ARB 联合应用具有更好的减少尿蛋白与延缓肾衰竭进展的效果。但应注意,因各种原因导致肾缺血,如过度利尿、腹泻呕吐、有效血容量不足、严重左心衰竭、应用非类固醇类消炎药(NSAIDs)、双侧肾动脉狭窄等患者在应用 RA5 阻滞药时,由于可使 GFR 明显降低而出现急性肾功能恶化。对于 Scr 为＞274μmol/L(3.0mg/dl)的中、晚期慢性肾衰竭患者,应用 ACEI 或者 ARB 应十分小心,需要密切检测患者是否出现咳嗽、高钾血症以及有无明显的 Scr 升高等。同时需要限制饮食中钾的摄入,并适当应用利尿药。ACEI 导致的 GFR 下降通常发生在最初的几天,因此在开始治疗 3～5d,应重复检测血钾、Scr。如果高钾血症难以控制或者 Scr 升高超过基线的 30%,应该停用 ACEI。

4.纠正贫血

贫血是慢性肾衰竭患者的常见表现,对非透析慢性肾衰竭患者的严重贫血应予重视。动物实验和临床研究均证明,应用重组人促红细胞生成素(rhEPO)纠正贫血,可延缓肾功能不全的进展。贫血与慢性肾衰竭的心血管并发症(如左心室肥厚)密切相关。有报道血红蛋白每降低 10g/L(1g/dl),左心室肥厚的发生率增加49%;而每提高 10g/L(1g/dl),左心室肥厚的风险性可降低 6%,因此应用 rhEPO治疗后,不仅减轻患者的贫血症状,而且使心、肺、脑的功能明显改善,提高患者的生存率。rhEPO 通常采用皮下注射,在应用 rhEPO 时,应同时静脉补充铁剂和服用叶酸。慢性肾衰竭非透析患者的血红蛋白和血细胞比容的目标值尚未确定。血红蛋白过>135g/L(13.5g/dl)可能导致心血管疾病的病死率增加,目前建议将血红蛋白的目标值控制在 110~120g/L(11~12g/dl)为宜。

5.防治肾性骨病

肾性骨病是由于钙磷代谢紊乱、活性维生素 D_3 缺乏、PTH 代谢异常以及铝中毒等多因素有关,是慢性肾衰竭患者的常见并发症,主要有纤维囊性骨炎(由继发甲状旁腺功能亢进症引起)、骨软化、骨再生不良、骨质疏松等。根据骨转化状况的不同,组织学上将肾性骨病分为高转化、低转化和混合性 3 型。不同类型的肾性骨病其发病机制和治疗方法均不同,但临床表现却无特异性,且早期可以无临床表现。

肾性骨病治疗前应评估这些患者的血全段 PTH、钙、磷,纠正钙、磷代谢紊乱,根据血全段 FTH 水平应用活性维生素 D_3,并需要根据不同类型的骨病进行治疗。

当前肾性骨病治疗存在的问题需要重视,主要包括:①由于骨活检没有普遍开展,因此不能进行病理分型诊断;②盲目应用活性维生素 D_3 和补充钙剂,可能加重外周器官组织的钙化;③治疗中不定期检测各项指标并及时调整用药方案,导致治疗不及时或者治疗过度等。

6.纠正代谢性酸中毒

代谢性酸中毒是慢性肾衰竭的常见表现。一方面,代谢性酸中毒可以引起机体内分泌代谢改变产生不良作用。酸中毒使肌糖原利用减少,体内蛋白质分解增加,氨基酸氧化及尿素和尿酸产生增多,加速肾病变的进展。代谢性酸中毒还可导致维生素 D 转化障碍,增加尿钾、尿钠和尿钙的排泄而加重肾性骨病。酸中毒使残余肾单位产氨增多,加重肾小管间质炎症损害。此外,机体为了保持血 pH 在基本正常范围,产生"酸中毒矫枉失衡"。在机体对酸中毒的反应中,糖皮质激素、胰岛素、IGF-1 和甲状旁腺素起重要的作用。骨骼对酸的缓冲和肾钙的排泄增加引起了负钙平衡。随着肝中谷氨酰胺合成和肾谷氨酰胺摄取,肌肉中的泛素蛋白酶体的蛋白水解酶系统和支链酮酸脱氢酶活化,引起负氮平衡及肌肉量减少。

因此,纠正酸中毒有助于避免或减轻上述反应,可降低慢性肾衰竭患者骨骼和肌肉中的钙、蛋白质和氨基酸的丢失,抑制骨骼和肌肉分解,有利于营养的维持和肾功能的保护,延缓慢性肾衰竭的进展。临床上通常给予碳酸氢钠 $3\sim10g/d$,分 3 次口服;严重者应静脉滴注碳酸氢钠,并根据血气分析结果调整用药剂量。同时应用襻利尿药增加尿量,可防止钠潴留。

7.维持水、电解质平衡

根据血压、水肿、体重和尿量等情况调节水分和钠盐的摄入。一般在无水肿的情况下,不应限制水分摄入及严格限钠,慢性间质性肾炎失钠时不应过度限盐;有明显水肿、高血压者,钠摄入量一般在 $2\sim3g/d$(氯化钠 $5\sim7g/d$),严重病例在 $1\sim2g/d$(氯化钠 $2.5\sim5g$)。根据需要应用襻利尿药。噻嗪类利尿药及储钾利尿药不宜应用。同时,应防止因过度利尿、呕吐、腹泻、出汗、引流液丢失等原因引起的脱水、低血压,引起肾功能急剧恶化。

慢性肾衰竭患者可以因水潴留和氮质血症等引起“假性低钠血症”以及真性缺钠所致低钠血症。应分析其原因并采取相应的措施。

高钾血症在慢性肾衰竭时常见,当 GFR$<25ml/min$ 时,即应适当限制钾的摄入。当血钾$>5.5mmol/L$,可口服聚磺苯乙烯,注意及时纠正酸中毒以防止细胞内钾向细胞外转移,适当应用利尿药增加尿钾排出。根据情况给予葡萄糖酸钙静脉注射和(或)葡萄糖-胰岛素静脉滴注,严重高钾血症(钾$>6.5mmol/L$),且伴有少尿、利尿效果欠佳者应及时给予透析治疗。

另一方面,由于钾摄入不足、胃肠道丢失、补碱过多、利尿过度等原因,慢性肾衰竭患者可发生低钾血症。根据血钾水平,给予口服补钾,严重者予以静脉缓慢滴注葡萄糖氯化钾溶液。

当 GFR$<50ml/min$,肾产生的 $1,25\text{-}(OH)_2D_3$ 降低,应予以补充。当 GFR$<25ml/min$易出现高磷血症,除引起肾性骨病外,还可导致间质纤维化和肾小管萎缩,加速肾功能不全进展。治疗上除限制磷摄入外,可口服磷结合剂,包括碳酸钙、枸橼酸酸钙、醋酸钙、Renagel 等,于餐中服用。对明显高磷血症[血清磷$>2.26mmol/L(7mg/dl)$]或血清钙磷乘积$>3.74mmol/L[45.5(mg/dl)^2]$者,则应暂停应用活性维生素 D_3 和钙剂,以免出现转移性钙化。

高镁血症在慢性肾衰竭中并不少见。严重高镁血症[血清镁$>2mmol/L$ $(4mg/L)$]时,患者可出现呼吸衰竭。此时应紧急予以葡萄糖酸钙或氯化钙静脉注射,并及时血液透析。低镁血症在慢性肾衰竭中也有发生,常与应用利尿药有关。轻度低镁血症一般不必处理。严重者可静脉补充镁剂。

8.抗凝与改善微循环

实验研究显示,应用抗凝(肝素、华法林)、促纤溶(尿激酶)、抗血小板积聚(双嘧达莫、阿司匹林)药物和活血化瘀中药,可能具有防止或减少肾小球内凝血、改善肾微循环和抑制继发性炎症反应与纤维化等作用,但需要大样本的前瞻对照临床研究证实。一些干预凝血的药物(如肝素)除抗凝外,实验研究显示还可抑制系膜细胞增生和细胞外基质合成。

9.避免或去除加速肾功能不全进展的因素

尽管多数慢性肾衰竭是渐进性发展的,但是,在疾病发展的某一阶段,由于各种风险因素的作用、可能导致肾功能出现急剧恶化。这是临床工作中容易被忽视的问题。对慢性肾衰竭病程中出现的肾功能急剧恶化,如处理及时,往往其有一定的可逆性。但如诊治延误或这种急剧恶化极为严重,则肾衰竭的恶化也可能呈不可逆性进展。这就要求临床医师根据患者的病史和有关实验室检查结果,综合分析疾病发展的特点。准确判断患者在慢性肾衰竭的基础上是否有急性加重或合并急性肾衰竭的可能,及早明确急性加重的各项风险因素,及时采取措施消除或减轻这些可逆因素,争取肾功能的部分恢复。

临床上应该重视原发病的病情是否出现反复或加重。重视因血容量不足(低血压、脱水和休克等)或肾局部血供急剧减少(心肌梗死、心力衰竭、肾动脉狭窄患者应用 ACEI、ARB)导致残余肾单位低灌注、低滤过状态,引起肾功能的急剧恶化。其他原因还包括:①组织创伤或大出血;②严重感染;③应用肾毒性药物,如长期应用 NSAIDs(小剂量阿司匹林除外)、常引起间质性肾炎的药物以及其他药物性肾损害等;④尿路梗阻;⑤未能控制的严重高血压;⑥高凝状态导致肾静脉血栓;⑦高钙血症等电解质紊乱、酸碱平衡失调等。应尽量避免发生上述风险因素,一旦存在要及时治疗,以避免进一步损伤肾功能。

10.中医中药治疗

某医院应用生大黄、蒲公英、牡蛎煎汤口服,可使慢性肾衰竭患者食欲缺乏、恶心、呕吐等症状减轻,并使尿素氮水平下降,粪便氮排出量增多,但长期治疗须注意补充蛋内质[0.6~0.8g/(kg·d)],以防止发生负氮平衡。

国内其他单位分别对冬虫夏草、黄芪当归合剂、川芎等进行研究。均有不同程度改善或延缓慢性肾衰竭的作用。其主要作用机制包括:①降低肾小球的高灌注和高滤过,抑制肾细胞增生及代偿性肥大(如大黄、黄芪);②抗脂质过氧化,保护抗氧化酶活性(如银杏叶、人参皂苷);③改善机体蛋白质代谢,提高机体免疫功能(如黄芪当归合剂、冬虫夏草、淫羊藿);④扩张血管,降低血压,改善微循环,缓解组织缺血缺氧状态,抑制间质纤维化(如丹参、川芎、冬虫夏草)。

二、慢性肾衰竭的替代治疗

1.腹膜透析

腹膜透析用于临床始于 1923 年,Ganter 首次将此技术应用于一名因子宫癌所致梗阻性肾病的尿毒症患者。然而,早期间歇性腹膜透析方法因为存在很多不完善的地方,以至于人们认为对 ESRD 患者而言,腹膜透析并不是一种合适的肾替代疗法。当 1976 年 Moncrief 和 Popovich 刚开始提出持续性不卧床腹膜透析(CAPD)时。几乎没有人对此持肯定态度。但随后在美国两所医疗中心有 9 名患者成功地实施了 CAPD 后,人们才逐渐认识其重要性。在过去的 20 多年中,腹膜透析已日渐成为一种独特而有效的治疗 ESRD 的方法。

我国 20 世纪 70 年代后期开展 CAPD 后,腹膜透析在治疗我国尿毒症患者中起了很重要的作用。腹膜透析在我国 20 世纪 80 年代初有过很快速的发展,但由于腹膜炎的高发生率及对腹膜透析认识的不足,腹膜透析的发展不如血液透析。直到 20 世纪 90 年代,由于连接管路的改进使得腹膜炎发生率大幅度下降后,腹膜透析才又逐渐得到重视。

作为肾替代治疗的两种方式,腹膜透析和血液透析各有其优、缺点,在临床应用上互为补充,两种透析方式对患者生存期的影响并无明显区别。其中腹膜透析,尤其是 CAPD,其优点显而易见,它设备简单,操作易掌握。对中分子物质的清除更为有效,投资费用低,可在基层医疗单位使用,经过训练,患者可在家里自己做透析。它对残存肾功能的保持比血液透析好。还有,它对机体内环境影响小,故对心血管情况不稳定者、老年患者、糖尿病肾病患者以及小儿更为合适。腹膜透析颇适合我国的国情需要,在我国开展和推广腹膜透析很有必要。

2.血液透析

有关血液透析的基本原理,早在 1924 年 Abel 的时代就有了认识。它开始先在急性肾衰竭中被应用,并取得了成功。到了 20 世纪 60 年代才真正开始维持性、长期血液透析,使血液透析成为拯救 ESRD 患者生命的一种常规治疗。也由于有了某些关键的进展,使血液透析能在各地得到广泛应用,这些进展包括肝素抗凝技术和血液透析膜——铜仿膜。这种以纤维素制备的透析膜,对尿素等小分子毒物有很好的扩散清除性能,它还具有相当好的水通透性,允许在透析时缓慢地将水从血液中清除(超滤),而又没有容量丢失的危险;而最重要的进展是恰当的血管通路的方法,先是有了 Scribner 的动静脉外瘘,再后来又有了 Cimino 的动静脉内瘘,后者不仅提供可靠的、可反复接通人体血液循环的血管通路,还明显减少了感染和血栓形成的危险。尽管后来出现的肾移植和腹膜透析也成为另外两种成功的肾替代治疗方法。但血液透析至今仍然是 ESRD 患者应用最多的肾替代治疗方式。不少ESRD 患者依靠这一种治疗方法存活已超过 10 年,并获得相当的生活质量。

与技术上有了很大的进展相比,血液透析在治疗方案、处方及透析的量化上的变化相对较少。

3.肾移植

从 50 多年前第 1 例肾移植成功至今,已经有超过 500000 例的肾衰竭患者通过肾移植延续了他们的生命。目前肾移植已经成为 ESRD 患者的首选治疗方式。但是,与维持性透析患者的数量相比,成功移植的患者数目仍很少。随着移植预后的改善以及对肾移植可行性的普遍预期,想要或等待移植的患者数量越来越多,已经超过了可供移植的器官数目。

肾移植的预后受多种因素影响,这些因素包括:①供体和受体的年龄、性别以及种族、组织相容性,对 HLA 抗原的预先致敏;②受体的原发肾病、移植前健康状态和肾外并发症;③受体的依从性;④供体因素,如冷缺血的时间和肾单位量以及移植中心的经验和选用的免疫抑制治疗的种类和疗程。通过对患者以及有功能的移植肾的存活时间的评价发现,上述每个因素都可能不同程度地影响肾移植的最终预后。过去 20 年里。肾移植的短期预后有了很大改善。在有经验的移植中心,尸体肾移植一年存活率已经超过 90%,但是如何提高移植肾的长期存活则是目前面临的更加困难的问题。

第六章　尿路感染

尿路感染(UTI)是指各种病原微生物在泌尿系统生长繁殖所致的尿路急、慢性炎症反应。多见于育龄女性、老年人、免疫功能低下、肾移植和尿路畸形者。根据感染发生的部位,临床可分肾盂肾炎、膀胱炎和尿道炎。

一、病因和发病机制

(一)病原菌

革兰阴性杆菌为尿路感染的常见致病菌,约占所有 UTI 的 95％,其中大肠埃希菌约占门诊尿路感染患者的 90％,住院尿路感染患者的 50％;5％～10％尿路感染由革兰阳性细菌引起,主要为粪链球菌和葡萄球菌等。临床常为单一细菌感染,偶见多种细菌混合感染。混合感染多见于长期抗生素治疗、尿路器械检查以及长期留置导尿管患者。厌氧菌和真菌感染可发生于长期留置导尿管、肾移植以及机体抵抗力极差者。此外,结核分枝杆菌、沙眼衣原体、病毒等也可导致尿路感染。

(二)发病机制

1.感染途径

(1)上行感染:约 95％尿路感染其病原菌是由尿道经膀胱、输尿管上行至肾。正常情况下,前尿道和尿道口周围有少量细菌寄生,但由于机体的正常防御功能并不发病。下述因素可能导致上行感染:①性生活;②尿道插管和器械检查;③尿流不畅,如膀胱输尿管返流、结石、创伤、肿瘤、前列腺肥大、先天性尿路畸形和神经性膀胱等。

(2)血行感染:不足 3％尿路感染病原菌可由循环到达肾。血行感染可见于:菌血症、糖尿病、多囊肾、尿路梗阻等。常见的病原菌有金黄色葡萄球菌、沙门菌属、假单胞菌属和白念珠菌属等。

(3)直接感染:外伤或尿道周围脏器发生感染时,细菌偶可直接侵入泌尿系统,导致尿路感染。

(4)淋巴道感染:下腹部和盆腔器官与肾毛细淋巴管有吻合支相通,细菌可能通过淋巴道进入肾导致尿路感染。

2.机体防御机制

细菌进入泌尿系统后是否引起尿路感染与机体防御功能和细菌本身致病力等有关。机体对细菌入侵尿路的主要防御机制包括：①输尿管和膀胱连接处活瓣可防止尿液和细菌返流进入肾；②尿液排泄有助于将细菌冲洗出体外；③前列腺分泌物可抑制细菌生长；④其他尿路免疫防御体系等。

3.易感因素

（1）尿路梗阻：各种尿路梗阻是尿路感染最重要的易感因素。据统计,有尿路梗阻者尿路感染的发生率较正常者高12倍。尿路梗阻、尿流不畅,细菌不易冲洗清除；尿路梗阻上端组织压力增加,影响血液供应和正常的生理功能,梗阻以上尿路黏膜的抵抗力降低,易发生感染。

（2）膀胱输尿管返流及其他尿路畸形和结构异常：膀胱输尿管返流,膀胱内含菌尿液可进入肾盂引起感染；先天性肾发育不全、多囊肾、海绵肾、马蹄肾、肾下垂、游走肾和其他肾、肾盂及输尿管畸形等,均可引起尿液排泄不畅和肾内返流,易发生尿路感染。

（3）器械使用：如导尿、留置导尿管、膀胱镜检查和逆行肾盂造影等有创性检查,均有可能将细菌带入后尿道、膀胱和肾,同时可导致尿路损伤,易发生尿路感染。据统计,一次导尿后尿路感染的发生率为1%～2%,留置导尿管1天时感染率约50%,留置导尿管4天以上其感染率约90%。

（4）女性尿路解剖生理特点：女性尿道长度仅3～5cm,直而宽,尿道括约肌作用较弱,细菌易经尿道口上行至膀胱；尿道口与膀胱接近,细菌易侵入；妇科疾患、妊娠期、产后及性生活时的性激素变化等均易发生尿路感染。故成年女性尿路感染的发生率高于男性8～10倍。

（5）机体抵抗力减弱：全身疾病如糖尿病、高血压、慢性肾疾病、慢性腹泻、长期使用糖皮质激素等慢性疾病,均使机体抵抗力减弱,尿路感染的发生率增高。

（6）其他不利因素包括：①代谢性疾病,如慢性失钾、高尿酸血症、高钙血症、酸碱代谢异常和糖尿病等；②遗传因素；③慢性肾疾病等。

二、病理改变

急性膀胱炎可见膀胱黏膜充血、潮红、上皮细胞肿胀,黏膜下组织充血、水肿和白细胞浸润,较重者有点状或片状出血。并可出现黏膜溃疡。

三、临床表现

(一)膀胱炎

可分为急性膀胱炎和再发性膀胱炎。肾盂肾炎常合并膀胱炎。成年女性多见。急性膀胱炎一般无明显全身感染症状,典型表现为尿频、尿急、尿痛、排尿不畅及下腹部不适等膀胱刺激症状。尿常规检查可见脓尿,尿细菌培养阳性。约30%以上急性膀胱炎为自限性。由于复发或重新感染,部分患者可出现再发性膀胱炎。再发性膀胱炎往往与特殊细菌感染、存在易感因素及细菌混合感染有关。

(二)急性肾盂肾炎

该病可发生于各种年龄,但以育龄女性最多见,临床表现与感染程度有关,但多数患者起病急骤,主要有下列症状:

1.一般症状

发热、寒战、体温多在38～39℃之间,也可高达40℃以上。热型不一,一般呈弛张热,也可呈间歇热或稽留热。伴头痛、全身酸痛及食欲不振、恶心、呕吐等消化系统症状。严重者可发生革兰阴性杆菌败血症。部分患者泌尿系统症状可不明显,而以全身症状为突出表现。

2.泌尿系症状

常有尿频、尿急、尿痛、排尿不畅及下腹部不适等膀胱刺激症状。腰痛,多为钝痛或酸痛,程度不一,少数可出现腹部绞痛。肋脊角及输尿管压痛点有压痛和(或)肾区叩击痛。

3.多样化临床表现

(1)全身急性感染症状为主,而尿路感染症状不明显,易误诊为感冒、伤寒和败血症等。

(2)尿路感染症状不明显,主要表现为急性腹痛和其他消化道症状时,易误诊为阑尾炎、胆囊炎和急性胃肠炎等。

(3)以血尿为主,可伴轻度发热、腰痛,易与肾结核混淆。

(4)少数患者可以表现为肾绞痛和血尿,易误诊为肾结石。

(5)完全无临床症状,但尿细菌定量培养菌落数$\geq 10^5$/ml,常见于年轻女性、尿路器械检查后或原有肾疾病者。

(三)慢性肾盂肾炎

1.一般症状

50%以上患者可有急性肾盂肾炎病史,其后出现乏力、低热、食欲不振和体重减轻。部分患者可无明显临床症状。急性发作时可有寒战、发热、食欲不振、恶心和呕吐等感染中毒症状。慢性肾盂肾炎如未能有效控制，病情持续进展，最终发展为尿毒症，出现尿毒症症状。

2.泌尿系统症状

常有腰部酸痛不适、间歇性尿频、排尿不适。急性发作时尿频、尿急、尿痛、排尿不畅及下腹部不适等膀胱刺激症状明显。肾小管功能受损时可出现夜尿增多、低渗和低相对密度尿。

慢性肾盂肾炎的临床表现复杂，可有明显全身感染症状，亦可无明显全身表现，仅有泌尿系统症状或尿检异常；也可无任何自觉症状，仅尿液检查时发现异常。慢性肾盂肾炎另一特点是容易复发，其主要原因为：①诱发因素存在；②肾盂肾盏或乳头部有瘢痕形成，有利于细菌潜伏；③长期使用抗生素致耐药菌生长；④原浆菌株存在等。

四、并发症

尿路感染如能及时治疗，并发症较少。如治疗不当、有复杂性肾盂肾炎或免疫功能低下等因素时，可出现多种并发症，其主要并发症为：

（一）肾乳头坏死

指肾乳头及其邻近肾髓质缺血性坏死。主要表现为肾盂肾炎症状加重，出现高热、剧烈腰痛和血尿等。尿中有坏死组织排出，堵塞输尿管时可发生肾绞痛，可同时伴发革兰阴性杆菌败血症和（或）急性肾衰竭。静脉肾盂造影可见特征性肾乳头"环形征"。治疗主要是治疗原发病、对症治疗和积极控制感染等。

（二）肾周围脓肿

肾周围脓肿多由肾盂肾炎直接扩展而来，致病菌多为革兰阴性杆菌，常并发于糖尿病和（或）肾结石时。起病隐匿，发病数周后才出现较明显症状，患者除肾盂肾炎症状加剧外，常出现单侧明显腰痛和压痛，患者向健侧弯腰时，可出现严重疼痛，向患侧弯腰则无。凡是严重肾盂肾炎经恰当抗感染治疗，如高热持续不退，且病情有所发展者，均应考虑该病。超声波、X线腹部平片、CT或磁共振成像等检查有助于诊断该病。治疗主要是抗感染和（或）局部切开引流。

（三）革兰阴性杆菌败血症

严重尿路感染时，革兰阴性杆菌侵入血液是导致革兰阴性杆菌败血症的一个常见病因。常继发于尿路梗阻、尿路器械检查或肾乳头坏死等，偶尔发生于严重的非复杂性肾盂肾炎，来势常很凶险，可有寒战和高热，甚至休克。预后多较严重，死亡率高。

（四）肾结石和尿路梗阻

可分解尿素的病原菌如变形杆菌，可产生尿素酶，使尿液持续呈碱性，尿内磷酸盐呈超饱和状态而形成结石。感染并发结石可引起尿路梗阻，导致肾盂积液和肾功能损害。

五、实验室和特殊检查

（一）尿液检查

外观浑浊，可有腐败味。但外观澄清也不能排除感染存在。尿 pH 和尿相对密度降低。

1.血尿

可有镜下血尿或肉眼血尿。尿沉渣红细胞数常＞3 个/高倍视野，尿沉渣定量示每毫升尿红细胞数＞8000 个，以均一性红细胞为主。

2.白细胞尿

(1)尿白细胞计数：尿白细胞增加是尿路感染的敏感指标。新鲜中段尿沉渣每高倍镜视野白细胞数≥5 个称为白细胞尿。尿路感染时白细胞尿的阳性率约为70%，有时可见脓尿。含白细胞酯酶试纸可用作白细胞尿的筛选试验。尿标本应谨防污染，并需新鲜尿液结果才能准确。尿沉渣有核细胞做瑞氏染色，如中性粒细胞＞70%，可进一步提示尿路感染。

(2)尿白细胞排泄率：收集患者 2 或 3 小时尿立即进行白细胞计数，所得白细胞数按 1 小时折算。正常人尿中白细胞数＜20 万个/h，白细胞数＞30 万个/h 为阳性，白细胞数介于 20 万～30 万个/h 为可疑。该法优于尿沉渣白细胞计数。

3.管型尿

肾盂肾炎时可见白细胞管型或上皮细胞管型。偶见颗粒管型。

4.蛋白尿

多为微量或轻度蛋白尿。

（二）细菌学检查

1.细菌定性检查

(1)尿涂片镜检细菌法：目前常用新鲜中段尿沉渣进行革兰染色后在油镜下检查；或将未经染色的尿沉渣在高倍镜下，用暗视野进行检查。如平均每个视野≥1 个细菌，提示尿路感染。本法所需设备简单，操作方便，阳性率可高达 90%。可初步确定是球菌还是杆菌，是革兰阳性菌还是革兰阴性菌，对及时选用有效抗生素具有重要参考价值。

（2）Griess 硝酸盐还原试验：该法是利用尿中革兰阴性杆菌使尿亚硝酸盐还原成硝酸盐，再与 Griess 试剂作用，生成红色偶氮色素。尿路感染时阳性率约 80%，无假阳性。但在使用利尿剂或饮食中缺少硝酸盐时可出现假阴性。由于操作简单，适宜家庭内使用或用于流行病学调查。

（3）其他：包括尿 ATP 含量测定、尿中细菌浓度测定等。

2.细菌定量培养

新鲜清洁中段尿细菌培养菌落计数＞10^5 个/ml，如能排除假阳性，则为真性菌尿。尿培养有多种细菌同时存在常提示污染，特别是无症状者。用耻骨上膀胱穿刺留取尿标本，污染机会极少，如有细菌生长，均可视为真性菌尿。假阳性主要见于：①收集尿标本时，无菌操作不严格或污染；②尿标本超过 1h 后才接种和检查。尿细菌定量培养可发生假阴性，其主要原因为：①近 7d 内使用过抗生素；②尿液在膀胱内停留时间不足 6h；③消毒药混入尿标本中；④病灶和尿路不相通。因此，尿细菌定量培养时应注意：①使用抗生素前或停用抗生素 5d 后尿标本送检；②取清晨第一次尿作为送检标本；③留尿时应严格进行无菌操作并及时送检。

（三）影像学检查

首次发生的尿路感染一般不进行静脉肾盂造影检查。由于急性尿路感染本身容易产生膀胱输尿管返流，故静脉或逆行肾盂造影应在感染控制 4～8 周后进行。对慢性或经久不愈患者，视病情需要选用腹部平片和静脉肾盂造影或逆行肾盂造影，以除外有无梗阻、结石、输尿管狭窄或受压、肾下垂、泌尿系统先天畸形和膀胱输尿管返流等。静脉肾盂造影检查的适应证为：①尿路感染反复发作；②复杂性尿路感染；③肾盂肾炎治疗无效。

（四）其他

肾小管浓缩功能减退，尿相对密度和渗透压降低，浓缩试验异常；尿乳酸，脱氢酶、NAG、RBP 和 C 反应蛋白（CRP）水平升高；尿 β_2-微球蛋白升高；尿抗体包裹细菌阳性。膀胱炎和尿道炎一般无上述改变。

六、诊断和鉴别诊断

（一）诊断

典型尿路感染根据感染中毒症状、膀胱刺激症状、尿液改变及尿液细菌学检查诊断并不困难。无症状性尿路感染主要根据尿液细菌学检查做出诊断。诊断标准为：①新鲜清洁中段尿细菌定量培养菌落数≥10^5/ml；②清洁离心中段尿沉渣白细胞数＞5 个/HP,且涂片找到细菌者;③膀胱穿刺尿细菌培养阳性。必须符合上列指标之一者才能确诊。

鉴于肾盂肾炎(上尿路感染)和膀胱炎与尿道炎(下尿路感染)治疗方法和预后均有不同,临床应予鉴别,其主要鉴别为:①尿抗体包裹细菌检查阳性者多为肾盂肾炎,阴性者多为膀胱炎;②膀胱灭菌后尿标本细菌培养阳性者多为肾盂肾炎,阴性者多为膀胱炎;③有全身感染中毒症状伴腰痛、肾区叩击痛或尿中有白细胞管型者多为肾盂肾炎,否则多为膀胱炎;④治疗 6 周后再次复发者或单剂抗菌治疗无效者多为肾盂肾炎,否则多为膀胱炎;⑤经治疗后仍有肾功能损害,能排除其他原因所致者,或肾影像学检查肾盂有改变者为肾盂肾炎。如肾盂肾炎持续不愈超过半年,同时伴有下列情况之一者,可诊断为慢性肾盂肾炎:①静脉肾盂造影示肾盂肾盏变形、缩窄;②肾外形凹凸不平,且两肾大小不等;③肾小管功能有持续性损害。

(二)鉴别诊断

有典型临床表现及尿细菌学检查阳性者不难诊断,不典型尿路感染应注意与下述疾病进行鉴别:

1.尿道综合征

凡有尿频、尿急和(或)尿痛的症状,3 次细菌定量培养阴性,排除尿路结核菌、真菌和厌氧菌感染,可确诊为尿道综合征。尿道综合征可分为:①感染性尿道综合征,由细菌外其他的微生物所致,尿白细胞增多;②非感染性尿道综合征,多见于中年妇女,病因不明,可能与焦虑性抑郁症有关,无白细胞尿。

2.肾结核

尿路感染以血尿为主要表现,膀胱刺激症状明显时,易误诊为肾结核。肾结核时可有:①结核中毒症状;②肾外结核病灶存在;③膀胱刺激症状明显;④反复进行尿细菌学检查可发现结核分枝杆菌;⑤一般抗生素治疗无效。静脉肾盂造影发现肾实质虫蚀样缺损有助于诊断肾结核。

3.慢性肾炎

慢性肾炎水肿、蛋白尿不明显时可误诊为慢性肾盂肾炎,临床应予鉴别:①前者少见尿频、排尿不适,细菌学检查阴性;而后者常有尿频、排尿不适,细菌学检查阳性;②前者肾小球功能损害较明显;而后者肾小管功能损害较明显;③前者影像学检查常表现为双肾实质弥漫性病变,或双肾对称性缩小,而后者则常有集合系统炎症表现或双肾不对称性缩小。

4.前列腺炎

可有尿频、尿急和尿痛,尿液检查可有白细胞和红细胞,易与下尿路感染混淆。

一般根据病史;临床症状、体征及前列腺液和 B 超检查可进行鉴别。

5.其他病原菌所致尿路感染

如真菌、沙眼衣原体、生殖支原体属等所致尿路感染,一般全身症状较轻,泌尿系统症状明显,细菌定量培养阴性,尿液特殊检查可发现致病微生物。

七、治疗

(一)一般治疗

多饮水,使尿量增加,促进细菌和炎性渗出物从尿液中排出;有发热等全身感染症状者应注意休息;给予易消化、高热量和含维生素丰富的饮食;高热伴胃肠道症状明显者,应注意水、电解质平衡和能量补充。膀胱刺激症状明显则应给予口服碳酸氢钠片 1g,每天 3 次,可以减轻膀胱刺激症状和抑制细菌生长繁殖。肾盂肾炎反复发作时应积极寻找病因,及时去除诱发因素。

(二)抗感染治疗

尿路感染抗生素选用原则:①选用对致病菌敏感的药物,在获得细菌学检查或药敏结果前,选用针对革兰阴性杆菌的抗生素;②抗生素在尿和肾内的浓度要高;③选用对肾损害和不良反应较小的药物;④严重感染、混合感染和治疗无效时应联合用药。

1.急性膀胱炎

一般采用单剂量或短程疗法的抗生素治疗,能有效控制感染。

(1)单剂量疗法:可选用复方磺胺甲噁唑 2.0g、甲氧苄氨嘧啶 0.4g、碳酸氢钠 1.0g,一次顿服。也可选用阿莫西林 3.0g 或氧氟沙星 0.4g,一次顿服。

(2)短程疗法:复方磺胺甲噁唑 2 片,每日 2 次;阿莫西林 0.5g,每日 4 次;或氧氟沙星 0.2g,每日 3 次;以上药选用 1 种,连用 3 天。由于单剂量疗法清除来自于阴道或肠道的尿路病原菌效果不如 3 天疗法,故目前较多使用 3 天疗法。

短程疗法完成 7 天后,尽管无临床症状,仍需进行尿细菌定量培养:①如无细菌尿,可停药;②仍有细菌尿,则表示有亚临床型肾盂肾炎,应继续给予 2 周抗菌药物的常规疗程。短程疗法完成后仍有症状,尿常规和尿培养检查:①有细菌尿和(或)白细胞尿,按肾盂肾炎处理;②有白细胞尿而无细菌尿,则可按尿道综合征处理。

2.急性肾盂肾炎

(1)用药原则:初发急性肾盂肾炎,全身中毒症状不明显,无尿培养和药敏结果前,可选用复方磺胺甲噁唑 2 片,每日 2 次;或氧氟沙星 0.2g,每日 3 次;或环丙沙星 0.25g,每日 2 次,疗程为 7～14 天。严重感染有明显全身中毒症状者应静脉用药,可选用氨苄西林 2g,每 8 小时 1 次,或美西林 0.5g,每日 3～4 次,静脉推注或滴注。也可选用头孢唑啉 0.5g,每 8 小时 1 次,或头孢噻肟,2～4g,每日 2 次,静脉推注或滴注。必要时联合用药。获得尿培养结果后按药敏选药。

(2)治疗后追踪:停药后第 2、6 周应分别进行尿细菌定量培养,以后最好能每月复查 1 次,共一年。如追踪过程中发现尿路感染复发,应再行治疗。

(3)疗效评估:①治愈:症状消失,尿菌阴性,并在疗程结束后第 2、6 周复查尿菌仍阴性;②治疗失败:尿细菌定量培养仍阳性,或治疗后转阴,但于第 2、6 周尿菌又阳性,且为同一菌种(株)。

3.慢性肾盂肾炎

慢性肾盂肾炎存在易感因素,容易再发。因此,治疗的关键应积极寻找并及时有效祛除易感因素。慢性肾盂肾炎再发可为复发或重新感染。复发指治疗后尿菌转阴,但在停药后 6 周内出现相同致病菌的感染,多为前次治疗失败所致;而重新感染系尿菌转阴 6 周后出现与前次不同致病菌感染,常与机体免疫力下降有关。不同类型慢性肾盂肾炎的治疗方法不完全相同。

(1)慢性肾盂肾炎急性发作期:慢性肾盂肾炎急性发作期的治疗与急性肾盂肾炎相似,但治疗更为困难。慢性肾盂肾炎急性发作期抗生素治疗原则为:①常需两类药物联合使用;②疗程应适当延长,通常为 2～4 周,如无效,可将细菌敏感的抗生素分为 2～4 组,交替使用。每组抗生素使用一个疗程,疗程完毕停药 3～5 天后使用另外一组药物,共 2～4 个月,如无效或再发可使用长期抑菌疗法,以保持小便无菌状态。

(2)无症状性菌尿:部分慢性肾盂肾炎虽然无临床症状,但菌尿可持续存在导致肾功能损害,因此应予治疗。可选用复方磺胺甲噁唑 2 片,每日 2 次;氧氟沙星 0.2g,每日 3 次;环丙沙星 0.25g,每日 2 次;呋喃妥因 0.1g,每日 3 次;头孢氨苄 0.25g,每日 3 次等,疗程为 10～14 天。如无效或再发可使用长期抑菌疗法,每晚临睡前排尿后,选用下列药物口服:复方磺胺甲噁唑 1 片、呋喃妥因 50mg、氧氟沙星 100～200mg 或乌洛托品 2 片,连服 6 个月。如停药后仍复发频繁,则可继续连续用药 1～2 年或更长时间。

(三)中医治疗

急性尿路感染时中医治疗以清热利湿、通淋解毒为主,可选用八正散加减。慢性肾盂肾炎按中医辨证治疗:肝肾阴虚者用二至丸合六味地黄丸加减,脾肾气虚者用大补元加减,不论何种类型,宜加入活血化瘀药,如川芎、丹参、红花、桃仁、赤芍、泽兰、益母草、牛膝等。尿道综合征可试用中药治疗;气阴不足、虚火内动者,可用清心莲子饮加减;肝气郁结,不能疏泄者,可用逍遥散加减;湿气下注,蓄于膀胱者,可用八正散加减。

八、预防

多饮水,每 2～3 小时排尿 1 次,是最有效的预防方法;经常注意会阴部的清洁;尽量避免导尿或使用尿路器械检查,如留置导尿管等。留置导尿时,前 3 天给予抗生素可推迟尿路感染发生,但 3 天后开始使用抗生素则无预防效果;与性生活有关的反复发作性尿路感染,于性生活后立即排尿,并内服一定剂量的抗生素。

第七章 药物性肾损害

第一节 马兜铃酸肾病

马兜铃酸肾病(AAN)是摄入含有马兜铃酸(AAs)类成分的植物或中草药(如关木通、广防己、青木香等)而导致的肾小管间质疾病。近年发现 AAs 也是巴尔干肾病的重要致病因素。AAs 可通过诱导肾小管上皮细胞凋亡和转分化、抑制肾小管上皮细胞的再生,引起肾微血管病变及缺血等机制造成肾损害。AAs 与细胞DNA 形成的 AAs-DNA 复合物可导致 DNA 修复障碍,与肿瘤形成有关。国外资料表明,40%～46%的患者可伴发泌尿系肿瘤。AAs 主要引起急性肾损伤、慢性肾损伤及肾小管功能障碍三种类型的肾损害,可进行性发展至终末期肾病。无论急性或慢性 AAN,尚无有效的治疗方法。因此,AAN 重在预防。然而,目前我国中草药滥用和毒性问题尚未受到足够重视或认识不一,AAN 仍时有发生。

【诊断与鉴别诊断】

(一)诊断依据

AAN 的诊断尚无统一标准。以下病史和资料有助于诊断。

1.有短期内大剂量服用、小剂量长期或者间断反复服用 AAs 药物史。

2.出现急性或慢性肾损伤表现,特点是肾小管功能障碍(小分子量蛋白尿、肾性糖尿、氨基酸尿或 Fanconi 综合征)。贫血明显且出现较早,与肾功能下降不成比例。

3.具有以下特征性肾病理改变。急性 AAN 可见类似肾小管坏死(ATN)表现,但缺乏肾小管上皮细胞再生现象,常伴肾小管基底膜裸露。慢性 AAN 表现为皮质区或皮髓交界处广泛间质纤维化,无明显细胞浸润,肾小管萎缩,管周微血管数目减少。肾小球无明显病变或呈缺血性基底膜皱缩。免疫荧光检查结果为阴性。

4.排除原发性肾小球疾病、自身免疫性疾病、感染、高血压及其他药物引起的肾小管间质病变。

（二）检查项目及意义

1.血常规

贫血明显且出现较早。嗜酸粒细胞比例不高,有助于与过敏性间质性肾炎鉴别。

2.肾小管功能

常见肾性糖尿;尿比重及渗透压降低;尿 N-乙酰-β-D-氨基葡萄糖苷酶(NAG 酶)升高;尿 β_2-微球蛋白、α_1-微球蛋白、视黄醇结合蛋白升高等,提示肾小管损伤。

3.肾小球滤过功能

测定血肌酐、尿素和胱抑素 C,可了解肾小球滤过功能。

4.尿常规分析

多数患者尿液沉渣检查无明显异常;少数患者可有白细胞尿、镜下血尿及少量蛋白尿。如在原有肾病基础上出现 AAs 导致的肾损伤,通常表现为原有肾病的尿常规改变。

5.甲状旁腺功能检查

测定血钙、血磷、碱性磷酸酶及同工酶、甲状旁腺激素水平,可反映患者骨矿物质代谢情况。

6.肾脏病理

肾常具有特征性的改变,结合病史,对 AAN 的诊断具有重要价值。

7.泌尿系统超声

慢性 AAN 患者常见肾脏缩小,可表现为双肾大小不对称(长径相差 1cm 以上),并且可发现占位性病变。

8.肾计算机断层扫描(CT)、磁共振成像(MRI)

进一步提供肾形态以及占位性病变的信息。

9.血液酸碱度、电解质离子浓度、必要时血液气体分析等

了解有无酸碱及电解质失衡。

（三）诊断思路和原则

有明确的服用含 AAs 中草药病史,出现肾小管功能受损或肾功能受损时需考虑 AAN。如果肾病理有典型改变,并且排除了其他原因造成的肾小管间质疾病,则诊断成立。

【治疗方案及选择】

1.停止服用含 AAs 成分的中草药,并避免其他肾毒性药物的使用。

2.维持水电解质及酸碱平衡。

3.有报道,急性 AAN 或者慢性 AAN 早期,口服泼尼松 30～40mg/d。每 3 个月减量 10mg,维持治疗 1 年,可延缓肾间质纤维化进程。

4.急性肾衰竭起病者,按照急性肾衰竭治疗。

5.慢性肾小管间质病变为主者,积极预防慢性肾衰竭的恶化。

6.达到透析指征者行血液净化治疗或肾移植。

7.及时发现并治疗泌尿系统移行上皮肿瘤。

【病情及疗效评价】

(一)病情判定

1.按照临床表现及检查结果,判定临床类型。

2.肾功能状态的判断:按照美国肾脏病基金会 K/DOQI 标准,根据肾小球滤过率(GFR)对肾功能水平进行分期。

第 1 期:肾损害,GFR 正常或升高,GFR$>$90ml/(min·1.73m^2)。

第 2 期:肾损害伴 GFR 轻度下降,GFR 60～89ml/(min·1.73m^2)。

第 3 期:中度 GFR 下降,GFR 30～59ml/(min·1.73m^2)。

第 4 期:重度 GFR 下降,GFR 15～29ml/(min·1.73m^2)。

第 5 期:肾衰竭,GFR$<$15ml/(min·1.73m^2)(或透析)。

3.是否存在需要紧急处理的并发症,如严重酸中毒、高钾血症、容量超负荷或缺失、心力衰竭等。

4.是否存在加重肾损害的危险因素,如感染、使用肾毒性药物、血容量不足、高血压等。

(二)疗效评价

停止服用含 AAs 的药物并积极治疗后,威胁生命的严重并发症(如心力衰竭、高钾血症等)是否得到纠正;加重肾功能损伤的因素是否祛除;肾功能是否维持相对稳定或者下降速度减缓。

第二节 镇痛药肾病

镇痛药肾病(AN)是由于长期服用抗炎镇痛药(多为非甾体类抗炎药:NSAIDs)而引起的慢性肾小管间质性病变,可伴有肾乳头坏死。现有研究认为,NSAIDs 可抑制 PGE2 的产生而引起肾髓质血管收缩,导致肾浓缩功能受损和肾间质缺血;此外,NSAIDs 经微粒体酶代谢形成的醋氨酚可浓集于肾乳头部位而导致肾乳头的坏死。该病常见于 30～50 岁女性,在发达国家发病率较高,占终末期肾病的 2%～20%。AN 可表现为急性肾衰竭、肾病综合征、慢性间质性肾炎等，10%的患者可发生泌尿系移行上皮癌。

【诊断与鉴别诊断】

（一）诊断依据

1.有长期服用镇痛药物的病史。

2.出现肾功能异常并伴有以下临床特点。早期出现无菌性脓尿；肾小管功能障碍先于且重于肾小球功能障碍，伴有较明显的肾脏浓缩功能下降；可发生急性肾乳头坏死，此时患者常伴血尿和肾绞痛；少数患者出现少尿或者无尿性急性肾衰竭，但极少出现水肿；贫血出现较早且严重。

3.肾脏病理显示肾髓质损伤及肾乳头坏死。

4.排除糖尿病肾病、急性感染性肾盂肾炎、肾结核、不完全梗阻性肾病、良性小动脉性肾硬化和其他药物性肾损害。

（二）检查项目及意义

1.尿常规分析

多数可见微量蛋白尿，可有无菌性脓尿。

2.血常规

贫血发生较早且明显，与肾功能下降不一致。

3.尿蛋白定量

常低于 1.5g/24h，伴有肾小球损伤时可出现大量蛋白尿。

4.肾小管功能检查

常出现尿渗透压持续降低，以及氨基酸尿、肾性糖尿、乳酸盐尿等近端肾小管功能损伤表现。远端小管酸化功能障碍亦多见。

5.肾小球滤过功能检查

血尿素、肌酐、胱抑素 C 升高，提示肾小球滤过功能下降。

6.甲状旁腺功能检查

可反映患者骨矿物质代谢情况。

7.血液酸碱度、电解质离子浓度、血液气体分析

了解有无酸碱及电解质失衡。

8.中段清洁尿培养

排除泌尿系感染。

9.泌尿系超声及 CT

肾乳头钙化最具诊断价值。

10.肾盂静脉造影

可见肾髓质钙质沉着,肾盏杯口变钝、呈杵状。肾乳头出现裂隙、空腔、钙化、缺如是提示肾乳头坏死的重要证据,结合病史有很高的诊断价值。

11.肾脏病理

早期可见肾间质淋巴细胞和浆细胞浸润,肾小球基本正常;晚期肾间质纤维化和慢性炎细胞浸润,肾小球硬化,可有特征性皮质结节。出现肾乳头坏死时有较高诊断价值。

(三)诊断思路和原则

既往有长期服用镇痛药(非那西汀、阿司匹林、布洛芬等)病史,出现无菌性脓尿、肾功能异常,特别是肾小管浓缩功能障碍时应考虑本病的诊断。肾小管功能检查、影像学检查和肾病理检查可提供进一步的诊断依据。确诊前需排除可引起相应临床综合征的其他病因。

【治疗方案及选择】

本病关键在于预防。对确有必要使用镇痛药的患者,应告知可能的危害,避免长期使用以及联合使用镇痛药,并定期检测肾功能。

1.立即停止服用所有镇痛药,不能停用者应多饮水。对药物依赖者应进行心理学治疗。

2.保证充分的液体摄入量,使尿量维持在 2000ml/d 以上,以降低肾髓质的药物浓度。

3.急性肾衰竭起病者的治疗按照急性肾衰竭治疗。

4.发生慢性肾衰竭时应积极保护肾功能,限制饮食中蛋白质的摄取,严格控制高血压[钙离子通道阻滞药、血管紧张素受体阻滞药和(或)血管紧张素转化酶抑制药],纠正贫血,控制血糖及血脂等。并发泌尿道感染者,选用有效且肾毒性低的抗生素。

5.如因脱落的乳头或结石引起的泌尿系梗阻应给予外科治疗。

6.如达到透析指征,进行血液净化治疗或肾移植。

【病情及疗效评价】

(一)病情判定

1.按照临床表现及检查结果,判定临床类型。

2.肾功能状态的判断:按照美国肾脏病基金会 K/DOQI 标准,根据肾小球滤过率(GFR)对肾功能水平进行分期。

第 1 期:肾损害,GFR 正常或升高,GFR$>$90ml/(min・1.73m^2)。

第 2 期:肾损害伴 GFR 轻度下降,GFR 60~89ml/(min • 1.73m^2)。

第 3 期:中度 GFR 下降,GFR 30~59ml/(min • 1.73m^2)。

第 4 期:重度 GFR 下降,GFR 15~29ml/(min • 1.73m^2)。

第 5 期:肾衰竭,GFR<15ml/(min • 1.73m^2)(或透析)。

3.是否存在需要紧急处理的并发症,如严重酸中毒、高钾血症、容量超负荷或缺失、心力衰竭等。

4.是否存在加重肾损害的危险因素,如感染、使用肾毒性药物、血容量不足、高血压等。

(二)疗效评价

经治疗,威胁患者生命的严重病理状态是否得到纠正;加重肾损伤的因素是否消除;肾功能是否恢复,或者维持相对稳定。

第三节　抗生素肾损害

抗生素肾损害是由于抗生素毒性反应引起的一组具有不同临床特征和不同病理类型的肾脏病变。目前认为抗生素引起肾损害的机制主要包括中毒性损害、过敏反应以及药物结晶堵塞肾小管等。肾损害的临床表现与抗生素种类有关:氨基糖苷类常导致急性肾小管坏死(ATN),临床多表现为非少尿型急性肾衰竭;喹诺酮类常引起典型的急性间质性肾炎(AIN);β-内酰胺类和利福平可引起 AIN 或 ATN,利福平还可导致急进性肾小球肾炎或轻链蛋白尿。若能得到早期诊断和及时正确的治疗,抗生素引起的肾损害大多数可以恢复,反之可导致不可逆性肾损伤。

【诊断与鉴别诊断】

(一)诊断依据

1.患者出现尿常规检查异常、尿量改变及肾功能损害之前有明确的抗生素使用史。

2.可伴有药物性皮疹、药物热、关节肿痛以及外周血嗜酸粒细胞增多等全身过敏表现。

3.排除急性感染性肾盂肾炎、不完全梗阻性肾病及其他药物性肾损害。

(二)检查项目及意义

1.尿常规可有轻度蛋白尿、血尿、尿糖、肾小管上皮细胞管型等。嗜酸粒细胞增多对 AIN 的诊断有一定帮助。

2.血常规外周血嗜酸粒细胞可增多。

3.肾小管功能检查尿酶如 NAG 排泄增加、尿渗透压及尿比重降低。

4.肾小球功能检查血尿素、肌酐、胱抑素 C 升高,提示肾小球滤过功能下降。

5.血液酸碱度、电解质离子浓度、血液气体分析、利福平可引起一过性血钙增高;β-内酰胺类可引起肾性失钠、高氯性酸中毒及高钾血症。

6.当怀疑合并其他肾脏疾病,或者鉴别诊断困难者可行肾组织活检。抗生素引起的肾损害多表现为 ATN 或过敏性 AIN,病变主要分布在皮质深层和外髓部,严重时弥漫分布,偶见肉芽肿性 AIN。

(三)诊断思路和原则

患者使用抗生素后出现蛋白尿、血尿、尿量改变等肾损害表现,伴或不伴药物疹、发热、外周血嗜酸粒细胞计数增加,此时应考虑抗生素所致肾损害,在排除其他原因引起的间质性肾炎后可确诊。

【治疗方案及选择】

1.迅速停止可疑抗生素的使用和再次接触。

2.给予水化治疗增加尿量以减轻肾小管药物结晶形成。

3.对头孢菌素类、磺胺类及氨基糖苷类抗生素引起的肾损伤给予碱化尿液治疗。

4.对过敏症状明显者给予抗过敏药物,必要时应用糖皮质激素。

5.纠正水、电解质和酸碱平衡紊乱。

6.发生急性肾衰竭者及时按照急性肾衰竭的治疗原则处理,必要时进行血液净化治疗。

7.发生慢性肾衰竭时应积极保护残肾功能。

【病情及疗效评价】

(一)病情判定

1.按照临床表现及检查结果,判定临床类型。

2.肾功能状态的判断:按照美国肾脏病基金会 K/DOQI 标准,根据肾小球滤过率(GFR)对肾功能水平进行分期。

第 1 期:肾损害,GFR 正常或升高,GFR$>$90ml/(min・1.73m^2)。

第 2 期:肾损害伴 GFR 轻度下降,GFR 60～89ml/(min・1.73m^2)。

第 3 期:中度 GFR 下降,GFR 30～59ml/(min・1.73m^2)。

第 4 期:重度 GFR 下降,GFR 15～29ml/(min・1.73m^2)。

第 5 期:肾衰竭,GFR$<$15ml/(min・1.73m^2)(或透析)。

3.是否存在需要紧急处理的并发症,如严重酸中毒、高钾血症、容量超负荷或缺失、心力衰竭等。

4.是否存在加重肾损害的危险因素,如感染、使用肾毒性药物、血容量不足、高血压等。

（二）疗效评价

停用抗生素并给予合理治疗后,尿量、尿沉渣、尿酶检查是否正常,肾功能各项指标是否恢复。

第四节　抗肿瘤药物肾损害

临床上引起肾损害的抗肿瘤药物主要有烷化剂和抗代谢类药物。抗肿瘤药物原形或其代谢产物可对肾脏细胞产生直接毒性作用,或在酸性环境中形成结晶导致肾小管阻塞引起肾损害。抗肿瘤药物种类较多,引起的临床表现也多样。甲氨蝶呤（MTX）、顺铂（DDP）、链佐星（STZ）、丝裂霉素（MMC）、普卡霉素（MTM）以及亚硝脲类可引起肾小球滤过功能损害,其中 DDP、STZ 以及 CTX 可损伤肾小管功能。MMC 还可引起严重高血压及溶血性尿毒症综合征。

【诊断与鉴别诊断】

（一）诊断依据

1.有明确的抗肿瘤药物使用史。

2.出现肾小球和(或)肾小管功能损伤表现。

3.排除肿瘤肾脏转移、肿瘤抗原抗体复合物以及肿瘤代谢异常（如淀粉样变）所致的肾损害、肿瘤放疗所致放射性肾炎以及其他药物性肾损害。

（二）检查项目及意义

1.尿常规

可发现尿蛋白、血尿等异常。

2.血常规

贫血可能与肿瘤相关。出现慢性肾衰竭者贫血更严重。

3.肾功能检查

肾小球和(或)肾小管功能可异常。

4.尿红细胞位相

有助于判断血尿来源。使用环磷酰胺（CTX）后出现非肾小球源性血尿提示出血性膀胱炎。肿瘤患者出现非肾小球源性血尿尚需注意排除肾转移瘤。

5.肾组织病理

肾病理无特异性,但对诊断困难者有助于鉴别诊断。

6.泌尿系超声检查

可获取肾形态及血流信息,对判断病程、排除肿瘤肾转移有价值。

(三)诊断思路和原则

有明确的抗肿瘤药物使用史,新发生的或在既往肾病基础上加重的肾小管和(或)肾小球功能异常,往往提示该病的可能性。确诊前需仔细排除其他肿瘤相关原因所致肾损伤。鉴别困难时可行肾组织病理检查。

【治疗方案及选择】

本病重在预防。制定化疗方案时应详细了解既往的肾病史并检查肾功能,合理用药,控制剂量。用药前、用药过程中及用药后需充分水化,保持尿量在2000ml/d 以上。避免使用其他损害肾的药物,定期检测肾功能。对于在酸性环境中可形成结晶的药物如 MTX,尚需注意尿液碱化。治疗措施包括以下几点。

1.立即停用可疑的抗肿瘤药物。

2.如有特异性解毒药,可尝试应用。如顺铂引起的肾损害可给予硫代硫酸钠、谷胱甘肽、碳酸酐酶抑制药;三氟拉嗪可减轻亚硝基脲类药物的肾毒性。

3.祛除其他加重肾损害的因素。

4.纠正水电解质及酸碱失衡。

【病情及疗效评价】

(一)病情判定

1.按照临床表现及检查结果,判定临床类型。

2.肾功能状态的判断:按照美国肾脏病基金会 K/DOQI 标准,根据肾小球滤过率(GFR)对肾功能水平进行分期。

第 1 期:肾损害,GFR 正常或升高,GFR>90ml/(min・1.73m^2)。

第 2 期:肾损害伴 GFR 轻度下降,GFR 60～89ml/(min・1.73m^2)。

第 3 期:中度 GFR 下降,GFR 30～59ml/(min・1.73m^2)。

第 4 期:重度 GFR 下降,GFR 15～29ml/(min・1.73m^2)。

第 5 期:肾衰竭,GFR<15ml/(min・1.73m^2)(或透析)。

3.是否存在需要紧急处理的并发症,如严重酸中毒、高钾血症、容量超负荷或缺失、心力衰竭等。

4.是否存在加重肾损害的危险因素,如感染、使用肾毒性药物、血容量不足、高血压等。

（二）疗效评价

大部分抗肿瘤药物引起的肾损害为可逆性，及时停用可疑的抗肿瘤药物并予以积极治疗后，尿检异常消失，尿量逐渐恢复正常，肾功能可改善。部分严重病例可遗留慢性肾损伤。

第五节　造影剂肾病

造影剂肾病（RCIN）是指血管内造影后新发生的或在原有肾病基础上发生的急性肾损伤，并排除了其他原因所致的肾损害。目前研究认为造影剂可通过肾髓质缺血性损伤、直接细胞毒作用、肾小管阻塞、活性氧损伤以及自身免疫性损伤等机制导致 RCIN 的发生。随着介入性诊疗措施在临床工作中应用的不断增多，其发病率亦在不断增加。RCIN 是院内获得性急性肾衰竭的第三位原因。RCIN 发病率在无肾功能损害者中为 $3.3\% \sim 8\%$，在伴有肾功能不全、糖尿病、脱水、充血性心力衰竭等 RCIN 高危因素的人群中，其发生率可高达 $12\% \sim 26\%$。

【诊断与鉴别诊断】

（一）诊断依据

血管内应用造影剂后 $48 \sim 72h$ 出现肾损害，血肌酐较基础水平升高 25% 以上，或较基础水平升高 $44.1\mu mol/L$ 以上，并可除外其他原因所致的肾损害。

（二）检查项目及意义

1.尿常规

可出现蛋白尿、血尿，还可见肾小管上皮细胞管型，或者粗颗粒状棕色管型。

2.肾小管功能

如出现尿 NAG、γ-谷氨酰转肽酶（γ-GT）以及尿 β_2-微球蛋白升高，尿比重及渗透压下降等，则提示肾小管损害。

3.肾小球滤过功能

典型病例血肌酐常在造影后 $24 \sim 72h$ 升高，$3 \sim 5d$ 达到峰值，2 周左右恢复至正常。

（三）诊断思路和原则

根据有明确的血管内造影病史，随后出现蛋白尿、少尿、氮质血症等肾受损的表现，即可考虑 RCIN，排除其他肾病变可确诊。

【治疗方案及选择】

预防是关键。造影前应评估发生 RCIN 的危险，当存在糖尿病、慢性肾病、充血性心力衰竭(NYHA 分级Ⅲ～Ⅳ级)、高龄(＞75 岁)、贫血等危险因素时应尽量改用非造影性检查。必须造影时应采用最小剂量,并使用低渗或等渗、非离子型造影剂。应避免短期内重复造影。治疗措施包括以下几点。

1.充分水化治疗。造影前、后连续 12h 静脉注射生理盐水 1ml/(kg·h),心功能不全者应根据临床情况调整剂量。

2.某些药物对预防 RCIN 发生可能具有一定作用,这些药物包括:腺苷受体抑制药、钙通道阻滞药、非诺多泮及 N-乙酰半胱氨酸等。

3.血液滤过可清除残余造影剂对肾的损害,有一定的治疗作用。

【病情及疗效评价】

(一)病情判定

1.按照临床表现及检查结果,判定临床类型。

2.肾功能状态的判断:按照美国肾脏病基金会 K/DOQI 标准,根据肾小球滤过率(GFR)对肾功能水平进行分期。

第 1 期:肾损害,GFR 正常或升高,GFR＞90ml/(min·1.73m^2)。

第 2 期:肾损害伴 GFR 轻度下降,GFR 60～89ml/(min·1.73m^2)。

第 3 期:中度 GFR 下降,GFR 30～59ml/(min·1.73m^2)。

第 4 期:重度 GFR 下降,GFR 15～29ml/(min·1.73m^2)。

第 5 期:肾衰竭,GFR＜15ml/(min·1.73m^2)(或透析)。

3.是否存在需要紧急处理的并发症,如严重酸中毒、高钾血症、容量超负荷或缺失、心力衰竭等。

4.是否存在加重肾损害的危险因素,如感染、使用肾毒性药物、血容量不足、高血压等。

(二)疗效评价

停止使用造影剂后,大部分亚临床表现的患者肾功能 2 周左右可恢复,但25％～30％患者可遗留轻度肾功能损害。原有肾功能损害表现为急性少尿患者预后较差,约 32％发展至终末期肾病。

第八章　肾脏替代治疗

第一节　血管通路

血液净化用中心静脉导管是血液透析和其他血液净化疗法的血管通路之一。由于血液净化所需要的血流量较大，只有中心静脉能满足所需的足够血流量，因此，此种导管一般应该留置到中心静脉，故称为中心静脉导管。

目前均采用双腔导管作为血液净化的中心静脉导管，两个腔呈并排或呈同心圆状（动脉腔包绕静脉腔）排列，将双腔导管的其中一腔作为动脉腔，用于引出血液，另一腔作为静脉腔，用于将净化后血液回输病人体内。一般动脉腔开口在后，静脉腔开口在前，两者有一定距离，以减少再循环，保证血液净化的充分性。体外部分分别对动静脉腔用红蓝两色做出标记，与血管通路的动静脉端相连接。置管方向必须与静脉回流方向一致，否则会增加再循环。这种导管置管方法相对简单，留置时间也相对较短，通常不超过数周，也称为临时导管。

导管的常用材料包括聚四氟乙烯、聚氨基甲酸酯、乙烯和硅胶等。这些导管质地光滑、柔软、可弯曲，容易插入，生物相容性好，不易形成血栓，不引起血管损伤，能长期安全留置。导管不能通透 X 线，通过摄片可确定导管的位置。聚氨基甲酸酯导管硬度适中且易操作，导管进入血管腔后，在体温的作用下又变得柔软，是临时性血管通路的理想选择。

导管的置入部位可为双侧颈内静脉、股静脉以及锁骨下静脉，少数单位选用颈外静脉。以右侧颈内静脉作为首选。尽量不使用锁骨下静脉作为置入部位，因该位置较其他位置更容易引起中心静脉狭窄，导致同侧肢体动脉-静脉内瘘失败。

一、临时血管通路

（一）临时导管颈内静脉置管术

1.适应证

（1）慢性肾功能衰竭动静脉内瘘未成熟者。

（2）紧急血液透析或临时血液透析。

（3）血浆置换。

（4）血液灌流。

（5）免疫吸附治疗。

（6）连续性血液净化治疗。

（7）其他血液净化治疗。

2.禁忌证

（1）绝对禁忌证：穿刺部位存在破损、感染、血肿、肿瘤等。

（2）相对禁忌证：在预定插管部位有血栓形成史、外伤史或外科手术史、安装有起搏器。

3.操作方法及程序

颈内静脉起自乙状窦，通过颈静脉孔出颅，全程均被胸锁乳突肌覆盖，上部位于胸锁乳突肌的前缘内侧，中部位于胸锁乳突肌锁骨头前缘的下面和颈总动脉的后外侧，下行至胸锁关节外上方1.0cm处，与锁骨下静脉汇合成为头臂静脉，继续下行与对侧的头臂静脉汇合成上腔静脉进入右心房。右颈内静脉、右头臂静脉和上腔静脉三者几乎成一直线；左颈内静脉至上腔静脉的走行呈乙型弯曲，另外右侧无胸导管，且右侧胸膜顶部较左侧低。故临床上首选右侧颈内静脉置管。

颈内静脉穿刺的进针点和方向，根据颈内静脉与胸锁乳突肌的关系，可分为前路、中路、后路三种。

（1）体位：三种路径病人所采取的体位基本一致，一般采取仰卧、去枕、在两侧肩胛骨之间垫高，头后仰15°～30°角，使颈部充分伸展，头转向穿刺对侧。如有手术床，采取Trendeleburg体位。

（2）穿刺点选择

①前路穿刺：前路穿刺点为胸锁乳突肌的中点前缘，相当于甲状软骨上缘水平中线旁开3cm处，以左手食指和中指触及颈总动脉搏动，并向内侧推开颈总动脉，在颈总动脉外缘约0.5cm处进针，针干与皮肤呈30°～40°角，针尖指向同侧乳头或锁骨的中、内1/3交界处。此路径进针造成气胸的机会不多，但易误入颈总动脉。

②中路穿刺：中路穿刺点为胸锁乳突肌的锁骨头和胸骨头与锁骨围成的三角形的顶点，如果胸锁乳突肌不明显，可令患者抬头，使该肌肉紧张，然后标记穿刺部位。颈内静脉正好位于此三角形的中心位置，该点距锁骨上缘约3～5cm，进针时针干与皮肤呈45°角，针尖向下、向后、稍向外，指向同侧乳头方向，沿胸锁乳突肌锁骨头内缘，在颈总动脉搏动处稍外侧，缓慢进针。一般选用中路穿刺，因为此点可

直接触及颈总动脉,可以避开颈总动脉,误伤动脉的机会较少。另外此处颈内静脉较浅,穿刺成功率高。

③后路穿刺:后路穿刺点为胸锁乳突肌的后外缘中,下 1/3 的交点或锁骨上缘 3～5cm 处。在此处颈内静脉位于胸锁乳突肌的下面略偏外侧,进针时针干一般保持水平,在胸锁乳突肌的深部指向锁骨上窝方向。针尖不宜过分向内侧深入,以免损伤颈总动脉,甚至穿入气管内。

现以中路插管为例加以具体说明,采用钢丝导入法(Seldinger 法)。

(1)病人仰卧位,去枕后仰 15°～30°角,若病人存在肺动脉高压或充血性心力衰竭则可保持水平卧位穿刺。

(2)肩背部略垫高,头转向穿刺对侧,使颈伸展,颈内静脉充盈变粗。取胸锁乳突肌的锁骨头和胸骨头与锁骨围成的三角形的顶点作为穿刺点。

(3)戴消毒手套,常规消毒皮肤,铺巾。

(4)用细针连接盛有局麻药液的注射器,在穿刺点处作皮丘,并作皮下浸润麻醉,然后针干与体表呈 45°角,针尖向下、向后、稍向外,在颈总动脉搏动处稍外侧,指向同侧乳头方向进针,在进针过程中保持注射器内轻度持续负压,使能及时判断针尖是否已进入静脉。一经成功,认准方向、角度和进针深度后拔出试探针。

(5)用注射器(可含有一定量生理盐水)接上穿刺针,沿局麻针穿刺方向进针,徐徐进针,当针尖进入静脉时,常有突破感,回抽可见暗红色血回流入注射器内,且血流畅通。一般进针深度为 3.5～4.5cm,以不超过锁骨为度。

(6)放低针尾呈 30°,再向前推进少许,手压固定。旋转取下注射器,将导引钢丝插入,退出穿刺针。如导引钢丝插入困难,不能强行置入,以免损伤血管。换针筒时令患者暂时屏气,以免针移位和气栓。

(7)用小尖刀片在穿刺点切开皮肤 2mm,沿导引钢丝插入扩张管,扩张皮肤至皮下,并进入颈内静脉。扩张时一定要确保导引钢丝尾段伸出扩张管末端,并确保扩张管沿导引钢丝移动。如果皮下阻力较大,可以左右捻转扩张管并慢慢推进。

(8)将导管套在导引钢丝外面,导管尖端接近穿刺点,导引钢丝必须伸出导管尾部,用左手拿住,右手将导管与钢丝一起部分插入,导管进入颈内静脉后,边插导管,边退出钢丝,一般成人从穿刺点到上腔静脉右心房开口处约 10cm 左右,退出钢丝,导管动、静脉侧回抽血液通畅。

(9)用肝素生理盐水冲洗导管中的血液,使用纯肝素或肝素盐水按照导管上标注的容量封管。然后将导管的固定翼缝合固定,覆盖无菌敷料。

(10)尽管临时导管属于即插即用,但推荐插管后观察 1～2 小时再使用。

4.注意事项

(1)体位对颈内静脉置管有重要意义。中心静脉不能用缠止血带的方法使之充盈,加之与心脏距离较近,压力较低,因此,只有摆好体位,使静脉充盈,穿刺才容易成功。

(2)先用细针做试探性穿刺,使术者更直接地掌握穿刺径路,从而避免误穿动脉。正式穿刺时的进针深度往往较试穿时要深,因为正式穿刺时粗针头相对较钝,易将静脉壁向前推移甚至压瘪,尤其是低血容量的病人。有时穿透静脉也未抽得回血,这时可缓慢退针,边退边抽往往可抽得回血。一旦误穿动脉,应立即拔出,并压迫 10 分钟以上。

(3)应掌握多种进路的穿刺技术,不可在某一进路进行反复穿刺,这样可造成局部组织的严重创伤和血肿。

(4)有条件可以在 B 超引导下穿刺。

(5)穿刺过程中穿刺针要直进直退,如需改变穿刺方向时必须将针尖退至皮下,否则增加血管的损伤。

(6)送入导丝和导管时,动作应轻柔,勿用暴力,以免引起血管内膜损伤,甚至上腔静脉和右心房穿孔。

(7)穿刺成功后应将导管内的气体抽出注入盐水,以防固定导管时血液在导管内凝固。

(8)固定导管时,缝针的方向一定要与导管的走向平行,不可横跨导管,以免在皮下穿破导管。

(9)可进行 X 线摄片确定导管在上腔静脉的位置。

5.特点

近 10 年来,颈内静脉置管在临床应用越来越广泛,是目前最常用的血液净化的临时血管通路。其具有以下特点:

(1)血流量充分,恒定,不易受体位影响。

(2)与锁骨下静脉置管相比,手术简单、容易定位,穿刺时只通过软组织,周围无狭窄的骨间隙阻碍,导管不易扭曲。

(3)不易损伤胸膜,一般不会发生血、气胸。

(4)因颈内静脉管腔较大,几乎不引起静脉损伤。

(5)与股静脉相比,易固定,便于护理,患者活动自由,可出院。导管相关感染少,可保留数周,可以重复置管。

(6)静脉走行途径较直,血流方向与重力方向一致,血栓形成和血管狭窄发生率低。一般同侧上肢仍可做动-静脉内瘘及血管移植术。

(7)压力低,容易止血。

6.并发症及处理

(1)急性并发症

①出血和(或)血肿:出血是最常见的即刻并发症,临床上严重出血并发症的发生率少于1%,在危重患者发生率更高。出血可导致血肿形成,并能继发感染。导致出血的内因包括患者凝血功能异常、血小板减少,肝功能障碍和药物等。外因有误穿颈总动脉,压迫止血不充分,只要及时退针局部压迫10~15分钟可止血,再次穿刺需改换穿刺点及穿刺方向。一般血肿可以很快吸收,较大的血肿有压迫窒息的可能,必要时要紧急行气管插管并请外科处理;导管插入过浅(<5cm),侧孔仍留在血管外,应插入10~15cm为宜;昏迷或颈部活动过频过大致导管脱落;肝素用量过大,故试探穿刺时最好不用肝素,肯定进入静脉后再用。

②气胸、血胸或血气胸:颈内静脉穿刺时,为避开颈总动脉而针尖指向过于偏外,往往会穿破胸膜顶和肺尖引起气胸。如果仅为一针眼产生少量气胸不需特殊处理,可自行吸收。如果针尖在深部改变方向使破口扩大再加上正压机械通气,气胸会急剧加重甚至形成张力性气胸,这时应请外科医生紧急处理。如果在扩张或送管时撕裂静脉甚至将导管穿透静脉而送入胸腔内,会造成血胸,如果同时损伤肺组织,则可造成血气胸。若出现上述现象应确诊导管在胸腔内,原导管不宜当时草率拔出,应在外科医生监视下拔除原导管,必要时开胸从胸腔内缝合止血。

③空气栓塞:罕见,在留置穿刺针、导管、连接透析管路、注入肝素、更换输液管、拔管等操作时均可能进入空气,尤其在坐位、半坐位、深吸气、低血压、低血容量(中心静脉压为负值)时更易发生,气栓的致死性与体位、体质、空气进入速度有关,一般进入空气100ml足以致死,体弱者10~15ml即可致死。气栓的症状为突发胸闷、刺激性咳嗽、心前区不适、心动过速、心绞痛及头痛,若进入大量空气可出现血压下降、发绀、脑性抽搐、昏迷,甚至呼吸心跳停止。穿刺时应注意观察,发现去掉注射器后血液不向外流而是向体内流的时候,应该立即用手指堵住穿刺针末端,并尽快放入导引钢丝。紧急处理:夹住导管,阻止空气继续进入;取头低左侧卧位,使空气停留在右心房而不进入肺部;吸氧或高压氧;对症处理,如升血压、镇静等。

④心肌穿孔:由于导管太硬且送管太深直至右心房,由于心脏的收缩而穿破心房壁(也有穿破右室壁的报道),如不能及时发现做出正确诊断,后果十分严重,常常引起心包填塞,死亡率很高。预防方法是送管不宜过深,右侧颈内静脉导管长度一般为12~14cm。左侧颈内静脉导管长度一般为14~16cm。一定要正确选择规

格合适的导管,并在插管后立即行胸片检查,如果发现插管过深,可向外适当拔出一部分导管并固定。

⑤导丝断裂或导丝留在血管内:当导丝沿穿刺针送入血管时,如果发现不顺利,常常会抽出导丝,如果动作过猛,有可能穿刺针针尖锋利的边缘会将导丝切断而导致一部分导丝留在体内;导丝送入血管成功后,扩张血管或者放置导管时,一定要确保导丝尾端长出扩张管或者导管末端,否则,再扩张或者送入导管时,会将导丝送入血管内。发生导丝断裂到血管内或者导丝全部进入血管内,应请血管介入科室或血管外科协助解决。

⑥心律失常:操作过程中,插入的导丝或导管可能进入右心房甚至右心室,直接刺激心内膜造成心律失常,因导丝、导管刺激引起的暂时性心律失常约20%,很少需要药物治疗,但严重的心律失常甚至可以造成病人猝死。因此,操作中要密切观察病人心律的变化。

(2)远期并发症

①导管相关感染:导管相关感染是最主要和最常见的并发症,感染可局限于皮肤出口部位或隧道,表现为出口处局部发红、变硬、脓性分泌物;也可引起菌血症,表现为发冷、高热、寒战,而从病史、实验室、放射线检查未发现其他部位感染,如拔管后24小时内临床症状好转可确诊。导管中的微生物主要来自皮肤,经管道进入,也可由注射溶液、管道连接处污染引起,致病菌主要是 G^+ 菌,特别是金黄色葡萄球菌和表皮葡萄球菌,也有 G^- 杆菌或肠球菌。导管感染的危险因素是长期置管、无菌操作不严、皮肤不清洁等。感染的发生率随导管留置时间延长而逐渐提高。据报道股静脉导管留置1周发病率3.1%,2周是10.7%;颈内静脉插管3周菌血症的发病率为5.4%,4周就增为10.3%,因此美国透析指南建议导管留置3周,即使无全身症状也应拔管。

a.导管感染的预防:置管前消毒皮肤,可用2%氯已定,其抗菌效果可持续数小时;同时避免皮肤损伤;采用带 Cuff 的硅管(需长期留置的患者);每次透析连接导管时护士要严格无菌操作;局部换药应每天或隔日1次,每次更换敷料时在导管出口处涂擦抗菌软膏;用干纱布做敷料可减少感染;限制导管留置时间(股静脉1~2周,颈内静脉3~4周);尽量避免不必要的导管暴露,只做透析专用,不做采血、输液、肠外营养等用途。

b.导管感染的处理。出口感染:抗菌治疗1~2周,若感染持续存在则拔管;隧道感染:拔管,抗菌1~2周,必要时感染区切开引流;伴菌血症:拔管,抗菌治疗2~3周,若疗效差,应考虑化脓性血栓性静脉炎或转移性感染;硅胶管感染:长期抗菌治疗3~4周;如果12~24小时内发热和白细胞增高得到控制,可暂时不拔管,否则应拔管。总之,单纯的出口感染可单用抗菌治疗,一旦扩散到隧道或全身就必须拔管加抗菌治疗。延迟拔除感染性导管可能引起严重并发症,如化脓性中心静脉栓塞性静脉炎、牵涉性感染性心内膜炎、骨髓炎等。因此,插管透析的患者有不明原因发热时就应做出导管相关性菌血症的推测性诊断。

②导管功能障碍:中心静脉导管功能障碍的发生率近10%。早期的功能障碍主要与机械因素有关,如导管位置不正确、导管打折、固定太紧引起狭窄等。表现为血流不足或没有回血。使用较长时间后(一般超过2周)出现的功能障碍常与导管内血栓形成、导管部分或全部栓塞及留置静脉本身血栓形成或狭窄等因素有关。导管插入方向错误一般发生在原有机械损伤或解剖部位异常者。插入方向错误时可在导丝的引导下重新置管,或在超声引导下置管,以避免再次损伤血管。怀疑导管内血栓形成可先用小剂量链激酶或尿激酶溶栓。血流量不足时可先调整导管位置,或将导管的"动静脉"端反向连接,但这样增加再循环率。

③导管血栓形成和血管狭窄:导管血栓形成和血管狭窄是中心静脉置管的严重并发症。发生原因与导管类型、材料及组成、柔韧性、表面处理、管腔内径、置管方法及技术、血流量及留置时间有关。临床表现为导管功能不良,有时发生一侧肢体水肿及局部静脉扩张和不明原因的发热等,也有部分患者无临床症状。可根据中心静脉置管史、临床体征、血管造影、多普勒超声检查进行诊断。强调早期诊断早期治疗。导管血栓的处理:可用尿激酶5000U/ml或链激酶2500U/ml注入管腔进行管腔内溶栓;也可用导丝穿过有血栓的导管,取出有血栓的导管,更换一个新导管,但须注意血栓脱落引起的肺栓塞。血管狭窄可行球囊血管内扩张治疗,也有报道用血管内形成术、血管内弹性支架治疗,疗效尚待观察。

(二)临时导管股静脉置管术

1.适应证

(1)参阅临时导管颈内静脉置管术。

(2)急性肺水肿及并发各种呼吸系统疾病,不能平卧的患者。

(3)重症卧床者。

(4)儿童患者。

2.禁忌证

(1)参阅临时导管颈内静脉置管术。

(2)插管同侧拟行肾移植手术。

(3)同侧肢体有深静脉血栓者。

3.操作方法及程序　股静脉为腘静脉向上的延续,由收肌腱裂孔处起始,通过收肌管及股三角,终于腹股沟韧带中点稍内侧的后方,再向上即移行为髂外静脉。股静脉在股深静脉汇入处以上有1个瓣膜,少数有2个,在股深静脉汇入处以下也常有1或多个瓣膜,瓣一般为2叶,有的为3叶。股静脉全程与股动脉伴行,在股三角区,位于股动脉内侧,在腹股沟中点处,易触及股动脉搏动,可作为股静脉穿刺标记。可选用任一侧股静脉,但因右侧股静脉与下腔静脉连接处夹角小,更常选用,如为右利手者操作选右侧股静脉插管更顺手。触诊股动脉最明显点,可采用双指法即食指与中指分开触诊股动脉,可确定股动脉位置及走行。

采用钢丝导入法(Seldinger法)具体操作步骤:

(1)体位:病人一般仰卧位,臀部垫高,膝稍曲,髋关节外旋外展45°。特殊的病人,如心衰时的体位不能完全平卧,可采用半卧位。但完全的端坐位甚至前倾坐位则不适宜行股静脉置管。

(2)穿刺点选择:一般多选用右侧,腹股沟韧带下方2～3cm,股动脉内侧0.5～1cm处作为穿刺点。

(3)操作方法:①腹股沟备皮、剃毛,摆好体位;②确定穿刺点;③穿刺针与皮肤呈30°～50°角,针尖指向正中线上的肚脐进针。④其他步骤同颈内静脉插管。

4.注意事项

(1)局部必须做皮肤清洁、严格消毒。

(2)肥胖患者腹壁脂肪下垂盖过腹股沟者,插入时应将腹部皮肤绷紧。

(3)如遇病人较肥胖或水肿明显,穿刺针与皮肤的角度可以适当加大,但避免垂直于皮肤穿刺,同时,一定将针头固定好。

(4)需用较长导管,一般股静脉临时导管的长度至少应该19cm,24cm导管最合适。短于15cm的导管可能无法到达下腔静脉而出现低血流率、高再循环。

(5)股动脉触诊有困难者,可用小探头多普勒超声帮助定位。

(6)开始进针部位应远离动脉,逐步靠近找到动脉,若穿刺时,抽出鲜红色血液即示穿入股动脉,应另换注射器重新穿刺。并应禁用肝素至少24小时。

(7)导丝长度应大于导管长度,若插入太多致体外部分短于导管,导丝可能掉进血管内,后果就较严重。拉出导丝时动作要轻柔,避免前端卡住断裂形成导丝栓子。

(8)易感染,如护理不当,易引起导管相关性菌血症。

5.特点

(1)优点:操作简便、迅速,血流量充分。

(2)缺点:限制活动,患者不适,易出现局部感染。若发生髂外静脉炎可影响移植肾的吻合。

6.并发症及处理

(1)穿刺部位血肿:穿刺引起静脉穿透伤或误伤动脉,导致出血,形成血肿。局部血肿一般压迫即可。误入股动脉可致大出血及动脉瘤,腹膜后的大血肿可致命,需要外科处理。

(2)股静脉穿刺误入腹腔内、膀胱内:此种并发症需要外科处理。

(3)股动静脉瘘:罕见,多因穿透伤引起,可在术后立即发生,也有迟于7个月后的报道。表现为持续性腹股沟不适,听诊可闻及杂音,超声检查可确诊。一旦发生应及时修补,否则将引起高输出性心力衰竭。

二、半永久性血管通路——带涤纶套深静脉留置导管

经皮下隧道留置的带涤纶套的导管可以使用数月到数年,留置后即可使用,无需穿刺及对血流动力学影响不大,都是其明显的优点。

1.适应证

(1)有临时导管,但不能满足内瘘成熟或无法建立内瘘。

(2)血管条件差,已经无法在肢体制作各种内瘘。

(3)部分因为心功能较差而不能耐受内瘘的患者。

(4)部分腹膜透析病人,因各种原因需要暂时停止一段时间的腹透,用血液透析过渡一段时间,可以选择长期导管作为血管通路。

(5)一些病情较重的尿毒症患者,或者合并有其他系统的严重疾患,预期生命有限,可以选择长期导管作为血管通路。

2.注意事项

需要注意的是,对于行过多次临时导管插管的患者需行颈部血管彩超检查双侧颈内静脉的内径,对于内径小于8mm的颈内静脉留置导管需慎重。为预防出血并发症,手术当天不应进行血液透析,如必须行透析治疗,需要无肝素透析。

3.操作方法及程序

一般首选右侧颈内静脉。前期操作同颈内静脉穿刺,待插入导引钢丝后,在体表标记好长期管出口位置,使导管的涤纶套在出口里面1~2cm处,并使导管的尖端位于右侧胸骨旁的第三、四肋间。局麻后,在标记好的长期管出口处皮肤做一个约1cm的横行切口,沿切口向上、向内分离皮下组织形成皮下隧道至导丝出口处,并在导丝出口处做1cm切口;用隧道针将长期管的末端从皮肤出口处沿皮下隧道

引出至导丝处,调整长期管 cuff 的位置于离出口约 1～2cm 处的皮下,沿导丝放入扩张管扩张皮肤及皮下组织后,沿导丝置入带芯的撕脱鞘;拔除导丝和撕脱鞘芯,同时迅速用指腹堵住撕脱鞘口以避免血液流出或空气进入血管,沿撕脱鞘腔放入长期管,向两侧撕开撕脱鞘至长期管全部进入,检查导管没有打折,如有打折,分离打折部位的皮下组织使得导管打折部位消失。用注射器分别在长期管的动静脉端反复抽吸、推注,确保两端皆出血通畅。X 线下检查长期管的末端位于上腔静脉接近右心房的开口处,即投影标志位于右侧第三肋间或第七胸椎,按标注的动静脉管腔容积注入肝素钠原液或肝素盐水封管,夹闭夹子,拧上肝素帽。缝合两个切口;缝线固定长期管的体外部分;无菌敷料覆盖伤口。

4.并发症及处理

带涤纶套导管留置后的主要并发症是感染,包括导管内感染、出口部位感染、隧道感染。

导管内感染的特点是透析过程中或透析后出现寒战、发热,体温可以高达39℃以上,而透析后第二天或第三天体温恢复正常,至下次透析时又再次出现发热。一旦出现感染,要采用敏感的抗生素封管,严重的感染需拔除导管。出口部位感染以及隧道感染一旦发生,多数需要拔除导管才能彻底治愈。预防感染要注意以下措施:

(1)护士上下机时一律戴口罩、手套。

(2)在穿刺处铺无菌治疗巾。

(3)透析操作避免导管扭曲或用力推拉。

(4)接卸导管时禁止与患者交谈。

(5)不要将导管开口空置在空气中。

(6)导管帽卸下后立即接血路管或接上注射器。

(7)肝素帽卸下后放入杀菌液中(如碘伏或戊二醛液)。

(8)使用一次性肝素帽。

(9)每次透析结束后应更换无菌敷料。

(10)透析前后抽尽管腔内封管液及可能形成的血栓。

(11)对病人的宣教也很重要。

除了感染的并发症外,带涤纶套导管的其他并发症还有导管失功能、中心静脉狭窄、导管破损以及局部出血等。

早期的导管失功能通常与插管技术操作有关,多数由于导管尖端位置不正确,顶到上腔静脉管壁,或导管扭曲等原因;晚期的功能丧失通常与血栓形成或纤维蛋白鞘有关。长时间留置导管后会在导管表面形成纤维蛋白袖套,导致导管失功能,这时需要应用尿激酶封管,一般应用尿激酶 5 万～10 万单位封管,保留 30 分钟左右,如一次封管效果不佳,可采用尿激酶 30 万单位溶于 250ml 盐水中持续导管内滴注,但要注意预防出血并发症。

锁骨下静脉留置导管发生中心静脉狭窄的几率较高,因此尽量不采用锁骨下静脉插管。首选颈内静脉留置导管,其狭窄的发生几率较低。

曾经发生过患者或医务人员不小心将导管皮外段损伤,出现漏气或滴血,如果损伤小,可以修补,如果损伤较大,则需更换导管。

为了预防局部出血,建议手术当天不进行血液透析,局部出血的患者通过压迫止血多数能完全止血,对于肝素化后出血的患者按压时间要比较长才能止血。

三、移植血管内瘘(CAVF)

随着血液透析设备、技术和透析理论的不断发展和完善,血透患者存活时间明显延长,血透通路问题日渐突出,成为影响患者透析质量的重要因素。对于多次直接动静脉内瘘手术失败或部分自体表浅静脉条件较差的患者,难以建立直接动静脉内瘘,不得不寻求血管替代材料如自身、异体及人造血管建立透析生命线。移植血管的长期通畅率远远低于动静脉内瘘的通畅率,故血管移植不作为血液透析血管通路的首选。由于糖尿病、老年患者日益增多,血管移植的需求也不断增加。

1.血管移植的类型

(1)自身血管移植:常选用直而侧支少的大隐静脉,根据所需长度截取一段,一端与桡动脉(或尺动脉、肱动脉)相连,另一端与肘部的深静脉相连,在前臂的皮下建立一条直的"U"型通道。由于需另做切口取材,静脉弹性差,易于发生栓塞而不易使患者接受。

(2)同种异体血管移植:常选用尸体的股动脉及胎儿连接胎盘的脐静脉。尸体血管一般与取肾同时在无菌条件下采取,常用股动脉,采取后置于乙醚浸泡液中浸泡,待其脱脂后置于 95% 的酒精中脱水,然后浸泡于 75% 的酒精中备用。

(3)异种血管移植:主要选用小牛颈动脉,经处理后作血管移植,但易发生血管栓塞等并发症。国外有人采用小牛或猪颈动脉,经溶蛋白酶溶解动脉内膜蛋白,以去除抗原性物质,取材较简便,成本低,制作简单,易保管,植入后组织反应小,具有穿刺方便、血流量充足、止血容易、无感染等特点,但可发生自发性破裂和严重异物反应等并发症。可使用数月至 1 年。

(4)人造血管:目前使用的是人造材料为聚四氟乙烯人造血管(PTFE),膨体聚四氟乙烯人造血管(E-PTFE)，在国内外广泛应用。该血管壁的内外层材料结合成一种纵向、横向都极度牢固的结构，移植入人体后组织细胞贴壁生长形成完整而较薄的新内膜。它具有抗血栓性好、生物相容性好、长度和口径可任选、通畅率高、血流量大、易穿刺等优点，对于难以建立直接动静脉内瘘的血透患者，是再建生命线的理想选择之一。资料显示 1 年的通畅率 63％～90％，2 年为 50％～77％，3 年通畅率小于 50％，目前最常用口径为 6mm，长度约 18cm。此法已成为病人前臂血管缺乏时首选的动静脉内瘘制备方法。

2.术前准备

术前必须进行详细的检查，尤其是自体血管造瘘失败后，肢体血管已产生不同程度病理变化，常规应检查肘部动脉搏动情况及肘部浅静脉情况，必要时可行彩色多普勒检查，明确血管条件。其次是局部皮肤排除感染、血肿等不利因素，由于肾功能衰竭患者往往合并糖尿病、贫血、低蛋白血症，术前需进行必要的纠正。

3.手术方法

(1)直线型：适用于动静脉间距较远的血管。

(2)襻型：适用于动静脉间距较近的血管。

①"U"形搭桥术：臂丛麻醉后，在肘窝上方 2cm 或肘窝处，横跨肱动脉和与之搭桥的静脉切开皮肤，游离一段肱动脉和静脉，阻断血流，纵向切开动脉血管，以肝素盐水冲洗干净，采用人造血管端与肱动脉侧面作端侧吻合，以隧道器在前臂作30～40cm 的 U 形皮下隧道，将人造血管穿过皮下隧道，引向已游离好的静脉并与其做端-侧或端-端吻合，吻合口直径为 0.6～1.2cm，开放血流，检查吻合口无渗漏血后逐层缝合切口。

②"J"形搭桥术：局部麻醉下分别于拟搭桥的动、静脉处做两个切口，暴露游离出动脉和静脉，用隧道器做一长 15～25cm 直径皮下隧道将人造血管置入，分别与动、静脉做端端或端侧吻合。

(3)间插型：适用于因血管病变作节段性切除的动静脉。

(4)跳跃型：适用于有血管病变时，不切除病变部位，在病变两端的正常血管部位搭桥。在血管病变部位的两端各做一个切口，靠近病变处游离出一段正常血管，人造血管经皮下隧道跨越病变部位与其两端的正常血管做端-端或端-侧吻合。

4.注意事项

皮肤切口应远离人工血管，以避免人工血管直接处于缝合线下，人工血管决不可超越肘关节。人工血管放置使用专用的有鞘弯曲型皮下隧道器。血管襻的形成，第一部分从襻尖方向推进，第二部分应从肘前向襻尖方向。人工血管应通过隧道器内腔将外鞘拔出后放置,这样才不会导致人工血管壁的损伤。理想的血管放置部位是最佳透析的保证,血管放置的最佳部位应在皮下脂肪层内,血管放置太深(深筋膜下),难以穿刺,并且由于脂肪层的压迫易导致血栓形成;太浅(皮下)则可产生皮肤缺血、肿胀、潮红、易受感染。术后48～72小时抬高术侧肢体,以促进静脉血液回流,减轻水肿。为了避免组织的排异反应,术后用氢化可的松200mg静脉输注,每日1次,连输3天。口服阿司匹林0.6g,每日1次,持续2～3个月,在预防和治疗血栓形成中有一定的疗效。

5.血管移植术后并发症

(1)血栓形成:血栓形成的常见原因:①吻合口狭窄,尤其是静脉端吻合口狭窄;②移植血管皮下隧道内扭曲、成角;③术中血管内膜损伤;④术后移植血管周围血肿形成或血清性水肿压迫;⑤高凝状态;⑥各种原因低血压造成的低血流量状态。

(2)感染:常可导致移植血管功能丧失,还可引起菌血症、败血症和细菌性心内膜炎等严重后果而危及生命,应将移植血管摘除。

(3)动脉瘤:包括真性动脉瘤和假性动脉瘤,前者多见于自体或异体血管移植,特别是异体静脉移植,后者则主要发生于人造血管移植,多由穿刺后止血不当造成。对于真性动脉瘤可将其切除做一个间插式血管移植,假性动脉瘤则将瘤体切除做血管修补。

(4)血清性水肿:主要发生于人造血管移植,袢式(U形)移植的发生率可高达90％以上,表现为移植血管周围弥漫性肿胀,血清性水肿多在术后1～3天开始出现,持续3～6周常可自行消退,随着人造血管制造技术的改进和质量的不断提高,血清性水肿持续时间逐渐缩短。

(5)血流量不足:常见原因为所选血管过细、术后充盈不佳、长期固定点穿刺而导致血管内膜增生和纤维化,使GAVF狭窄,通常是内瘘血管杂音存在血透中血流量低于120ml/min,造成透析不充分影响透析质量,处理方法可切除狭窄段作间插式血管移植或进行狭窄段气囊扩张术。

(6)窃血综合征:偶有发生,一旦发现术侧肢体远端有发绀、皮温降低等缺血表现,应尽快结扎或摘除移植血管。

(7)肿胀手综合征:由于静脉回流不足,而动脉吻合口较大,或者患者血压高造成瘘口血液分流比较大,可导致肿胀手综合征,重点检查中心静脉和上臂汇流静脉有无狭窄。血清肿也是肿胀手的原因之一。主要是预防该并发症发生,抬高肢体、加强前臂活动可以减轻症状,必要时采用DSA检查和治疗。

第二节　血液透析

血液透析是血液净化的基本形式,血液透析步骤包括患者与设备之间体外血液循环的建立,血液循环运行中的监护以及血液透析结束的处理。为了患者的安全,建立与遵守血液透析每个环节的操作规范是非常必要的。

一、血液透析原理

血液透析(HD)是治疗急、慢性肾衰竭的常用方法之一,它是利用半透膜的原理,使溶质通过弥散、溶液对流以及透析膜的吸附作用来完成清除患者体内毒素和水分,达到血液净化,从而替代肾功能的目的。

1.溶质弥散

溶质溶于溶剂中形成的溶液是一种溶质均匀分布的运动过程,只要溶质在溶剂中浓度分布不均匀,即存在浓度梯度,溶质分子与溶剂分子的热运动就会使溶质分子在溶剂中分散趋于均匀。利用溶质的这种弥散现象,使用一个半透膜(能通透溶质和溶剂的膜)将溶液分隔成二部分,溶质通过半透膜从高浓度侧向低浓度侧弥散,这样一个跨膜弥散过程称为透析过程。在溶剂中溶质弥散进行传质,溶质的传质受到几种阻力影响,扩散系数从某种意义上反映了这种阻力特性。跨膜弥散,即透析过程溶质从血液侧通过半透膜到达透析液侧,溶质要克服血液侧溶剂、半透膜以及透析液侧溶剂的三层介质的阻力,它受以下几种因素的影响。

(1)透析过程的溶质传质阻力主要在血液一侧,因此增加血液流率,改进血液侧流动状态,有助于降低血液侧的传质阻力。

(2)半透膜的传质阻力与膜的厚度和孔径呈正相关。

(3)血液中溶质的浓度与透析液中溶质的浓度梯度越大,则有利于提高透析效率,缩短透析时间。

(4)膜面积影响透析效率,相同条件下膜面积越大则透析效率高。

2.溶液对流

对流是在外力作用下溶质、溶剂或溶液传质过程。它的传质推动力并非是浓度差,而是压力差,因此它涉及的是运动流体与界面之间影响传质多种因素综合作用的结果。对流可以在单相内发生,也可在二相或多相间发生。如用一个滤过膜将血液和滤过液分开,膜两侧施以一定的压力差,血液中的血浆水在跨膜压作用下由血液侧对流至滤过液侧,血液中一定范围分子量的溶质也伴随水分传递到滤过液,这样一个跨膜对流传质的过程称作滤过。血液滤过就是基于这个原理发展起来的,血液透析也含有对流因素。溶质的对流传质速率与膜面积、传质驱动力成正比,对于分子量较大但可以通过半透膜的物质,对流传质效率比弥散传质效率高。对流传质速率与下列因素有关。

(1)溶质传质速率与膜两侧的压力差呈正相关。

(2)对流传质系数受膜面积、孔径、孔隙率、孔结构、截留最大分子量、膜表面荷电性以及次级膜的形成等参数影响。

(3)除膜结构外,血液的血球压积、蛋白浓度、血脂的含量均对其有一定的影响。

(4)不同的补液方式对对流传质速率也有影响,前稀释方式的对流传质速率明显地高于后稀释方式,但前稀释的膜极化现象较轻。

(5)假如膜两侧溶质的浓度基本相等,则对流对小分子物质的传质速率低于中分子物质,这是由于小分子物质弥散速率高于对流。

3.吸附

由于膜材料的分子化学结构和极化作用,许多膜表面带有不同基团,在正负电荷的作用下或在分子间力的作用下,许多物质可以被膜表面所吸附。如一些膜材料表面的疏水基团可以选择性地吸附蛋白质、药物及有害物质。高分子聚合物都有吸附性,但各种膜也有差异,而纤维素膜一般没有吸附性。

二、适应证

1.急性肾损伤(AKI)开始透析的指征:AKI 是指导致肾脏结构或功能变化的损伤引起肾功能突然(48 小时内)下降,表现血肌酐绝对值增加超过 0.3mg/dl 或较基线值增加超过 50%(1.5 倍),或尿量少于 0.5ml/(kg·h),持续超过 6 小时。根据血肌酐值和尿量可以分为以下 3 期:

(1)肌酐(Cr)增加 1.5 倍;尿量少于 0.5ml/(kg·h)×6h。

(2)肌酐 Cr 增加 2 倍;尿量少于 0.5ml/(kg·h)×12h。

(3)肌酐 Cr 增加 3 倍;尿量少于 0.3ml/(kg·h)×24h,或无尿。

推荐达到 AKI 3 期标准就可进行血液透析,但对于脓毒症或合并脓毒性休克,建议尽量早期开始血液透析治疗,甚至在有肾损伤风险时,综合评价病情,也可考虑开始血液透析。对于病情严重不能耐受常规血液透析的患者可以改用 CRRT。

2.慢性肾衰竭开始透析的指征

(1)通常血浆尿素氮超过 28.6mmol/L(≥80mg/dl),肌酐超过 707.2μmol/L

（≥8mg/dl）或 GFR≤15ml/min。

（2）糖尿病肾病、儿童、老年、妊娠等慢性肾衰竭患者，根据病情可以提前进行血液透析治疗。

（3）严重尿毒症症状；严重代谢性酸中毒（HCO_3^-≤15mmol/L）；严重高钾血症（血钾≥6.5mmol/L）；水钠潴留性高血压；高度浮肿、急性左心衰；急性肺水肿；心包炎等；应尽早考虑血液透析治疗。

3.可经透析清除的药物或毒物急性中毒，可以进行血液透析治疗。

4.电解质紊乱，如高血钾、高血镁、高血钙、高血钠或低血钠等。

三、禁忌证

随着血液透析技术的提高，严格地讲没有绝对的禁忌证。

四、相对禁忌证

1.颅内出血伴颅压增高。

2.升压药不能纠正的严重休克。

3.心肌病变引起的心力衰竭。

4.不能合作的婴幼儿及精神病患者。

5.严重活动性出血。

五、血液透析急性并发症

血液透析（HD）并发症包括急性并发症与远期并发症。急性并发症是指透析过程中发生的并发症，发生快，病情重，需急诊处理。即使在现代化的透析中心，血液透析急性并发症亦难以避免。这些急性并发症可以十分严重，甚至可以导致患者死亡。因此，应最大限度地降低急性并发症的发生率，努力提高透析质量，确保透析患者治疗中的安全。

（一）症状性低血压

血液透析症状性低血压是透析中的并发症之一，症状发生快，常使血液透析不能顺利进行，导致透析不充分，影响透析效果，严重时可直接威胁患者的生命。而良好的血压控制可以提高患者的透析效果，延长患者的存活时间，改善其生活质量。

1.病因

（1）有效血容量减少：这是透析中发生低血压最常见的原因。脱水量低于干体重或短期内脱出大量水分都会出现低血压。这主要是由于组织间隙的水分进入血管的速度低于脱水的速度,使血容量减少,导致心排出量降低,血压下降。透析早期血压降低是由于患者首次透析对血容量减少不适应,或透析器血液管路的填充量太大,特别是年老体弱患者及儿童容易发生。透析中、后期血压下降多由于超滤过多过快,每次的超滤总量大于体重的 6%～7%。

(2)血浆渗透压的变化:在透析中由于清除尿素,肌酐等溶质,血浆渗透压迅速下降,并与血管外液形成一个渗透压梯度,驱使水分移向组织间或细胞内,有效血容量减少,致血压下降;低钠透析,透析液钠浓度偏低,小于 135mmol/L。

(3)血管收缩功能减弱:血容量减少时,小动脉和小静脉的收缩在维持血压的过程中起着十分重要的作用。而降压药的使用、血管硬化、透析液温度过高、醋酸盐透析等,都会使小动脉和小静脉的收缩功能受损,导致低血压。

(4)心脏功能减弱:心力衰竭、心律失常、尿毒症性自主神经病变、冠心病、心肌病、心包炎、心肌梗死、β-受体阻滞剂的使用等。

(5)失血:出血、透析管路破裂、穿刺针头滑出、管路与穿刺针的连接处滑脱未及时发现,使失血过多。

(6)其他:透析时进食过多,使全身器官血容量重新分布,循环血容量减少;透析器内残留消毒剂过敏;心包积液;心肌梗死;感染;溶血等。

2.临床表现

症状性低血压可发生在血液透析的早、中、晚各期。早期多见高龄、病情严重者,常因诱导透析期间对血容量的减少不适应、过敏反应或心脏病变等。而中、晚期多是由于脱水过程过快,脱水太多或对醋酸盐透析不耐受等引起。典型症状为出冷汗、恶心、呕吐,重者表现为面色苍白、呼吸困难、心率加快、一过性意识丧失,甚至昏迷。有些特殊表现可能是低血压的早期反应,如打呵欠、便意、后背发酸、出冷汗等,早期引起注意,可减少低血压的发生率。血压常在 12/8kPa(90/60mmHg)以下,有时可听不清。有些患者,特别是老年患者,血压降到很低时才会出现症状,所示透析中应定期监测血压。

3.治疗

取头低脚高位,停止超滤,减慢泵流速,吸氧。发现血压低或症状明显者,可不必先测血压,立即输入生理盐水 100～200ml,50%的葡萄糖、10%盐水或甘露醇静推。血浆白蛋白低者,可输白蛋白提高血浆胶体渗透压。

4.预防

(1)定期评估患者干体重,限制透析间期体重的增加,避免透析脱水超率量过大。

(2)应用碳酸氢盐透析。

(3)提高透析液钠浓度,使之不低于血钠浓度。

(4)高血压患者服药后血压骤降及有低血压倾向者,避免透析过程中服用降压药。

(5)餐后低血压者,透析间期不宜进食,应透析后用餐。

(6)为使平均动脉压和心输出量下降减少,可采用低温透析,机温降至35℃。

(7)应用一氧化氮抑制剂。

(8)采用序贯透析或血液滤过,后者使压力感受器反射弧功能改善。

(9)严重贫血者应使用血液预充管路或在透析开始时输血。

(10)使用生物相容性好的透析膜。

(二)透析失衡综合征

透析失衡综合征(DDS)是一组全身性和神经系统症状,主要是透析患者脑脊液压力和尿素水平高于血液中水平,因而导致继发性脑水肿。诱发因素为高血压、首次透析、透析前有中枢神经系统症状、高效透析等。常常发生在透析过程中、后期和透析完成后不久。

1.病因

(1)脑水肿:由于受血脑屏障的影响,使透析过程中血液中的尿素氮较脑脊液中的下降快,使血脑之间产生浓度差,根据渗透压原理,使水分由溶质浓度低的一侧向溶质浓度高的一侧移动,这样大量水分进入脑内,形成脑水肿。

(2)脑细胞酸中毒:经快速透析后,大脑皮层细胞内pH明显减低。

(3)脑组织中自生乳酸堆积和脑缺氧。

(4)其他:脑组织钙过高,甲状旁腺功能亢进、低血糖及低血钠等也可促发失衡综合征。

2.临床表现

常见于儿童、老年人和透析前有中枢神经系统症状的患者。早期可表现为恶心、呕吐、烦躁、头痛,常伴有脑电图异常,可发生于透析中或透析刚结束时,常持续数小时至24小时,此后症状逐渐缓解。严重者可出现惊厥、意识障碍、昏迷,甚至死亡。上述临床表现常于首次透析后2~3小时发生,如果透析前尿素氮水平越高,则发生的可能性越大。亦有些患者透析前可无肺水肿和心衰,但于1~2次透析结束后4~6小时出现呼吸困难,不能平卧,甚至出现发绀,大汗淋漓,发生急性肺水肿。如果患者透析前有心衰、心肌病变或伴有明显低蛋白、低钠血症等,透析后易发生此类症状。

3.治疗

失衡综合征呈自限性,轻者不必处理,重者可给予50%葡萄糖溶液或3%氯化钠10ml静脉推注,或静脉滴注白蛋白,必要时给予镇静剂、解痉、吸氧、对症治疗。上述处理仍不见好转者,则应停止透析,静脉滴注20%甘露醇250ml。

4.预防

最简单的方法就是缩短透析时间,增加透析频率。患者在首次透析时应使用低效透析器,短时、低流量,逐步过渡到规律透析。此外,初次透析的尿素氮最好不超过23.6mmol/L。患者透析中静点甘露醇,高张葡萄糖及提高透析液钠浓度等措施都可有效减少透析失衡综合征的发生。

(三)首次使用综合征

首次使用综合征(FUS)是由应用新透析器及管路在短期内产生变态反应而引起的一系列症状。因大量血液与透析器、消毒器、透析液接触所致。Daugirdas等人将首次使用综合征分为A、B两型。

1.病因

(1)A型首次使用综合征的患者血清抗环氧乙烷IgE抗体滴度显著升高,故可认为可能与透析器、血清管道消毒所用的环氧乙烷有关。体内缺乏环氧乙烷IgE抗体的A型反应患者,其致病原因尚不清楚。

(2)B型首次使用综合征原因目前也不完全清楚。可能由于透析膜的生物不相容性或透析器内含有毒性物质激活补体所致。

2.临床表现

(1)A型首次使用综合征:发生率为0.04%,是透析中罕见的严重并发症,多数在透析开始5~30分钟内发生。轻者表现为胸痛、皮肤瘙痒、鼻过敏、眼部水肿、腹绞痛或腹泻、血压下降;严重者出现呼吸困难、全身烧灼感、胸腹剧痛、血压骤降、休克,偶有心脏骤停甚至死亡。

(2)B型首次使用综合征:较A型常见,发生率为3%~5%。一般表现为透析开始1小时内,出现胸痛和(或)背痛等非特异性反应,通常不甚严重,多见于使用铜仿膜或其他纤维素膜透析器者。

3.治疗

(1)A型首次使用综合征:症状严重者应立即停止血液透析,夹住血液管路,丢弃体外循环的血液,必要时可加用肾上腺素、抗组胺药或激素。出现心搏骤停时,立刻给予心肺复苏。

(2)B型首次使用综合征:给予对症处理,不必停止血液透析。

4.预防

使用新的透析器之前用生理盐水彻底冲洗,可预防首次使用综合征的发生。选择生物相容性好的透析器,也可减少首次使用综合征的发生。

(四)肌肉痉挛

1.病因

透析中肌肉痉挛的发生率为10%～20%,发生的原因尚未清楚,可能与以下病因有关。

(1)过度超滤或者超滤过快:多于透析后期出现,好发于下肢。

(2)低血压:许多患者在发生低血压前可能出现肌肉痉挛的症状,应给予重视。

(3)低钠透析液:部分患者透析时伴有高血压,此时调整透析液钠浓度,可因血浆钠浓度的急性下降导致血管收缩,肌肉痉挛。

(4)其他:透析中组织缺氧,血 pH 升高及继发性红细胞 2,3-二磷酸甘油酸降低等。

2.临床表现

透析中发生肌肉痉挛比较常见,特别是脱水较多和老年患者,多发生在透析中、晚期,以下肢多见,也可发生在腹部。其表现为肌肉痉挛性疼痛,一般持续 10分钟左右。当脱水过多使体重低于干体重时,症状较重,有时可持续到透析后数小时。

3.治疗

首先应降低脱水速度,同时可输入生理盐水 100～200ml,或静注 10%～20%的氯化钠 10～20ml 或高张糖 40～60ml,也可使用 10%葡萄糖酸钙 10ml 静注,一般症状可以缓解。

4.预防

透析过程中经常发生肌肉痉挛的患者应调整其干体重。提高透析液钠浓度,或改变血液净化的方法,均可减少肌肉痉挛的发生率。患者可于每晚睡前服用维生素 E 或奎宁。补充左旋卡尼汀注射液亦可有效减少透析间期及透析过程中肌肉痉挛的发生。

(五)致热反应

1.病因

部分患者于透析中或透析结束后出现发热,其原因较多,常见原因有感染、致热原反应、输血反应、高温透析等,另外有一些发热原因不明。

(1)感染:无菌操作不严格,病原体感染或原有感染透析后扩散。

(2)致热原反应:透析期间的单次发热常为非感染性,主要原因有透析器和透析管道液细菌超标及透析器复用所产生的细菌、内毒素和变性蛋白质,均可造成致热原反应,引起发热。

(3)其他:输血反应,高温透析及不明原因发热等。

2.临床表现

透析前无发热,透析前半期(一般在开始1小时左右)出现畏寒、寒战,继而发热,伴头痛、肌肉酸痛、恶心、呕吐、抽筋、低血压或全身不适,体温高达38℃;持续数小时后体温自动恢复正常。

3.治疗

致热反应通常不用药物治疗,可在24小时内完全恢复。对症状较明显者,主要采用对症处理和抗过敏药物,如地塞米松、抗组胺药等。如寒战不能控制,静注哌替啶是有效的措施。而高热严重或24小时发热不退者,应做血培养,并及时给予抗生素。

4.预防

水处理系统中应加灭菌消毒设备,如活性炭吸附,反渗膜滤过以及在反渗装置中安装紫外线消毒灯等。水处理系统一般可用4%甲醛或紫外线每3个月消毒一次,对复用的透析器和管路应彻底冲洗和消毒。

(六)出血

1.病因

常见的原因为肝素化过程中引起的各种出血。同时尿毒症患者由于血小板功能障碍,常有出血倾向,充分透析后,血小板功能得到改善,出血倾向减少。

2.临床表现及治疗

(1)脑出血:高血压患者在透析过程中使用抗凝剂容易导致脑出血。此外,糖尿病、多囊肾及动脉硬化患者脑出血发生率高。如透析患者伴有脑出血应采用无肝素透析,若存在颅内高压,应采用腹膜透析。

(2)胃肠道出血:尿毒症患者为防止内瘘血栓形成,常服用抗凝剂,加上透析肝素化,胃肠道出血发生率高。对胃肠道出血者除给予常规内、外科治疗外,在透析中要采取低分子肝素,体外肝素化或无肝素化透析。

(3)出血性心包炎:出血性心包炎主要与透析不充分,感染及水钠潴留有关。临床表现为呼吸道感染症状,如右胸痛、咳嗽、气短,有时听诊可闻及心包摩擦音。有心包积液渗出时患者浮肿加重,常发生低血压。透析过程中产生的心包积液比透析前产生的心包积液治疗更加困难。透析后体外肝素化是重要的措施,至少可以减少血性渗出。亦可使患者进行腹透,既可减少血性渗出又可加快渗出液的吸收。

(4)硬膜下血肿:硬膜下血肿的发生率约为 3%,易患因素包括头部外伤、抗凝、超滤过度、高血压和透析引起脑脊液压力升高或脑水肿。其症状易与失衡综合征相混淆。后者多发生于初次透析的患者,头痛于透析后不久消失。临床上凡有头痛或表现于类似失衡综合征者,应考虑到硬膜下血肿。脑 CT 是对本病有诊断意义的检查。

(5)其他:如出现血性胸腔积液,或者出现穿刺部位出血或血肿,血路管道断裂或分离。在使用血泵的情况下,由于动脉血路管道内压力较高,可引起管壁破裂或管道连接处松脱,造成大出血。对于具有高危出血倾向的患者,应使用无肝素及枸橼酸抗凝。

(七)心律失常或心脏骤停

血液透析过程中发生心脏骤停并非罕见,根据美国肾脏病数据系统(USRDS)统计发现,心血管事件是猝死的首要原因,占透析患者总病死率的 42%,其中22.4%为心脏骤停或心律失常。这与透析间期延长,容量负荷增多和钾蓄积有关,同时由于透析中需清除更多液体,容易导致透析后低血压所致。

1.病因

尿毒症患者进入透析前一般已出现心肌病变、心力衰竭、心室肥厚及电解质酸碱平衡紊乱等并发症,使其发生心律失常的危险性明显增加,而且血液透析中由于体外循环引起血流动力学改变、生物相容性、电解质酸碱度的波动等,更易诱发心律失常的发生,甚至发生心脏骤停。常见的原因有:①严重溶血引起的高钾血症,或体内缺钾仍然用低钾透析液,所导致的严重心律失常;②心力衰竭、急性肺水肿;③出血性心脏压塞;④超滤过多,血压突然下降或其他原因所致循环功能衰竭未及时发现;⑤空气栓塞;⑥维持性 HD 患者原有低钙血症,透析中快速注入含有枸橼酸的血液,加重低钙血症引起心肌抑制;⑦脑出血、颅内血肿、脑血管意外等;⑧严重透析失衡综合征;⑨睡眠呼吸暂停综合征。

2.临床表现

(1)室上性心动过速:发生率约 30%,主要为心房纤颤。发生在透析中的心房纤颤多与低钾有关。患者近期腹泻、饮食差、恶心与呕吐或尿量每日大于 1000ml 的患者,应考虑低钾。既往有冠心病的患者,透析引起血容量的急剧变化,生物相容性差导致的低血氧和低血压也是诱发心律失常的因素。

（2）心动过缓和房室传导阻滞：高钾是造成房室传导阻滞最常见的原因，钾对心肌有抑制作用，由高钾引起的心律失常多表现为高度窦房阻滞，房室交界性心律，室性心律和严重房室传导阻滞伴束支传导阻滞。治疗包括及早行血液透析治疗，纠正酸中毒，随着酸中毒的纠正，钾离子可进入细胞内。其他原因如转移性钙化，高钙血症等。

（3）透析患者因服用洋地黄也可诱发心律失常。

3.治疗

通常房性早搏不产生严重后果，可不予处理，如遇频发或多源性房性早搏，尤其伴有心包炎、缺血性心肌病可能是产生房性快速心律失常的先兆，必要时使用奎尼丁。如发生多源性或频发（＞30 次/min）或呈二联律时应警惕。应用抗心律失常药物，应根据肾功能及是否透析调整剂量。如遇病窦综合征者可放置起搏器后继续透析治疗。针对病因，低钾者补钾，高钾者应立即给予钙剂，碳酸氢钠或乳酸钠及葡萄糖加胰岛素等，并进行紧急透析。

4.预防

避免透析前高血钾，减少透析中钾的波动。提醒患者控制饮食中的钾，严格监测血钾。对有严重贫血、心脏扩大、心力衰竭者，在透析过程中患者突感胸闷，往往主诉"全身说不出的难受"，心动过速或过缓，呼吸急促或不规则，血压下降，在静脉壶内血液颜色变暗红等，应及时停止透析，积极寻找原因。心脏骤停时，按心肺复苏处理。

（八）空气栓塞

空气栓塞是血液透析十分常见的并发症。由于目前使用血液透析机具有完善的空气监测装置，故血液透析中发生致死性空气栓塞的机会很少，但是，空气栓塞是血液透析中致命的并发症之一，若处理不及时可导致患者的死亡。

1.原因

（1）血泵前的管道破损。

（2）透析液内有气体扩散至血液内。

（3）肝素泵漏气。

（4）空气捕捉器倾倒。

（5）驱血时，将气体驱入体内。

（6）连接管道或溶解动静脉瘘内血栓时，空气进入体内。

2.临床表现

因空气多少、栓塞部位而不同，并在一定程度上与患者的体位有关。少量空气呈微小泡沫进入血液,可溶解于血或由肺排出,不出现任何症状。若气泡较大,进入速度较快,如一次进入 5ml 以上时,可发生明显空气栓塞症状,出现胸痛、咳嗽、呼吸困难、烦躁、发绀、神智不清;如一次快速进入 100～300ml 空气,可造成患者死亡。如患者处于坐位时,进入体内的空气可不经过心脏而直接进入脑静脉系统,引起脑静脉栓塞,出现意识丧失,昏迷,甚至死亡;处于卧位时,空气进入右心房和右心室,可导致急性肺动脉高压,气泡流至左心,可引起心、脑动脉系统空气栓塞,出现呼吸困难、急性的神经和心脏功能失调。

3.治疗

本症治疗极为困难,强调一旦发生要立即夹住血液管道,取左侧卧位,以头低脚高 20 分钟或以上,使气体停留在右心房,并逐渐扩散到肺部,吸纯氧(面罩给氧),右心房穿刺抽气。气体未抽出前,禁止心脏按压,注射脱水剂及地塞米松。或采用高压氧舱治疗,通过氧气的压力和物理作用,降低血管通透性,保护血脑屏障的完整性,减轻脑水肿,同时可以避免白细胞与受损的内皮细胞发生黏附,以免进一步加重脑损伤。

4.预防

透析结束回血时,禁用空气回血,以防空气误入体内。

(九)透析相关的低氧血症

血液透析时,动脉血氧分压下降 5～30mmHg,并持续到血透结束后 2 小时。在氧分压正常的患者,这种改变在临床上影响不大,而在重症患者中,由于透析前即存在低氧血症,此时氧分压的降低可能会造成非常严重的后果。

1.原因

血液透析中出现低氧血症的原因非常复杂,与通气不足及肺弥散功能障碍有关。主要原因有:①醋酸盐透析:醋酸盐代谢为碳酸氢盐的过程中大量耗氧,以及透析中丢失 CO_2,同时醋酸盐对心肌及呼吸中枢直接抑制作用;②通气不足;③肺弥散功能障碍。

2.临床表现

因低氧血症程度、复发的速度和持续时间不同,对机体影响亦不同。临床脑缺氧症状轻者,表现兴奋、烦躁;重者昏迷、全身抽搐。缺氧时可致心律失常、心率增快、心排血量增加等心血管系统症状。

3.治疗

吸氧治疗为主要方法,对伴 CO_2 潴留者,可采用面罩吸氧。

4.预防

原有心肺功能不良的患者透析时吸氧、供给葡萄糖、使用碳酸氢盐透析液、提高透析膜生物相容性均可减少透析相关低氧血症的发生率。

六、血液透析的远期并发症

(一)钙磷代谢紊乱及肾性骨病

钙磷代谢紊乱及-肾性骨病是慢性肾功能不全特别是透析病人的重要并发症之一。大量的证据表明：高磷血症、增高的钙磷乘积和甲状旁腺功能亢进可以导致血管钙化和发生心血管事件的危险性增加，与透析病人增加的患病率及死亡率相关。2005 年在 KDIGO 召开的矿物质代谢及其骨病的会议上明确提出慢性肾脏病(CKD)时的矿物质和骨代谢异常(CKD-MB)是全身性(系统性)疾病，常具有下列一个或一个以上表现：①钙、磷、PTH 或维生素 D 代谢异常；②骨转化、矿化、骨容量、骨骼线性生长或骨强度的异常；③血管或其他软组织钙化。

1.发病机制

终末期肾功能不全患者肾脏的外分泌及内分泌功能均受损。前者表现为肾脏排泌磷的障碍，引起磷的潴留；后者表现为肾脏 1α-羟化酶的活性成分减少，导致 1,25-二羟维生素 D_3($1,25(OH)_2D_3$)缺乏。现认为以上两点是引起继发性甲旁亢(SHPT)的基础原因。甲状旁腺素(PTH)是由 4 个甲状旁腺腺体分泌，由 84 个氨基酸组成的单链多肽，其代谢主要在肝脏(61%)和肾脏(31%)。PTH 的释放受到各种因素的制约，任何增加细胞内环化腺苷酸(cAMP)的因素，均可增加 PTH 的释放，如低钙血症、β-肾上腺素能药物、多巴胺等。而高钾血症、高镁血症、肾上腺能药物等减少细胞内 cAMP 的因素，可抑制 PTH 的释放。其中主要的离子化钙(Ca^{2+})，即使 $0.025\sim0.05mmol/L$ 血中这样轻微的 Ca^{2+} 的降低，亦可刺激 PTH 分泌增加。尿毒症综合征的发生机制，几乎与 PTH 的异常相关，故 PTH 被认为是尿毒症毒素之一。CKD 病人特别是当 GFR 值低于 $60ml/(min \cdot 1.73m^2)$ 时会发生甲状旁腺的继发性增生及 PTH 水平升高。在肾脏病进展中发生的低钙血症和/或 $1,25(OH)_2D_3$ 的缺乏。随着肾功能的持续下降，甲状旁腺维生素 D 受体和钙敏感受体(CaR)的数量下降，加重了它们对维生素 D 和钙的抵抗。此外，高磷血症的发生也直接影响甲状旁腺的功能和增生。这些情况会导致继发性甲状旁腺亢进症的进一步加重。

2.临床表现

临床上，终末期肾衰血透患者几乎均有骨病，主要表现在近端肌无力、酸痛及骨痛,皮肤瘙痒,可出现骨折。骨折多发生于肋骨和骨盆骨,患者身高缩短,小儿发生发育障碍,关节痛,可有假性痛风表现,有转移性钙化者引起钙化性关节周围炎症状,皮肤钙化可引起顽固性皮肤瘙痒,血管钙化可引起肢段缺血性溃疡。骨活检是诊断 SHPT 骨病的重要手段之一。它在组织形态学上表现为类骨质表面增加,成骨细胞及破骨细胞数目和表面增加,骨形成率和骨矿化率增加,外周骨小梁纤维化面积超过 0.5%。

生化指标上血钙浓度降低或正常,血磷浓度升高,血全段甲状旁腺激素(iPTH)水平升高。近年来作了许多血、尿生化指标及其他指标与骨组织形态学相关性研究,试图选择敏感性、特异性较高的无创性检查能较好地反映骨组织形态学变化。研究证明,血 iPTH、骨钙素(BGP)、骨特异性碱性磷酸酶(BAP)等是较好地反映骨代谢的指标。具有生物活性的 iPTH 能反映从甲状旁腺分泌、释放至血中的 iPTH 水平,不受肝脏、肾脏代谢的影响,所以它比测定血清中某些片段 PTH(包括中段 PTH、C 末端 PTH)的敏感性、特异性更高。BGP 由成骨细胞分泌,它与骨形成指标及骨吸收指标均有一定程度相关性,但与骨形成指标相关性更好。而与 PTH 一样,全段 BGP 比某个片段的 BGP 具有更好的敏感性、特异性。50 多年来,血碱性磷酸酶(ALP)一直被作为可反映骨代谢的指标,它有许多同功酶,存在于体内不同组织和器官,如小肠、肝胆系统、肾脏、白细胞、成骨细胞,这使得血清中总 ALP 水平不能准确反映骨代谢情况。近年来分离纯化出骨特异 ALP-BAP,并制备了 BAP 特异抗体,使测 BAP 成为可能。所以,测定血清中 BAP,能排除其他因素干扰,使其与骨代谢变化更相符。总之,目前尚无一种生化指标能准确无误的诊断 SHPT 骨病,但联合应用几种生化指标可提高诊断的准确性。

其他诊断措施包括普通 X 线检查、双能 X 线吸收术(DEXA)、甲状旁腺 B 超等。有学者发现,X 线手指骨皮质内骨吸收征象有助于鉴别骨软化和 SHPT 骨病,而且发现不同程度的皮质内骨吸收与 iPTH 水平有相关性。应用 DEXA 技术发现,头颅骨局部骨密度与 iPTH 水平存在负相关。X 线检查对某些类型的骨病有一定诊断价值,但敏感性较低。B 超发现甲状旁腺增大有助于诊断 SHPT,但是它必须结合病史、症状、临床生化指标等综合做出判断。

3.治疗

(1)透析疗法很难纠正钙磷代谢紊乱和肾性骨病,主要原因有:①透析疗法不能替代肾脏的内分泌功能,患者血中 $1,25(OH)_2D_3$ 明显降低,导致低钙血症;②透析患者多已无残余肾功能,排磷减少造成高磷血症;③长期透析患者摄入高蛋白饮食造成高磷血症,如减少蛋白质摄入来降低血磷,则又可导致钙摄入减少而出现低钙血症。用含钙较高的透析液进行长程透析又可导致高钙血症而带来各种危险。

(2)限制磷的摄入及使用磷结合剂:研究表明,高血磷可促进甲状旁腺组织的增生,并且通过稳定 PTHmRNA 和促进其信号传导增加 PTH 的合成。同时持续的高血磷还会抑制肾脏 1α-羟化酶的活性,拮抗活性维生素 D 对 PTH 的抑制作用,因此充分控制高血磷是十分重要的。临床上在未控制好血磷的情况下就匆忙使用活性维生素 D,不仅不能使 PTH 水平有效降低,还常常由于应用活性维生素 D 后出现的升高血钙、加重高磷血症,而不得不减量、甚至停用活性维生素 D,这样使得继发性甲状旁腺功能亢进难以控制。因此美国 NKFK/DOQI 在《关于慢性肾脏病的骨代谢及其疾病的临床实践指南》中建议应用维生素 D 之前,当 GFR 为 $15\sim59$ml/(min・1.73m^2)时应将血钙、磷水平维持在正常范围内;GFR 小于 15ml/(min・1.73m^2)或行透析治疗的病人应尽可能将血钙水平维持在正常值范围的低限($8.4\sim9.5$mg/dl),血磷水平最好不超过 5.5mg/dl,钙磷乘积应小于 55mg^2/dl。控制高血磷首先要限制磷的摄入,一般每日不要超过 $800\sim1000$mg。如果通过饮食中磷的限制不能将血磷控制在目标值,则应使用磷结合剂。常用含钙的磷结合剂有碳酸钙(含钙 40%)及醋酸钙(含钙 25%)。存在高钙血症的病人应使用不合钙的磷结合剂,如 sevelamer 及 Lanthanum Carbonate,临床多中心随机对照研究已证明:它们能有效降低血磷,而高钙血症发生率低。如果病人血清磷水平大于 7.0mg/dl,可以短期应用含铝的磷结合剂(4 周),然后换用其他制剂。同时对这样的病人应增加透析频率或延长透析时间。

(3)血钙:透析患者每天应摄入 1500mg 元素钙,可服用钙磷结合剂和增加饮食中钙入量,如果血清总钙低于正常值,临床有低钙症状或血清 iPTH 高于目标值,可给予钙盐或维生素 D 制剂。透析液中钙含量应根据患者血钙水平决定,服用活性维生素 D 制剂品亦可升高血钙。如果血钙高于目标值,应该对可能引起血钙水平升高的治疗进行调整如减少或停用含钙的磷结合剂,减少或停用维生素 D 制剂,应用低钙透析液等。

(4)活性维生素 D$_3$ 及其代谢产物的应用:CRF 患者,血清活性维生素 D$_3$ 水平较正常低,或者即使位于正常范围,也不能满足尿毒症患者的需要,即存在获得性维生素 D$_3$ 抵抗。目前研究表明,活性维生素 D$_3$ 除具有促进肠道吸收钙,增加血钙,从而间接抑制 PTH 分泌的作用外,对甲状旁腺还有如下直接作用:①减少前 PTH 原的基因转录,减少前 PTH 原 mRNA 的水平,从而减少 PTH 的分泌;②增加甲状旁腺细胞内钙浓度;③抑制甲状旁腺细胞的增殖。慢性肾功能不全引起 SHPT,甲状旁腺可呈弥漫性或结节性增生。甲状旁腺上 $1,25(OH)_2D_3$ 受体数目

下降或甲状旁腺对 $1,25(OH)_2D_3$ 敏感性下降。充分抑制 iPTH 分泌,需要超生理剂量的 $1,25(OH)_2D_3$。给予活性维生素 D_3,能逆转或减轻骨的病理学变化,改善患者症状。口服剂量为 $0.25\sim1\mu g/d$,对顽固性甲旁亢采用间歇性活性维生素 D_3 冲击治疗,可满意地控制继发性甲旁亢,又很少出现高钙血症,冲击剂量每次为 $1,25(OH)_2D_3$ $1\sim3\mu g/d$,每周 $2\sim3$ 次。

(5)甲状旁腺切除术:重度顽固的继发性甲旁亢经保守治疗、活性维生素 D 冲剂治疗均无效时,可考虑甲状旁腺切除术。术后短程口服维生素 D_3 或采用大剂量间歇冲击治疗,使血 AKP 低于 150IU/L 时做手术。

(二)透析相关性淀粉样变性

透析相关淀粉样变是维持性血液透析患者常见的远期并发症。透析相关淀粉样变的发生率随患者年龄及透析时间增加而增加。淀粉样沉积物的主要成分是 β_2-微球蛋白(β_2-MG),故也称为 β_2-MG 相关淀粉样变。淀粉样物质主要沉积在关节和关节周围软组织,可以导致腕管综合征、侵蚀性或破坏性骨关节病及囊性骨损害等致残性病变。

1.发病机制

透析相关淀粉样变的发病机制尚不清楚,循环中 β_2-MG 潴留是透析相关淀粉样变发生的基础。透析液的内毒素污染及透析膜的生物不相容性所致的补体激活,致使白介素-1 升高后的炎症反应均可使血中 β_2-MG 升高沉积于骨、关节及肌腱外,引起骨的囊性损害,弥漫性脱钙及腕管综合征。

2.临床表现

淀粉样变性骨关节病是由于 β_2-MG 广泛沉积于骨组织所致,骨组织破坏并出现囊性的骨破坏区;多同时伴有骨外组织的 β_2-MG 沉积,如关节、关节周围软组织及肌腱,重者可见肌腱断裂。β_2-MG 亦可沉积于骨及关节以外的组织,如血管壁、胃肠道、心肌、肝脏、肺脏、肾上腺、前列腺及睾丸等处。主要表现为腕管综合征,骨囊性变及骨外组织 β_2-MG 沉积所致的疾病症状,腕管正中神经受压迫可引起手痛、麻木、肌肉萎缩和功能障碍,关节疼痛、僵直、肿胀、功能丧失。β_2-MG 沉积破坏消化道组织及黏膜下血管可引起消化道大出血,沉积于心肌可导致心肌功能障碍、心律失常、心力衰竭。血中 β_2-MG 显著升高,骨及受累组织活检可助确诊。

3.治疗

为防止透析相关淀粉样变的发生,必须采用合理的透析方案。透析对 β_2-MG 的清除取决于透析器膜的结构性能和方式。铜仿膜不能清除 β_2-MG,高分子合成膜如聚砜膜、PAN 膜、BK-PM-MA 膜可使 β_2-MG 透析后的血浓度明显降低。高通量透析较低通量透析显著增加中分子物质及 β_2-MG 的清除。CAPD 者由于腹膜的膜孔大,清除 β_2-MG 多于常规血液透析器膜。使用合格的反渗水及透析液,减少透析过程诱导 β_2-MG 产生增加。成功的移植肾可使血 β_2-MG 降至正常,但不能逆转由于长期 β_2-MG 沉积所至的骨、关节病或腕管综合征。腕管综合征的治疗可采用糖皮质激素腕管内注射、理疗,可以暂时缓解症状。对腕管综合征症状持续存在的患者,必须立即进行手术减压。

(三)高血压

高血压是维持性血透者的常见并发症,大多数尿毒症患者在透析前已有不同程度的高血压,高血压直接影响着透析患者的生存率。

1.发病机制

维持性血透病人的高血压基本可分为容量依赖性和肾素依赖性两类,除此之外,交感神经、钙离子、利钠激素等也可能参与作用。

血透病人若不控制水钠摄入量,或透析不充分,几乎不能避免容量依赖性高血压的发生。体内钠的增高可使细胞外液和体液容量增加,心输出量增高,导致血压升高和周围血管阻力增加。

2.临床表现

5%～10%有高血压病的血透病人,其肾素-血管紧张素的活性增高,通过中枢神经系统使交感神经兴奋性增加,外周血管阻力增加,或者直接作用于外周小动脉引起血管收缩,还可促使醛固酮分泌增加,导致钠水潴留引起血压升高。

尿毒症患者常伴有自主神经系统异常,透析后多数可以改善。有些学者发现患者血管压力感受器或传入神经反射弧有缺陷,血浆儿茶酚胺增多,主要是去甲肾上腺素和多巴胺,去甲肾上腺素水平增高和压力反射敏感性减弱,将会增强尿毒症性高血压容量因素的作用。

另外,尿毒症时,肾脏分泌前列腺素-激肽酶减少,前列腺素除调节肾素分泌和交感神经张力外,还通过抗利尿激素影响血压。还有学者发现,尿毒症患者体内存在细胞 Na^+-K^+-ATP 酶的抑制物利钠激素,导致外周血管平滑肌细胞内 Na^+-K^+-ATP 酶活性下降,引起细胞内钠离子浓度增加,导致小动脉的紧张性或平滑肌对血管收缩剂的敏感性加强。

3.治疗

(1)限制水钠摄入量:每日水入量以 600～1000ml 为宜,氯化钠摄入量每日不超过 2g。

(2)脱水:每次透析的脱水量应达到病人的干体重,这是控制血压的主要措施之一。所谓干体重是当病人血浆白蛋白正常情况下脱水至这种体重以下时就会出现低血压,而若超过这种体重时则会出现高血压和明显水肿。每个患者的干体重不是恒定的,应该定期重新评估和调整。对透析时已发生低血压的患者可试做单超或续贯透析。单超液体动力学较稳定,因为超滤时没有发生渗透压的改变,避免了脱水时的低血压,特别适用于容量负荷性高血压引起心力衰竭或急性肺水肿病人的抢救。

(3)血液滤过:血液滤过能较好地清除中分子物质和血管收缩活性物质,可以迅速去除体内过多液体,因此血液滤过更容易控制高血压。血液滤过对小分子物质的清除率低,需与血透交替。

(4)持续不卧床腹膜透析(CAPD):CAPD 在控制血压方面比血透好。CAPD可通过改变透析液糖的浓度调整每日超滤率,更大减少了细胞外液容量,因此可以较温和地达到干体重。CAPD 病人左心室肥厚明显轻于血透病人。

(5)药物:血透后舒张期血压在 13.3kPa(100mmHg)以上时应给予降压治疗,常用的降压药均可被血透或腹膜透析所清除,所以降压药常在透析后给药,这样不会引起透析过程中发生低血压,又可维持给药后的血药浓度。

常用的降压药有:①利尿剂:可应用襻利尿剂如呋塞米等,需大剂量才能有降压作用,对听神经和肾有毒性作用,尿量每天在 500ml 以下者禁用。②β-受体阻滞剂:该药可减少肾素的释放和降低中枢性肾上腺素样活性。应用该药应注意对心功能、支气管、血糖的影响。③血管紧张素转换酶抑制剂(ACEI):ACEI 对血中肾素活性高的高血压降压作用强。主要副作用有高钾血症、顽固性咳嗽等。常用药如卡托普利、依那普利等。④钙通道拮抗剂:常用药物有硝苯地平等,硝苯地平对血透病人有迅速和持续的降压作用,对血透病人常出现的心绞痛、心动过速和血管性头痛有防治作用。新一代钙通道阻滞剂氨氯地平具有扩张血管作用强、作用时间长、副作用小等优点。⑤血管舒张剂:有哌唑嗪、肼苯达嗪,其可引起心动过速,可用于急性高血压或透析中出现的高血压。硝普钠用于严重高血压特别是急进性高血压、高血压心力衰竭或高血压脑病,注意避光。⑥肾切除是最后一个控制血压的办法,很少采用。

(四)低血压

血液透析中的低血压是指平均动脉压比透析前下降 4kPa(30mmHg)以下。患者常有恶心、呕吐、头痛、抽搐及嗜睡等症状。透析中低血压多数与过量脱水使血容量急剧下降有关。

1.发病机制

(1)应用醋酸盐透析液:由于血浆醋酸盐浓度迅速上升,引起周围血管扩张和组织缺氧导致低血压,改用碳酸氢盐透析后可明显改善。

(2)用非容量控制的透析机:用非容量控制的透析机,医护人员缺乏经验,超滤过快,使有效循环血容量急骤减少,导致低血压。

(3)透析间期体重增加过多或透析时间缩短:每次透析需要超滤过多水分,而若透析时间缩短,则需增加超滤率,所以应控制患者透析间期体重增长低于1kg/d。

(4)超滤过多,体重低于干体重:患者接近干体重时,体液由周围组织回到血管中的速度减慢,此时超滤就会发生低血压。

(5)低钠透析液:当透析液浓度低于血浆时,从透析器回流的血液与周围组织相比呈低渗性,为维持血清渗透压平衡,水分从血中进入组织间隙,造成血容量骤减而出现低血压。

(6)降压药物的影响。

(7)其他:心功能不全、心律失常、心包炎、肺动脉栓塞、出血及感染等,均可导致低血压。

2.预防

低血压的防治应根据不同的原因而采取不同的防治措施。由于醋酸盐不耐受可改用碳酸氢盐透析,还可改用血液滤过或血液透析滤过;精确计算脱水量及干体重防止超滤过量,透析间期体重增长应小于1kg/d,每小时超滤不宜超过患者体重的1%,采用容量控制型血液透析机,定期调整患者干体重;应用含钠140～142mmol/L透析液,也可适当提高透析液钠浓度,透析当天的降压药应在透析后服用;改善心功能,充分透析,改善贫血,治疗心包炎和冠心病。

3.治疗

一旦发生低血压,应将患者平卧,减慢血流速度,输入50%葡萄糖注射液100ml,或3%的氯化钠30～50ml,或输白蛋白、血浆或全血。

七、血液透析抗凝剂的应用

血液净化抗凝目的主要有两个,一是为了使血液净化能顺利进行,防止凝血,维护血管通路和透析器的有效性,尽量减轻透析器膜和血管通路对凝血系统的激活作用。另一方面是使抗凝血作用局限在体外循环的透析器与滤器和血路中,减少机体出血的发生率。目前有多种抗凝剂选择,可根据病患具体情况加以选择。

1.全身肝素化法

首先给予全身肝素化抗凝,然后给予肝素持续泵入,调整肝素用量。肝素相对分子质量为1000～15000,半衰期为(37±8)min。肾功能衰竭患者,肝素的半衰期可达60～90分钟。透析患者清除肝素困难,肝素用量过大可发生出血。使用肝素的标准方法为:先5000～10000U的负荷剂量,再持续以300～800U/h速率注入。要监测全血部分凝血活酶时间(WBPTT),后者须延长80%,透析结束前30分钟停止使用肝素。滤器先用2L,含2400U肝素的生理盐水预处理。再予5～10U/kg负荷剂量,然后以3U/(kg·h)～12U/(kg·h)的速率注入滤器前,以保持滤器后激活凝血时间(ACT)大于200～250秒(正常为150～170秒),这种抗凝法使体循环内部分凝血酶原激酶时间(PTT)变化不大,也不会缩短滤器的使用寿命。

全身肝素化法优点是使用方便,过量时可用鱼精蛋白迅速中合。缺点是出血发生率高,药代动力学多变,血小板减少等。

2.小剂量肝素化法

血液透析开始时,肝素负荷为25～50U/kg,透析开始后即以50U/(kg·h)的速度连续注入,直至透析结束。此法对有出血倾向,甚至有出血情况者,出血的危险性小于局部肝素化法。

3.边缘肝素化法

对于有出血倾向或有出血病史者适用。首次肝素剂量按62.5～85.5U/kg首注。以后自动泵入动脉管道中600～800U/h的速度持续注入,保持透析器内血液的凝血时间在30分钟以上。

4.低分子肝素化法

普通肝素的抗凝活性在于它能特异地与抗凝血酶Ⅲ结合,抗凝血酶与凝血酶与至少18糖单位糖链结合,才能发挥抗凝血酶Ⅲ的抑制作用。低分子肝素(LMWH)分子量为4000～7000,只有25%～40%的低分子量肝素含有18糖单位,较短的糖链不能催化凝血酶的抑制,但仍能保留与抗凝血酶Ⅲ的结合能力及对凝血因子x的抑制作用。LMWH主要通过较强的抗Xa因子活性而达到抗凝效果,抗凝血酶活性较弱,血小板计数降低少见,凝血时间延长不显著,所以出血危险也相对较低。加上LMWH用量较小,因而部分凝血活酶时间和凝血酶时间很少延长,对有出血危险的患者能够在不加重或不诱发出血的同时,起到较好的体外抗凝效果,是一种较安全的抗凝剂。但对于有活动出血的患者使用的安全性还有待进一步观察。一般首剂给3000～4000抗Xau/L,维持量为750抗Xau/h。或单次剂量5000抗Xau/L注入,可使血液透析4小时内不发生凝血。

5.体外肝素化法

近年来已被小剂量,无肝素及低分子肝素法取代。其操作技术复杂,需鱼精蛋白中合肝素,鱼精蛋白与肝素的中合比约是 0.9∶1。但剂量不容易掌握,鱼精蛋白代谢比肝素快,透析结束时易反跳,具体使用时应注意。

6.无肝素透析

对于危重患者及合并有凝血机制障碍的患者可采用无肝素透析,无肝素透析要求采用生物相容性好的透析器。首先用含肝素 5000U/L 的生理盐水预冲体外循环管路和透析器 15～20 分钟,透析前用生理盐水冲洗透析器及血路,血流量保持在 250～300ml/mim,每隔 15～30 分钟用 100～200ml 生理盐水冲洗透析器,同时加大除水量,除去冲洗中的生理盐水,透析中须避免在血管通道中输血,以免增加凝血的危险。

7.局部枸橼酸盐抗凝法

该技术的顺利进行需以强大的弥散作用清除枸橼酸钙为基础。一般枸橼酸盐的使用法是通过在体外循环动脉端输入枸橼酸盐,结合血中的离子钙,使用无钙透析液,防止透析器内凝血。然后静脉端输入氯化钙,补充血循环中的钙离子,以达体外局部抗凝的目的。枸橼酸抗凝与常规肝素,低分子肝素相比,对凝血机制的激活最少,有助于改善体外循环的生物相容性。血流量也不需要很大,透析器凝血发生率低。具有较高的尿素清除率,治疗器有效时间长。缺点是碱中毒发生率高达26%,需监测游离血钙、血气等。

8.前列腺素抗凝法

前列环素为花生四烯酸的代谢产物,它可增加腺苷酸环化酶活性使血小板 C-AMP 浓度增加,从而抑制血小板聚集和黏附功能,使血液与非内皮细胞膜表面接触(如透析膜)便不发生血小板的脱颗粒和血小板聚集,从而发挥强大的抗凝血作用,有人认为它比肝素抗凝法安全,半衰期极短(2min),但其抗血小板活性在停用 2 小时后仍存在,且无中和制剂;其剂量调整需依靠血小板聚集试验。前列腺素抗凝法的剂量依赖性低血压发生率也很高,限制了它在临床上的应用。

9.水蛭素抗凝法

水蛭素是一种由 65～66 个氨基酸组成的天然抗凝剂,由水蛭唾液腺分泌。水蛭素是凝血酶最强的特异性抑制剂。水蛭素已成功用于间歇性血透抗凝。最近 karl Georg 等将水蛭素成功用于危重急性肾衰患者 CBP 的抗凝治疗。

到目前为止,CBP 已有多种抗凝方法,但尚无一种非常理想的抗凝剂,目前的研究致力于寻求具有抗凝作用的生物膜。

八、血液净化血管通路与维护

血管通路是指将血液从体内引出,进入体外循环装置再回到体内的途径。血液净化的血管通路有动脉-静脉、静脉-静脉两种径路。

(一)动静脉血管直接穿刺建立血管通路

动静脉血管直接穿刺建立血管通路是一种简便快速地建立临时性血管通路的方法。但其并发症相对较多,只用于患者极度血容量负荷,血压不低,伴严重心衰、肺水肿等致命性并发症的患者。由于中心静脉插管技术的广泛应用,该方法在维持性血液透析中应用越来越少。但在急性肾衰毒物中毒、人工肝治疗中,经常使用。

1.周围静脉穿刺

周围静脉相对较细,血流量不充足,一般只能将周围静脉作为血液回路。作为血液出路时肘正中静脉血流量可达 50~120ml/min。作为回路的周围静脉有肘正中静脉、头静脉、贵要静脉、大隐静脉、小隐静脉、颈外静脉。其中最常用的是肘正中静脉。因是上肢最粗大的静脉,穿刺易成功,固定也容易。

2.深静脉穿刺

通常选择股静脉,可作为血液出路或回路,作为出路时,血流量可达 150~250ml/min。一般首选右侧股静脉。另选一前臂静脉作为回血静脉。有时同时穿双侧股静脉作为血液出路及回路。

股静脉穿刺的优点是方法简要便捷、迅速、易于掌握、穿刺损伤小、止血容易。缺点是由于处于会阴部,有感染的机会。穿刺针不易固定、有时易脱出、肢体活动受限,不能长期使用。

3.动脉穿刺

常用动脉穿刺的血管有桡动脉、肱动脉、足背动脉、股动脉等。

(1)穿刺方法:常规消毒,铺无菌孔巾、术者带无菌手套。1%利多卡因局麻,术者用食指和中指固定动脉两侧,进针角度约为 30°~40°,有鲜红血液涌入针管后将针尾略放低,继续小心向前推进约 0.5cm,用胶布固定针头。连接血路开始治疗。治疗结束拔针后,必须充分压迫穿刺部位。用手压迫至少 15~20 分钟。此后加压包扎并用沙袋压迫 4~6 小时。股动脉穿刺因使用抗凝剂,具有出血的危险,应该慎重操作。

(2)优点:为操作简便,血流量充足。

(3)缺点:止血困难,易出血,形成血肿和假性动脉瘤。

（二）中心静脉置管建立血管通路

1953 年 Seldinger 为了做动脉造影，采用通过导丝经皮插入导管的方法，后来称为 Seldinger 技术。

1961 年 Shaldon 等首次用该技术行动、静脉置管，建立血液透析的血管通路。随着技术的发展，经皮中心静脉置管越来越广泛，并成为血液净化的首选。中心静脉插管最常用的部位是股静脉、锁骨下静脉及颈内静脉。

1.导管结构

分单腔导管和双腔导管两种类型。

2.导管材料

常见材料包括聚四氟乙烯、聚氨酯、聚乙烯和硅橡胶等。这些导管质地光滑、柔软、可弯曲，容易插入，生物相容性好，不易形成血栓，不引起血管损伤，能较长期安全留置。导管不能通透 X 线，通过摄片可确定导管位置。聚四氟乙烯、聚乙烯导管质地较硬，容易操作，但易引起血管机械性损伤，继而血栓形成。聚氨酯导管硬度适中且易操作，导管进入血管后，在体温的作用下又变得柔软。

如导管需要留置更长时间（3～4 周），可选择柔软的硅橡胶导管，可留置在右心房，而无贯穿心脏的危险，并能获得充足的血流量。聚氨酯和硅胶血栓形成率低，是最理想的导管材料。

3.置管部位

常选择股静脉、锁骨下静脉和颈内静脉，少数单位选用颈外静脉。在重症患者，主要强调其安全性和操作简便性。颈内静脉置管操作相对简单，并发症少，并可较长时间保留，是非气管切开患者的最佳选择。股静脉置管操作虽然简单，但患者活动受限、易感染，一般不作留置导管，但非常适用于 ICU 中需心脏、呼吸支持的患者。

（三）感染的预防与护理

置管时无菌操作和置管后的管理，是预防感染的重要措施。

1.术前皮肤抗菌处理

导管的插入破坏了皮肤的完整性，皮肤上存留的细菌常引起导管的感染。因此置管前必须仔细消毒皮肤，同时避免皮肤损伤。消毒液清洁穿刺部位周围皮肤，然后再用 0.5％碘伏消毒皮肤。置管时要求穿手术衣、戴无菌手套、帽子和口罩。这样有助于减少穿刺后感染的机会。

2.导管护理

导管使用时间的延长使感染明显增加。通过正确护理和及时处理可降低感染发生率。局部换药应每天或隔日一次;清洁干燥的密闭性敷料可使用一周;一旦敷料潮湿或被污染,必须立即更换。最近也有人报道,用干纱布包裹比软膏湿敷更能降低导管感染率。

在进行 CBP 使用双腔导管时,由于使用和开放的缘故,大大地增加了感染的风险。开放导管时应予以一定的保护。尽量避免不必要的开放导管,包括采血、注射、肠外营养、反复静脉输血等。

第三节　血浆置换

血浆置换(PE)是一种常用的血液净化疗法,方法就是将全血分离成血浆和细胞成分(红细胞、白细胞和血小板),血浆遗弃,细胞成分以及置换液再输回体内,以达到清除致病介质的治疗目的。随着 PE 技术的不断发展,目前不但可以分离出全血浆,还可选择性地分离出某一类或某一种血浆成分,从而能够选择性或特异性地清除致病介质,进一步提高了疗效。

一、适应证

1.肾脏疾病

(1)抗肾小球基底膜(GBM)抗体性肾炎。

(2)寡免疫复合物型新月体肾炎。

(3)IgA 肾病和紫癜性肾炎。

(4)肾移植排异反应及移植肾原发病复发。

2.血液系统疾病

(1)血栓性血小板减少性紫癜(TTP)。

(2)免疫性血小板减少性紫癜(ITP)。

(3)冷凝集素病。

(4)高黏综合征。

(5)溶血性疾病。

3.风湿性疾病

(1)系统性红斑狼疮(SLE)。

(2)原发性小血管炎。

4.神经系统疾病

(1)急性炎性脱髓鞘性多发神经根病。

(2)重症肌无力(MO)。

(3)多发性硬化(MS)。

5.各种病因导致的严重肝衰竭。

6.代谢性疾病

(1)高脂血症。

(2)甲亢危象。

7.自身免疫性皮肤病。

8.重症中毒

(1)有机磷农药中毒。

(2)河豚中毒。

(3)毒蘑菇中毒。

二、相对禁忌证

1.严重活动性出血或 DIC。

2.对血浆、人血白蛋白等有严重过敏史者。

3.严重低血压或休克等全身循环衰竭。

4.非稳定期的心、脑梗死患者。

5.重度脑水肿伴有脑疝等濒危症状。

三、血浆置换方法分类

目前膜式血浆分离法的关键部位是膜式血浆分离器,由高分子聚合物制成的空心纤维型或平板型滤器,其截流率较高,其滤过膜孔径为 $0.2\sim0.6\mu m$,最大截流相对分子质量为 $300\sim400$ 万道尔顿。该孔可允许血浆滤过,但能阻挡住血液的细胞成分。临床上膜式血浆分离法又分为一级膜血浆分离法和二级膜血浆分离法及冷却滤过法等特殊治疗方法。

1.一级膜分离法(PE)

PE 也称为单滤过法,单次膜分离法,用血浆分离器一次性分离血细胞与血浆,将分离出来的血浆成分全部除去,再输入相同去除量的新鲜冷冻血浆或新鲜冷冻血浆加少量白蛋白。

一级膜分离法的优点是可补充凝血因子(使用新鲜冰冻血浆时),能排除含有致病物质的全部血浆成分。其缺点是因使用他人的血浆而有感染和过敏的可能性,因混入微小凝聚物而有产生相应副作用的可能。

一级膜分离法的适用范围是重症肝炎、严重的肝功能不全、血栓性血小板减少性紫癜、溶血性尿毒性综合征、多发性骨髓瘤、手术后肝功能不全、急性炎症性脱髓鞘性多发性神经病、系统性硬化病等。

2.二级膜分离法(DFPP)

DFPP 也称为双重滤过血浆置换法。先用血浆分离器分离血细胞和血浆,再将分离出的血浆引入根据不同疾病选择不同膜孔径的血浆成分分离器,致病的大分子物质被滞留于血浆成分分离器内而弃去,而血浆中小分子物质与白蛋白则随血细胞一起输回体内。白蛋白的相对分子质量为 69000Da,当致病物质分子量大于白蛋白 10 倍时,采用二次膜分离法可选择性除去致病的大分子物质。

二级膜分离法的优点是对患者血容量改变较小,特异性高,故所用置换量少,既节省了开支,又减少了感染等并发症的发生机会。二级膜分离法可以根据血浆中致病物质的分子量,选择不同孔径的血浆成分分离器以治疗不同的疾病。二级膜分离法的缺点是因利用分子量大小进行分离,可能会除去一些必要的蛋白质。

二级膜分离法适用于多发性骨髓瘤、原发性巨球蛋白血症、家族性高胆固醇血症、难治性类风湿性关节炎、系统性红斑狼疮、移植前后的抗体去除、重症肌无力、系统性硬化病、炎症性脱髓鞘性多发性神经病等。

3.冷却滤过法

用于清除血浆中的冷凝集蛋白成分。从全血中分离出血浆后,使血浆通过一个温度设定在 4℃的装置,冷球蛋白、免疫复合物、补体、内毒素、纤维蛋白原等会发生沉淀,不能通过滤过膜而被弃掉,而白蛋白及其他低分子量蛋白经 37℃复温后,回输入患者体内。

冷却滤过法适用于慢性类风湿性关节炎、冷球蛋白血症、系统性红斑狼疮等疾病。

四、血管通路

血流量充分并易于控制的血管通路是成功完成血浆置换的先决条件。目前多选择中心静脉留置导管,也可以选择动脉直接穿刺、静脉穿刺以及动静脉内瘘。

五、血浆容量的估算

人体的血浆容量(PV)可按下面的公式来估测。

$$PV = (1 - Hct)(b + cW)$$

式中:Hct:血细胞比容;W:体重(kg);b:常数,男性为 1530,女性为 864;c:常数,男性为 41,女性为 47.2。

一般而言,血细胞比容正常(0.45),则血浆容量大约为 40ml/kg。这样对于一个 70kg 体重的人,PV 应当是 70×40=2800ml。血细胞比容较低的患者 PV 将会高一些,这是因为其血容量并不和血细胞比容成比例地减少。

六、补充液的种类

补充液包括晶体液和胶体液。晶体液为生理盐水、葡萄糖生理盐水、林格氏液,用于补充血浆中各种电解质的丢失。晶体液的补充一般为丢失血浆的 1/3～1/2,大约为 500～1000ml。胶体液包括血浆代用品及血浆制品,血浆代用品包括中分子右旋糖酐、低分子右旋糖酐、羟乙基淀粉,补充量为弃去血浆量的 1/3～1/2;血浆制品有 5% 的白蛋白和新鲜冰冻血浆。一般含有血浆或血浆白蛋白成分占补充置换液的 40%～50%。原则上补充置换液时采用先晶体后胶体的顺序,即先补充电解质溶液或血浆代用品,再补充蛋白质溶液。目的是使补充的蛋白质尽可能少丢失。

1.置换液的补充原则

等量置换,保持血浆胶体渗透压正常,维持水电解质平衡,适当补充凝血因子和免疫球蛋白,减少病毒污染的机会。

2.应根据患者病情选择置换液

①血栓性血小板减少性紫癜/溶血性尿毒症综合征(TTP/HUS):推荐使用一级膜分离法,单用新鲜冷冻血浆作为置换液。原因是新鲜冷冻血浆自身对本病具有治疗作用,同时对维持低血小板患者的血液凝固性也有好处。②肝功能衰竭:推荐使用一级膜分离法,置换液最好给予新鲜血浆或新鲜冷冻血浆,因这种替换液含有多种凝血因子、补体、免疫球蛋白。③高黏滞综合征:包括骨髓瘤、巨球蛋白血症、冷球蛋白血症等高黏滞综合征,应增加晶体和低分子右旋糖酐的补充量。

单次置换总血浆量的 1～2 倍为宜,置换的效率最高。一般每次血浆置换量为 2～4L。血浆置换后血管内外蛋白浓度达到平衡约需 24～48 小时。因此,一般血浆置换疗法的频度是间隔 1～2 天,一般 5～7 次为一个疗程。而半衰期较短的物质(如 IgM、LDL),则疗程需适当延长。

七、抗凝剂

根据患者病情选择普通肝素、低分子肝素或枸橼酸盐作为抗凝剂。血浆置换的抗凝剂用量通常是血液透析患者用量的 1.5～2 倍。肝素首量 0.5～1.0mg/kg,

追加量 3～12mg/h,低分子肝素首量约 4000U,维持活化凝血时间(ACT)在正常值的 2～2.5 倍。采用枸橼酸抗凝时,ACD-A 液(每 100ml 含葡萄糖 2.45g,枸橼酸钠 2.2g,枸橼酸 730mg)与血流量的比例 1:(12～30),为防止低钙血症,建议每 30 分钟嚼入 500mg 碳酸钙。不同患者对抗凝剂的敏感性和半衰期的变化很大,因此要个体化掌握剂量,根据凝血时间来调整。有出血倾向的患者,应适当减少抗凝剂剂量,避免出血。

1.严格掌握血流速度,通常流经血浆分离器的血流速为 80～150ml/min,流经血浆成分分离器的血流速为 30～40ml/min,每小时分离血浆 1000ml 左右。

2.控制血浆分离流量/血流量的比率(FP/BP)不超过 30%,弃浆量/分离血浆量(DP/FP)不超过 17%,返浆流量/血液分离流量的比率(RP/FP)一般为 100%。

八、注意事项

1.不同疾病应选用不同的血浆置换治疗方式、滤器以及疗程。

2.预冲分离器时注意不要用血管钳敲打排气,防止血浆分离器、血浆成分分离器破膜的发生,如发生破膜及时更换滤器。

3.观察滤器有无凝血现象。

4.严密观察病人生命体征变化,监测血压、脉搏、呼吸。

5.严格掌握血浆出入量防止低血压发生。

6.观察病人穿刺部位有无渗血、血肿、有无寒战、发热等过敏反应,发生病情变化,及时处理。

九、并发症及处理

1.低血压

抽血过快或抽液和补液不平衡可出现血容量过少,出现低血压,症状为频脉、头晕、恶心、呕吐、出汗等。多由于置换与滤出速度不一,滤出过快,置换液补充过缓;体外循环预冲血量多;应用血制品引起过敏反应;补充晶体液时,血渗透压下降。预防及治疗:血浆置换术中血浆交换应等量,即血浆出量应与置换液入量保持平衡,当患者血压下降时可先置入胶体,血压稳定时再置入晶体,避免血容量的波动。其次,要维持水、电解质的平衡,保持血浆胶体渗透压稳定。治疗过程中密切观察患者生命体征。出现头晕、出汗、恶心、脉搏、血压下降时,立即补充白蛋白,加快输液速度,减慢血浆出量,延长血浆置换时间。

2.变态反应

血浆、白蛋白、药物以及管路溶出物质等常可诱发过敏反应。表现在治疗中或治疗后出现皮肤瘙痒、皮疹、畏寒、高热、呼吸急促、胸闷等，严重病例可出现休克及意识障碍。在血浆输入前，常规应用少量肾上腺皮质激素或异丙嗪等抗过敏药物。轻度过敏反应可暂时减慢或停止血浆泵，给予肾上腺皮质激素、抗组胺药或钙剂，稳定后继续治疗。重度过敏者应立即关闭血浆泵并吸氧，应用适量抗过敏药物。过敏性休克按照相关措施进行抢救。

3.低钙血症

新鲜血浆含有枸橼酸钠，输入新鲜血浆过多、过快容易导致低钙血症，患者出现口麻、腿麻以及小腿肌肉抽搐等低钙血症表现，严重时发生心律失常。治疗过程中血浆置换最大血流速度不宜超过 150ml/min，血浆分离量/血流量的比率（FP/BP）不超过 30%，避免枸橼酸盐过多过快地进入，引起血清游离钙急剧下降。治疗过程中严密观察患者有无低钙血症表现及血液生化改变，适量应用葡萄糖酸钙。

4.出血

血浆置换过程中血小板破坏、抗凝剂输注过多以及疾病本身导致。治疗前常规检测患者的凝血功能，根据情况确定抗凝剂的剂量和用法。治疗中观察皮肤及黏膜有无出血点，监测凝血功能。有出血倾向者治疗结束时适当应用鱼精蛋白中和肝素。

5.体温异常

由于体外循环回路或大量置换液不加温，室内温度过低都可引起低体温。反之，加温部位温度调节异常，循环血液温度升高，血液蛋白变性，引起意识障碍甚至死亡。自从引进自动加温设备仪后体温异常发生率极低。

第四节　连续性肾脏替代治疗

连续性肾脏替代治疗（CRRT）是指所有缓慢、连续清除水和溶质的治疗方式。1977 年 Kramer 等首次将连续性动静脉血液滤过（CAVH）应用于临床，克服了传统的间歇性血液透析（IHD）所存在的不足。标志着一种新的连续性血液净化技术诞生，在临床上迅速推广应用。CRRT 技术不断发展，相继出现了包括动脉-静脉缓慢连续超滤（AVSCUF）、连续性动脉-静脉血液滤过（CAVH）、连续性动脉静脉血液透析滤过（CAVHDF）等技术；随着中心静脉双腔导管在临床中普及，又衍生了静脉-静脉血液滤过（CVVH）、连续性静脉-静脉血液透析滤过（CVVHDF）等技术。这些技术已广泛应用于急性肾衰（ARF）重症监护病房（ICU）的治疗。

一、CRRT 的特点

目前,临床及实验研究均证实在 CRRT 治疗中,血流动力学稳定、溶质清除率高、利于营养支持及清除炎症介质,从而改善了重症 ARF 患者的愈后。

1.血流动力学稳定

CRRT 与传统的间歇性血液透析(IHD)相比,其优点为连续性治疗,可缓慢、等渗地清除水和溶质,容量波动小,净超滤率明显低,胶体渗透压变化程度小,基本无输液限制,能随时调整液体平衡、对血流动力学影响较小,更符合生理情况。而 IHD 治疗时,短时间内清除大量液体,常会引起血流动力学不稳定,不利于肾功能的恢复,使生存率降低。尤其是血流动力学不稳定的患者,通常难以在 IHD 治疗中清除较多的液体。CRRT 也可能导致容量大量丢失,故在治疗中要严密监测出入量。CRRT 时血液温度可能降低,是否有利血流动力学稳定,尚无定论。一些血管活性物质(如肾上腺素、去甲肾上腺素等)均是小分子物质,它们在 IHD 治疗中容易通过弥散方式清除,继而加重 IHD 治疗相关的低血压。然而,已经证实在 CRRT 治疗中,超滤可引起代偿性的血管收缩,从而利于血压的稳定。重症患者不能耐受低血压,有心脏停搏的危险,并可能导致内脏缺血,引起内脏酸中毒,而这些在 CRRT 治疗中均能避免。

2.溶质清除率高

CRRT 时溶质清除率高,尿素清除率高于 30L/d(20ml/min),而 IHD 很难达到,并且,CRRT 清除中、大分子溶质优于 IHD。CRRT 能更多地清除小分子物质,清除小分子溶质时无失衡现象,能更好地控制氮质血症,有利于重症急性肾功能衰竭或伴有多脏器功能障碍、败血症和心力衰竭患者的治疗。

3.清除炎性介质

严重感染和感染性休克患者血液中存在着大量中分子的炎性介质,这些介质可以导致脏器功能障碍或衰竭。CRRT 使用无菌/无致热原溶液以消除通常在 IHD 中潜在的炎性刺激因素,并且使用高生物相容性、高通透性滤器,能通透分子量达 300000Da 的分子。大部分细胞因子分子量为 10000~300000Da 的中分子物质,可被对流机制所清除。CRRT 通过对流或吸附可以清除细胞因子和细胞抑制因子,特别是在高容量血液滤过的情况下。Bellomo 等证实,CRRT 使用的高通透性滤器可清除大量细胞因子,如肿瘤坏死因子-α(TNF-α)、白细胞介素-1(IL-1)、白细胞介素-6(IL-6)、白细胞介素 8(IL-8)、补体 C_3a、D 因子、血小板活化因子(PAF)等。De Vrise 等应用 AN69 膜进行 CVVH,治疗 15 例感染性休克合并 ARF 患者,结果显示 AN69 膜能有效地清除循环中的细胞因子,但是对细胞因子的清除必须吸附与对流两种方式相结合。滤器中不同的生物膜清除细胞因子的能力不同。高通透性合成膜如聚丙烯腈膜(PAN)、聚砜膜(PS)等,有一疏水性表面,这不仅使细胞因子产生减少,而且可通过滤过或吸附机制使之清除。生物相容性差的膜与血浆接触后,会使一些补体活化产物如过敏毒素 C_3a、膜攻击复合物 C5b-9 及一些细胞衍生物浓度明显增高。纤维素膜可通过激活补体和白三烯导致炎性肾脏损伤,直接影响患者的预后。故选择一个生物相容性好、高流量以及有较高的吸附特性的膜是非常重要的。

4.营养改善好

大多数肾衰、急性危重病患者消化吸收功能差,加之反复感染,极度消耗等,一般都伴有营养不良。传统的透析治疗对水清除的波动较大,制定的热卡摄入量往往不能达到要求,蛋白质摄入量常需控制在 $0.5g/(kg \cdot d)$ 以内,常出现负氮平衡,所以影响患者的营养支持,而 CRRT 能满足大量液体的摄入,不存在输液限制,有利于营养支持治疗,保证了每日的能量及各种营养物质的供给,并维持正氮平衡。

5.纠正酸碱紊乱

危重患者的酸碱紊乱决定于患者的肾、肺、肝功能和分解代谢状态。应用 CRRT 治疗时,治疗方式、置换液及透析液成分也是重要因素。需要纠正机体的液体和酸碱平衡紊乱时,自超滤液中丢失的 HCO_3^- 必须在置换液中如数补充;需纠正代谢性酸中毒时,除补充丢失量外,还需额外补给,以达到 HCO_3^- 的正平衡。

二、CRRT 的缺点

与 IHD 相比,CRRT 有诸多优势,但是也有不足:①需要连续抗凝;②间断性治疗会降低疗效;③滤过可能丢失有益物质,如抗炎性介质;④乳酸盐对肝功能衰竭患者不利;⑤能清除分子量小或蛋白结合率低的药物,故其剂量需要调整,难以建立每种药物的应用指南;⑥费用较高;⑦尚无确实证据说明 CRRT 可以改善预后。

重症 ARF 患者常伴有 MODS,这些患者都存在血流动力学不稳定、高分解代谢和容量负荷,CRRT 是最理想的治疗方式。

三、适应证

1.肾脏疾病

(1)重症急性肾衰竭(ARF):伴血流动力学不稳定和需要持续清除过多容量或

毒性物质的情况,如 ARF 合并严重电解质、酸碱代谢紊乱、心力衰竭、脑水肿、肺水肿、急性呼吸窘迫综合征(ARDS)、血流动力学不稳定、外科手术后、严重感染。

(2)慢性肾衰竭:合并急性肺水肿、尿毒症脑病、心力衰竭、血流动力学不稳定。

2.非肾脏疾病

(1)多器官功能障碍综合征。

(2)全身炎症反应综合征。

(3)ARDS。

(4)挤压综合征。

(5)乳酸酸中毒。

(6)急性坏死性胰腺炎。

(7)心肺旁路。

(8)慢性心力衰竭。

(9)肝性脑病。

(10)药物或毒物中毒。

(11)严重液体潴留。

(12)需要大量补液。

(13)电解质和酸碱代谢紊乱。

四、CRRT 治疗的指证

在临床上,通常建议当重症 ARF 患者出现以下情况时,即开始 CRRT 治疗

1.少尿/无尿

重症患者如发生对利尿剂拮抗的少尿时(尿量<200ml/12h),则应开始 CRRT 治疗,尤其当患者大量静脉输液(如血或血制品等),且血管内充盈压中度升高时。由于 CRRT 治疗中血流动力学稳定,患者对治疗的耐受性和安全性较好,因此就可以尽可能早地开始 CRRT 治疗。

2.高钾血症

由于肾功能衰竭,患者血清钾浓度将快速升高,尤其是在多发性肌肉损伤、消化道出血、输血时更加明显。内科常规给予葡萄糖加胰岛素、碳酸氢钠、钙离子吸附树脂、钾离子吸附树脂,可以降低血清钾浓度,但如果患者肾功能衰竭持续不缓解,则血清钾浓度将持续上升,最终只有行 CRRT 治疗。一般当血钾升高至6.5mmol/L 以上时,即应立即行 CRRT 治疗。

3.重度酸中毒

轻度呼吸性酸中毒对维持急性肺损伤或 ARDS 患者的通气是有利的,且患者对轻度呼吸性酸中毒易耐受,不会导致明显的副作用。但是当患者出现严重代谢性酸中毒时,则应积极纠正酸中毒,因为严重代谢性酸中毒(pH<7.1),可以造成心肌收缩力和代谢异常,因此需要用 CRRT 来预防和治疗重度酸中毒。

4.氮质血症

尿毒素的蓄积可能导致免疫功能异常,而 CRRT 可以有效地清除尿毒素。在 ICU 中,氮质血症发展至什么程度才开始行 CRRT 治疗尚无定论,但是对于 ESRD 患者,研究证实如氮质血症控制不佳,则患者死亡率和发病率均上升。对于重症患者的治疗,通常当患者 BUN>30mmol/L 或 SCr>500μmol/L 时,就开始行 CRRT 治疗,并且使患者的 BUN 水平保持在 20mmol/L 以下。

5.水负荷/器官水肿

在 ICU 中防止水负荷和器官水肿对预后是至关重要的,患者在心肺复苏过程中输入较多的液体、机械通气和生理学应激反应易造成水钠潴留以及治疗需要输入大量液体重症患者常出现水、盐负荷,造成外周及内脏等渗性水肿,内脏水肿将直接危及患者生命安全。CRRT 是清除等渗性水肿而同时又不影响血流动力学的最有效治疗方式。

6.尿毒症并发症

对于 ICU 患者,应极力防止发生尿毒症并发症(如尿毒症脑病、神经病变、心肌病变或心包炎),一旦发生这些并发症,应立即 CRRT 治疗,且尽可能控制好氮质血症。

7.重度低/高钠血症

当患者肾功能正常时,轻至中度低/高钠血症可以通过内科治疗而痊愈。然而,当患者出现重度或致命性的低/高钠血症,且常伴有肾功能异常时,则 CRRT 是最好的治疗措施。

8.高热

严重的高热可导致中枢神经系统损伤、加剧脑水肿、加重血管扩张和低血压,从而危及患者生命。重度败血症、中枢神经系统出血或其他体温调控异常患者,常发生严重的高热,患者对常规降温处理疗效差,CRRT 能十分有效地降低任何病因所致的高热。

9.药物过量

水溶性药物(尤其是有效血循环内药物浓度决定中毒程度的药物)可以通过

CRRT 来清除,如锂、普鲁卡因酰胺代谢产物、氨基甙类等,因此 CRRT 也可以用于治疗这些药物过量。

五、CRRT 治疗的具体实施

1.置换液

CRRT 置换液因人而异,原则是电解质接近人体细胞外液成分,碱基根据需要调节,常用的有乳酸盐和醋酸盐,对 MODS 及败血症伴乳酸酸中毒或合并肝功能障碍者,不宜用乳酸盐,过量应用醋酸盐会导致血流动力学不稳定,故现推荐用碳酸氢盐作缓冲碱。内含钠 140mmol/L、钾 0~4mmol/L、氯 108~112mmol/L、葡萄糖 0~1500mg/dl、钙 1.5~1.75mmol/L、镁 0.5~0.7mmol/L。一般要求钾大于1mmol/L,尤其在高通量血液滤过治疗过程中。置换液输入有前、后稀释法两种,目前多采用前稀释法。

前稀释法进入滤器的溶质浓度虽低于血浆,但超滤量大,足以弥补。另外,肝素用量小,出血发生率低,滤器使用时间延长。大量置换液输入及较长时间体外循环可引起体温下降及能量丢失(大约 4.184MJ/d),故需应用加热装置,使置换液接近人体体温。

2.血管通路

根据病情需要和 CRRT 方式不同,血管通路可选择动静脉直接穿刺(足背动脉、股动脉、肱动脉、桡动脉、股静脉、肘静脉等)、深静脉插管(股静脉、颈内静脉、锁骨下静脉),动脉置管大多首选股动脉。近年随着血泵的应用,多采用双腔导管颈内静脉或股静脉留置导管,既保证了稳定的血流量,又避免了动脉穿刺的潜在危险;慢性肾功能衰竭急性恶化,需作 CAVH 治疗时,可采用动静脉内瘘穿刺作动脉端,而穿刺外周静脉做回路,血流量可达股动脉插管的 1/4。

3.抗凝

CRRT 治疗的一个主要缺点是治疗中需抗凝,从而增加了出血和血栓性血小板减少的发生。

现有的抗凝剂种类很多,包括肝素、低分子肝素、前列腺素、枸橼酸盐等,其中肝素抗凝最常用。抗凝技术包括肝素抗凝法、低分子肝素抗凝法、前列腺素抗凝法、局部枸橼酸盐抗凝法等。最常用的是从体外循环的动脉端连续应用肝素抗凝,其出血并发症与标准血液透析相似(20%~30%)。通常首剂 1000~2000U,以后每小时追加 400~800U,监测凝血酶原时间(PT)或活化凝血时间(ACT)在正常的1.5~2 倍,对于有肝功能损害或血小板低于 $5×10^9/L$ 者,治疗过程中可少用或不用肝素抗凝。

低分子肝素阻断 Xa 因子的作用强于阻断Ⅱa 因子,常用于出血危险性大的患者,首剂 2000U,应用过程中患者抗 Xa 活性应控制在 0.2～0.3U/ml;无出血危险性的患者,首剂 5000U,抗 Xa 活性应控制在 0.5～1.0U/ml。

体外枸橼酸抗凝法引起的出血危险最小,滤器堵塞的危险最小,但偶有发生代谢性碱中毒,可通过使用盐酸或提高透析液流速纠正。

CRRT 抗凝技术的应用应根据患者情况而加以选择,做到个体化。需考虑血管通路、是否使用泵、膜特性、超滤是否增加、患者临床情况和是否存在凝血异常等因素。

4.血滤器

CAVH 由于低血流量、低滤过压力,易发生凝血,故在超滤面积相同的滤器中应选择短而通透性高、生物相容性好、不易激活补体、对凝血系统影响小,预冲量小、血流阻力小的高分子聚合物膜所制的滤器。粗短口径滤器可降低循环阻力,降低凝血危险。高分子聚合物膜的生物相容性好,不易激活补体,且对水通透性高,超滤系数指跨膜压为 1mmHg 时,每小时超滤的毫升数,以 ml/(h·mmHg)表示,达 10～50ml/(h·mmHg)较符合治疗需要。CVVH 由于有血泵驱动,这些指标相对就不那么重要了。CVVHD、CVVHDF 的滤器都有两个相同的滤液口,适于透析液交换。目前 CRRT 应用的产品主要有瑞典金宝公司的 FH55、FH66(聚酰胺膜)及美国 Amicon 公司的 Diafilter20、30(聚砜膜)等。

5.透析液

CAVH 和 CVVHDF 治疗过程中,需用透析液,可选择置换液,但临床上常用无菌腹膜透析液。腹透液中含糖量较高,可能引起血糖增高,治疗中应予监测。有些腹透液含钠量低于 140mmol/L,在这种情况下应予补充而避免低钠血症。透析液流速一般为 10～30L/d,无残余肾功能或高分解代谢患者流速应高一些。

六、CRRT 治疗的并发症

1.技术性并发症

CRRT 作为一种侵入性的治疗,技术性并发症的发生率与所应用治疗方法密切相关,常见的最严重的并发症是与动脉通路相关的,而采用静脉-静脉通路时相应的并发症的发生率降低。

(1)血管通路不畅:血管通路不畅是一严重并发症,可导致体外循环中血流量下降。CAVH 中动脉通路畅通是保证足够血流量的关键。动脉内径减小,插管长度增加或扭曲都可导致血流量急剧下降。CVVH中因为有血泵辅助,这种并发症减少,但双腔导管可致再循环,增加体外循环中血流的黏滞度,使滤器凝血,超滤停止。精确地监测循环压力,采取措施恢复正常的血管通路功能可以克服这一缺陷。

(2)血流量下降和体外循环凝血:由于CAVH中依靠动静脉压力差驱动血液循环,常出现血流量不足和凝血。管道内径减小或扭曲,也会使血流停止导致体外循环凝血。血泵的应用使此类并发症的发生大为减少。

(3)管道连接不良:体外循环中,血流量范围50～350ml/min。血路中任何部位突发连接不良,如在血泵作用下偶尔因压力变化使管道破裂,都可以立即危及生命(尤其在无报警和监测条件下),因此整个管道必须在可视范围(未被遮避),确保整个管道连接密闭完好。

(4)气栓:现代使用泵辅助的CRRT,由于有特殊的监测和报警系统,可以预防气栓的发生,除非有机械缺陷,否则一旦有气体进入系统中,机器即会立即停止工作。在CAVH中,虽然无血泵,但由于持续正压的存在,亦可以避免形成气栓,但当静脉通道连接不良时,吸气相负压还是可以将气体吸入静脉系统形成气栓。

(5)水、电解质平衡障碍:CRRT的另一危险因素是容量负荷突然增多,电解质紊乱。现在机器一般有液体平衡系统,精确调控容量负荷,此并发症的发生率正在逐渐降低。关键是对每一患者都应准确评估其临床情况和危重程度,严密监测液体进出量。另外要避免配置大量置换液时出现差错导致的容量和电解质失衡。

(6)滤器功能丧失:CAVH滤器是在低血流量及超滤压力平衡的条件下工作的,这使得CAVH中滤器凝血的发生率高,膜功能低下,通透性能显著下降,对溶质的筛选系数趋于减低,系统的有效性减弱。此时,即便可以维持高水平的超滤,但对溶质的有效清除比预期的要低。使用血泵则避免了此问题,使滤器阻力不在成为循环中的一大问题。

2.临床并发症

(1)出血:皮下穿刺和应用Seldinger技术置管均可导致出血甚至使静脉穿孔,特别是局部动脉粥样硬化,由于损伤血管壁和斑块,可出现严重出血。故怀疑局部有严重的动脉粥样硬化时须选择其他通路。在CRRT过程中,抗凝剂应能立即达到最大的体外抗凝作用,而对体内循环系统无作用或作用较小;对有出血倾向的重症患者,可采取特殊疗法以维持体外循环中的抗凝作用,如采用局部肝素化、前列环素、低分子肝素、枸橼酸盐、前稀释及其他抗凝技术,可以减少出血的风险。CAVH后拔除动脉端导管时必须小心持续按压,以防出血;如果持续出血,需尽早手术,一旦出现股部大血肿继发感染所致脓肿,难以治疗。

(2)血栓：动脉局部血栓的发生较为常见(约 3%)，特别是在动脉硬化者，局部血栓更易于发生，有时可影响腿部的血液灌注，需立即手术。在 CVVH 时，静脉局部亦可出现血栓，并有可能扩展至腔静脉。因此，应常规监测血管灌注情况(多普勒超声)，持续监测体循环中静脉压力，有助于早期发现血栓并发症的出现。

(3)感染和败血症：局部感染(特别是血肿感染)是严重的并发症。ICU 中患者由于应用免疫抑制剂，易发生感染。体外循环可成为细菌感染源，管道连接、取样处和管道外露部分常成为细菌侵入的部位。一旦细菌侵入，患者即可发生败血症，导致体内内毒素水平升高，内毒素也可由污染的透析液从透析膜上小孔径进入体内。因此，行体外循环时需高度谨慎，严格无菌，避免打开管道留取血标本，避免出血和血肿。CRRT 治疗超滤液中抗生素浓度与血浆相近，表示水溶性抗生素丢失，这对重症感染或脓毒血症患者来说十分危险，应调整抗生素剂量，以达到有效血药治疗浓度。

(4)生物不相容性和过敏反应：血液长期与人工膜及塑料导管接触，由于塑料颗粒的碎裂，血、膜的反应及残存消毒液的作用可产生一系列不良反应，激活多种细胞因子、补体系统，甚至发生全身性炎症反应综合征，对机体造成严重损伤。目前 CRRT 中多使用高度生物相容性的生物膜，最大限度地避免这种并发症的出现。另外，用血管紧张素转换酶抑制剂(ACEI)治疗时，由于缓激肽积聚，也可使循环中细胞因子水平增加，需特别加以注意。

(5)低温：超滤时大量液体交换可致体温下降，计算热量摄入及评估营养和能量平衡时需考虑体温的负平衡作用，加热置换液可纠正此并发症。

(6)营养丢失：CRRT 治疗时，平均每周丢失 40～50g 蛋白质，并不比腹透及间歇治疗时多，而且不会明显改变总蛋白和白蛋白浓度，但在肝合成蛋白障碍及长期治疗时，营养成分丢失就会显得比较突出，而维生素丢失目前尚无报道，真正的缺乏综合征也不常见。经常监测超滤液和血液中一些电解质、营养成分及药物浓度，及时在置换液中加以补充，即可避免这些物质的不平衡。

(7)血液净化不充分：CAVH 由于超滤不足，对有高分解代谢的患者，不能充分清除体内的毒素，随着技术的发展，CVVH、CVVHD、HVHF 等的广泛应用，血液净化不充分已不构成制约 CRRT 应用的理由。

第五节　腹膜透析

腹膜透析(PD)其操作简单、实用,一般情况下不需特殊设备,可以在家中进行,对中分子物质清除效果好,对血流动力学影响小。腹膜透析具有简单、方便,相对价廉等优点,因而获得了广泛的临床应用,目前腹膜透析已成为肾脏替代疗法的一个重要组成部分。

一、腹膜透析的优点

1.设备简易,有利于基层医院就地抢救病人。

2.不需全身性使用肝素,有利于严重创伤病者或有出血倾向的病者。

3.不似血透需要体外循环,在透析过程中内环境改变不急速,循环动力学改变少,亦不会发生透析失衡综合征。

4.控制水电解质失调平稳确实,安全有效,对水钠潴留、高钾血症,疗效满意;

5.在低血压病人也可使用。

二、腹膜透析的原理

腹膜透析是利用腹膜作为透析膜,向腹腔内注入透析液,腹膜一侧毛细血管内血浆和另一侧腹腔内透析液借助其溶质浓度梯度和渗透梯度,通过弥散对流和超滤的原理,以清除机体内潴留的代谢废物和过多的水分,同时通过透析液补充所必需的物质。不断更换新鲜透析液反复透析,则可达到清除毒素,脱去多余水分,纠正酸中毒和电解质紊乱的治疗目的。

反复发生腹膜炎或腹膜炎长期不愈,则腹膜因慢性炎症而增厚,腹膜通透性降低;腹膜因慢性炎症而粘连,减少了能供透析的面积。如果腹膜透析效能严重损害,则病人必须停止腹膜透析,改做血透治疗。

三、腹膜透析的适应证

1.急性肾功能衰竭适应证

(1)已有尿毒症症状,如恶心、呕吐、精神神经症状等。

(2)有较明显的水钠潴留表现或心力衰竭迹象。

(3)血钾高于 6.5mmol/L。

(4)血尿素氮≥28mmol/L(80mg/dl),血肌酐≥530.4～707.2μmol/L(6～

8mg/dl)。

2.慢性肾功能衰竭适应证

(1)可逆性尿毒症:慢性肾功能不全者,有些原发病属可治性,大多数虽属原发病不可治性,但由于感染、水和电解质失调、心力衰竭等额外负荷,亦可导致迅速发生尿毒症。此时可用透析疗法帮助病人渡过难关,争取到时间纠正其可逆因素,缓解尿毒症状。

(2)不可逆转的慢性肾衰:为了减少长期透析后的心血管营养不良等并发症,目前提倡早期透析,不要等到有尿毒症严重的并发症时才做透析。当肌酐清除率小于 10ml/min 或血肌酐浓度大于 $707\mu mol/(8mg/dl)$ 时:①病人已有明显的尿毒症症状,如疲倦、恶心、呕吐等;②有较明显的水钠潴留,如明显水肿、血压较高或有高血容量心力衰竭迹象;③较严重的电解质失调,如血钾大于 6.5mmol/L;④较严重的代谢性酸中毒,$HCO_3^-<6.74mmol/L$(即血 CO_2 结合力小于 15)者,均宜开始做透析治疗。

3.肾移植的术前准备

尿毒症病人在等待做肾移植时,需透析来改善和维持其健康状态,以等待适合的肾脏进行移植,可用腹透或血透,其效果相同。

持续性腹膜透析(CAPD)特别适用于:①糖尿病肾脏病,CAPD 的循环动力学改变不大及不需全身使用肝素,可减慢糖尿病的视网膜病的进展和减少视网膜出血,也可减少透析病人的心血管并发症;②心脏病或者严重高血压者,做血透有相当大的危险性,而做 CAPD 时心脏负担少,甚至有心绞痛的冠心病者亦可做;③老年人;④建立血透的通路有困难的病人;⑤小儿做家庭透析;⑥不适宜全身性使用肝素的病人。此外,在做血透的病人,如出现了与透析有关的症状较严重时,如头痛、呕吐、循环功能不稳定等,或与使用肝素有关的出血,如消化道出血等,亦宜做CAPD。

4.急性药物和毒物中毒急救

在急性药物和毒物中毒时,如该种物质能从腹膜透出者,应立即进行腹透。一般来说,毒物的分子量如小于 5000,则较易从腹膜透出。如可可巴比妥(速可眠)、苯巴比妥等巴比妥类药物;甲丙氨酯、氯氮革、水合氯醛等镇静药和安定药;阿司匹林、对乙酰氨基酚等退热止痛药;苯丙胺、异卡波肼(闷可乐)等兴奋药;乙醇等醇类;汞、金、铅等金属;溴化物、碘化物等卤化物。此外,砷、硼酸、地高辛、四氯化碳、环磷酰胺、甲基多巴、西咪替丁、毒覃类、来苏儿、奎宁、X 线造影药均可透出。毒物能否从腹膜透出,除分子量大小外,还要看毒物是否大部分以游离的形式存在血循环中,若为游离存在,则较易从腹膜透出。

5.水、电解质失调和酸碱平衡失调

(1)高钾血症:血钾大于 6.5mmol/L 宜透析治疗。腹透每小时能清除钾14mmol 左右,远不及血透清除快。下述因素有助于腹透较快地降低血钾:①透析液内葡萄糖吸收,进入细胞内可降低血钾;②纠正酸中毒后,钾进入细胞内,血钾降低;③采用高渗透析液和短周期透析,可增加钾的排出。

(2)严重代谢性酸中毒:适用于严重酸中毒而因循环超负荷又不宜由静脉补充碱性药物者。此外,有学者报道可用腹透治疗乳酸性酸中毒,此时不能选用乳酸钠透析液,最好用含碳酸氢钠透析液,除有纠酸的作用外,还能从腹膜清除乳酸,其清除率为 8～24ml/min。亦有学者报道用腹透治疗糖尿病酮酸中毒症。

(3)高钙血症:腹透可治疗高钙血症危象,自行配制无钙透析液,并使用高张透析液,离子钙的清除率可达 29ml/min。血清总钙的清除率均为 14ml/min,总钙包括离子钙和蛋白结合钙,后者在腹膜透析时不易清除。但清除体内钙,血透较腹透快。

(4)严重水中毒:可用于限制水分见效太慢而补充高张氯化钠溶液又有危险者。

(5)严重潴留性高钠血症,临床上难于处理者。

6.高尿酸血症

在高尿酸血症,因尿酸结晶堵塞肾小管而发生少尿的病人(急性尿酸性肾脏病),可用腹透治疗,疗效颇为满意。

7.其他

(1)充血性心力衰竭:顽固充血性心力衰竭,伴有较明显水肿者,用利尿剂和洋地黄无效时,可用腹透排除过多的液体。

(2)急性广泛性腹膜炎:据文献报道,因腹膜透析液内有抗生素可直接接触腹膜炎症组织,且腹透可起引流作用,故疗效佳。此外,愈后亦可减少腹膜粘连。但腹透应在炎症局限以前便开始进行。如已形成脓肿或局限性包裹,或有胃肠道穿孔,则不宜做腹透。

(3)急性胰腺炎:国外文献报道,用腹透治疗者与对照组相比,存活率高,并发症少,病程短。可能与腹透能直接清除胰腺周围的脂肪酶有关,能缩短胰腺坏死过程。据文献报道,腹膜的脂肪酶清除率为 5～13.5ml/min。有学者报道做透出液的酶浓度测定,有助于监测胰腺炎的病情发展。不少学者认为,严重的急性胰腺炎或急性胰腺炎经内科治疗 24 小时不见好转者,可做腹透治疗,特别如果同时有氮质血症时,更为合适。

(4)肝性昏迷:腹透有助于清除氨和胆红素,故有人用之于肝昏迷。

(5)甲状腺功能亢进:对有甲亢的病人,腹透能显著地清除血中的 T_4,故有学者用之治疗甲状腺功能亢进危象。

(6)冻伤:腹透对抢救冻伤病人有一定疗效,但要用加过热的透析液。因其注入腹腔内后,能温暖内脏和大的血管,虽然对四肢没有温暖作用,但等到心律增加和心输出量充分时,自然能改善四肢的缺血状态。

(7)通过腹腔给予药物:①腹腔内有恶性肿瘤,经腹腔内注入化学治疗药物,则局部可获得高浓度,全身毒性较低。②糖尿病人可在腹透液内加入胰岛素以控制糖尿病,每日的需要量可较皮下注射量大,因为透析装置可能黏住小量胰岛素,而不能全部进入腹脏内。有些学者认为,由门静脉途径吸收胰岛素,较之从皮下组织吸收能更好地利用。③很多抗生素能从腹膜吸收。

(8)牛皮癣:不少病人经其他各种疗法积极治疗无效者,做间歇性腹膜透析(IPD)4 个星期,有半数以上病人的症状可获得显著改善或完全缓解。

(9)其他用途:腹透还可用于治疗高胆红素血症(如可用于完全性阻塞性黄疸病人的术前准备)、精神分裂症、多发性骨髓瘤(用腹透清除其血中的异常免疫球蛋白)、原发性高草酸尿症(腹透能每日从其血中清除酸 43mg)。

四、腹膜透析的禁忌证

1.绝对禁忌证

(1)存在可使腹膜清除率严重减少的情况,如多次或长期的腹膜感染之后的腹膜广泛性粘连或纤维化超过 50%、曾做大部分肠系膜切除或由于肠梗阻使肠管扩张引起腹部膨胀。这些解剖和功能上的异常会使可供透析的腹膜表面积减少和(或)透析液流动不良,从而不能达到充分透析。

(2)腹膜缺陷。

(3)严重慢性阻塞性肺部疾病,当腹腔灌入透析液时会出现急性呼吸衰竭危险的病人。

2.相对禁忌证

(1)新近的腹膜手术者:最好能在腹部手术 3 日后做腹透,因腹部手术后 3 日内便可愈合。但如病情上十分需要,在腹部手术后,仔细地缝合好各层组织的切口,即可做腹透。如果输入透析液的量不多,新鲜缝合良好的伤口一般不会漏液。

(2)横膈有裂孔者:手术的横膈切口,一般于数日内愈合,可做腹透,但入液量宜少些,并应密切注意胸积液情况。此外,因种种原因而致横膈有裂隙者,如在腹透时突然发生大量胸水,引起呼吸困难者,则不宜做腹透。

(3)腹部有外科引流管者:常为腹腔内有炎症,不但会引起透析液漏出,同时也易发生腹膜炎。

(4)全身性血管疾病者:如多发性血管炎综合征、全身性硬皮病、严重的动脉硬化症等,均会降低腹膜透析效能。

(5)凡由于种种原因不能摄入足够的蛋白质和热量者:不宜做长期的慢性腹透。

(6)晚期妊娠或腹内巨大肿瘤者:腹腔容积减少,做腹透的效果不好。但多数多囊肾病人并不是腹透的禁忌证。

(7)局限性腹膜炎的病人:不宜做腹透,以免炎症扩散。

(8)严重肥胖:由于重度肥胖皮下组织很厚,使透析管植入相当困难,而且透析液亦易渗漏。

(9)肠或尿路造瘘术者:这两种状况有增加腹膜感染的危险性,这些病人应该避免腹透。但在病人不能行血透时,可以腹透,关键是要将透析管的皮肤出口和造瘘管隔开。

(10)各种腹部疝未修补者:可暂行血透或 IPD,并进行疝修补术后,才可改为 CAPD。

(11)存在自我透析的禁忌证者:如精神病或大脑发育不全者。

(12)易发生腹膜炎者:肠道憩室病、结肠切除后、主动脉修补术后等,做腹透要小心。

(13)有慢性下背部疼痛者:可通过腹肌锻炼而得到有效预防。

五、腹膜透析的方法

1.间歇性腹透(IPD)

适用于急性肾衰或慢性肾衰作 CAPD 的初始的 3～10 天阶段。每次腹腔保留透析液 1 小时,每日交换 10～20 次不等、每周透析时间不少于 36～42 小时。

2.持续性非卧床腹透(CAPD)

适用慢性肾衰长期需透析者,每日交换 4～5 次,每次 2L,在此期间患者可以下床走动甚至正常活动,是目前最广泛应用的一种透析方法。

3.持续循环性腹透(CCPD)

患者夜间睡眠时应用循环自动式腹透机由计算机操作交换腹透液 4～6 次,白天腹腔内放置 2L 腹透液,患者可自由活动和工作。适用于需人帮助的腹透患者或需白天工作者。

4.夜间间歇腹透(NIPD)

夜间 10 小时内透析 8～10 次,由机器操作,不同于 CCPD 之处是白天腹腔内不留置腹透液。适应证:①做 CCPD 或 CAPD,白天或夜间腹透液长时间停留于腹腔内,由于糖回收过多,使透析液的渗透梯度降低及淋巴回流使超滤量减少者;②作CAPD 出现腰背痛不能耐受者;③有疝气或腹透管周围有漏液者。

5.潮式腹透(TPD)

将 NIPD 放在白天进行,第一次腹透灌入大量加大至患者能耐受的最大量,一般为 3L,放出时只放半量,其余 1.5L 留在腹腔内,以后每次灌入 1.5L,放出 1.5L。每次交换周期不超过 20 分钟,每次停留 4～6min,每 8～10 小时需腹透液 26～30L,至腹透 10 小时将全部腹透液放空。这种高流量的腹透液交换可提高溶质清除。

六、透析管及透析管的插植

1.透析管的种类

(1)短期急性腹透管:即一次性管心针透析管。一般使用没有涤纶毛质袖套的硅胶管,即用内径 0.5cm 的医用硅胶管 30cm,在管的末端 7cm 内钻多排小孔约50～60 个,直径约 0.5mm,一般可将 18 号针头挫平,四边磨利后进行凿孔。然而,亦有学者推荐用有一个涤纶的 Tenckhoff 急性透析管,目前这种管子已经很少使用。许多临床观察表明,即使在急性肾功能衰竭,亦以用慢性透析管为佳,因为这可避免反复穿刺,透析方便,进液不需特殊体位,避免透析中腹痛,易被患者接受。

(2)慢性腹透管:现时有多种慢性透析管可供选择。其中标准 Tenckhoff 直管长 35～40cm,内径 3cm,双涤纶套,两套间距 5～7cm。两个涤纶套将透析管分三部分,腹腔度长 20cm,末段 10cm 上有许多小孔。套间度 5～7cm,外度 20～30cm。其他管道主要是防止标准直管三种并发症而设计的,即:①出口感染和隧道炎;②皮下涤纶套露于皮肤外;③透析管移位。其中为减少移位或大网膜包裹的可能而设计透析管的末段呈卷曲状(coil-cath 管)、碟状物(column disc 管)或球状物(oreopoulus zellerman 管)。为防止出口处感染及隧道炎常设计皮下有一圆盘(core-tex 管),或隧道部分为固定的弯曲状(鹅型颈管)。我们主要选择标准的Tenckhoff 直管和 coil-cath 管,目前的 Tenckhoff 管是不透过 X 线的。在 X 线透视下可清楚地见到有否移位。

2.透析管的插植方法

可用 Tenckhoff 管的套管针插植,也可用外科手术插管,特别在有鼓肠、昏迷、极度衰弱及以前曾做过腹部手术者。外科手术插管法的术前准备与一般下腹部手术的准备相同。切口选择在正中线或正中线旁脐下 3cm 处,切口长 2～4cm。如病人以前做过外科手术,应避开原切口,可选择有下腹麦氏点或左下腹相应位置,以避免瘢痕下肠粘连。在局麻下切开皮肤,钝性分离皮下组织,剪开腹直肌前鞘,用直角拉钩牵开腹直肌,剪开腹直肌后鞘,即可见腹膜前脂肪或腹膜,用直钳钳起腹膜,在辨明无误钳肠管或大网膜后,在腹膜做一小切口,以仅能通过透析管为度,并在其周围作荷包缝线,暂不结扎。

导管植入前,应将涤纶套充分地用无菌生理盐水浸湿,并先以少量肝素溶液冲洗管腔,向腹腔内灌入透析液 500～1000ml(有腹水者例外),用金属管芯插入透析管内,以协助透析管从手术口向膀胱直肠窝(女性为子宫直肠窝)徐徐放入。插入腹腔内长度,约相当于脐至耻骨联合距离(如用 Tenckhoff 直管,腹腔处的涤纶套至末端为 15cm,过长者可适当将末端剪去少许,不够长者可降低切口)。在放入导管时,要问病人的自我感觉,如病人感觉会阴部有坠胀感或便意,则表示放入的透析管位置是对的。如病人感觉会阴部疼痛明显,表示导管插入过深,可缓慢退出0.5～1cm,以会阴部无明显不适感为宜。如果放入透析管中遇到阻力,可能是网膜缠绕或透析管触到肠襻,此时应退出,改用不同角度再插。然后拔出管芯,由导管快速注入透析液 50ml。如导管位置恰当,则患者仅感有便意而无痛苦,且回抽液体顺畅,引流呈线状。此时便可收紧腹膜的荷包缝线,结扎腹膜切口,然后荷包缝合腹直肌后鞘,固定涤纶袖套于腹直肌后鞘前。缝合腹直肌前鞘。再顺着透析管的自然走向,于腹壁脂肪层下,紧贴腹直肌鞘上,分离一长约 10cm 的皮下隧道,并在其出口处切开皮肤作一小出口(以仅能通过透析管为宜),从隧道出口拉出透析管,上端的涤纶袖套以离皮肤出口 2cm 左右为宜,放置于皮下脂肪组织处。造隧道时,注意勿使导管扭曲和移位。为了减少创伤,便于手术,学者采用一手术用的隧道针,其弯曲度如手术造隧道的要求,将透析管缚在其末端,隧道针顶端尖锐,沿腹直肌前鞘表面斜穿出口处,从出口处拉出。导管放置妥当后,即缝合皮肤切口。如使用没有袖套的自制的透析管,其插管方法相同。但由于它很易手术后滑脱,故宜在导管出口处用缝线将导管固定于皮肤上。术后 3 日内如无渗液、出口,则无需更换敷料。以后每日视伤口情况定时更换敷料。透析管插植后,应即开始透析。

3.插管的主要并发症

用手术方法插管,罕见引起肠、膀胱、主动脉等穿孔,主要的并发症有:①出血。

最常见的是腹壁小血管出血,加压包扎,沙袋压迫,冰敷等均可促进止血。②插管后直肠、阴道、膀胱或阴茎基部有不适或疼痛,往往是因插管太深,透析管尖部刺激有关脏器所致,在 2 周内不适感会自动消失。③皮肤出口处漏液。由于手术时未将透析管的腹膜入口处结扎好,或开始透析时输入液量太多,可停透 2~3 天,待腹膜愈合后再作透析。④透析管皮肤出口处发炎。通常由葡萄球菌引起。在培养及药敏结果未获得时,可口服氯唑西林 0.25g,每日 4 次,并局部涂抹碘软膏。

4.透析管的护理

手术后出口处以无菌方纱布覆盖,如无渗液、出血,则术后 3 天内无须更换敷料。以后每日视出口情况而定时更换敷料。Tenckhoff 透析管植入后,可供长期使用,必须良好护理。透析管的皮肤出口处任何时候都应保持干燥和清洁,如敷料潮湿,应立即更换。宜每日观察出口处有否炎症。每日透析前后出口处都应用碘氟或过氧化氢溶液消毒。4~8 周后,当切口愈合应每日进行出口处护理及观察出口处。患者可进行淋浴,淋浴前宜将透析管用冰箱用的保鲜纸包扎好;淋浴后将透析管及其周围皮肤轻轻拭干,再用碘溶液消毒透析管及其周围皮肤,然后用敷料包扎好透析管。

5.透析管的拆除

需要拆除透析管的常见情况是:①皮下隧道内难以控制的化脓性炎症;②难以治愈的透析管出口处严重感染;③不能纠正的透析管流通障碍;④真菌性或结核性腹膜炎;⑤反复发生由同样细菌引起的腹膜炎,用致病菌敏感的抗菌药治疗 7 天后,腹膜炎没有好转,这暗示隐匿的隧道感染,或由导管内附着的纤维素感染引起。此外,有些可逆性尿毒症病人经治疗解除了尿毒症后,也需予以拆除透析管;有些改行血透治疗或肾移植患者也需拆除透析管。拆除没有感染的透析管比较简单,两个涤纶套的透析管,只需在每个袖套上方各作一个切口,先拆除深部的涤纶套,然后从腹腔中轻轻地拉出透析管,缝合腹膜和窦道,以后再拆除皮下的涤纶套。如导管的皮肤出口处有感染,则在拆除透析管前先将含有恰当的抗菌药物的 500ml 透析液输入腹腔内,再做拆管手术,并且透析管的皮肤出口不要缝合,应引流数日,并给予适当的抗菌药治疗。急性透析管仅有一个皮下袖套,更易于拆除。

6.透析管的重插

透析管拆除后,有时要重插。例如透析管的皮肤出口处感染、隧道炎、透析管流通障碍等情况时。重插方法与首次插植透析管的方法相同,但仍要使用原来的腹膜进口,只是皮下隧道应造在另一侧腹壁。旧导管的皮下隧道和出口,在旧管子拔除后,应该使用杆菌肽 30000U,溶于 20ml 注射用生理盐水中,冲洗伤口和皮下隧道。透析管重插术后的处理,与首次插植透析管相同。

七、透析操作技术

1.腹膜透析技术的种类

腹膜透析技术有多种,有单纯手工操作的,有用腹膜透析机进行透析的,也有两者混合使用的。在我国常用的是用手工操作,可分为 IPD 和 CAPD 两种。IPD 通常每透析周期是 1 小时,CAPD 则是 4～8 小时。

2.CAPD 的操作

传统 CAPD 的操作 CAPD 的透析前准备,透析管连接(或卸除)输液管的操作等透析方法与上述 IPD 完全相同,病人于插透析管后,一般先做 IPD 14 天,才改做 CAPD。CAPD 与 IPD 的操作不同之处为:每日交换透析液仅 3～4 次,每次液量为 1500～2000ml。日间通常 4～6 小时交换透析液 1 次,晚上透析液在腹腔内停留 8 小时。每周透析 7 天,即 1 周透析 168 小时,用透析液 56L(大多数学者认为应该使用塑料袋装的透析液)。透析管与塑料袋之间有一软质塑料输液管连接,输液管与透析管之间通常有螺旋型连接器,如 β 接头,有些甚至在塑料袋与输液管之间,也有螺旋型连接器,但通常是用一尖头管状连接器,深插入塑料袋中。输入透析液后,卷起塑料袋和输液管置于腰包内。数小时后,需要放出透析液时,可将塑料袋展开并置于低位,腹腔内液就随重力而流入袋中,待其流完,将旧袋卸除弃去,换上新袋,再重新输入透析液,开始下一个透析周期。如感到透析不够充分,可尽量增加每次的透析液量,尽可能不要增加透析次数。在没有条件用塑料袋装透析液的单位,只能使用瓶装透析液,每次交换透析液时,均应严格按消毒常规连接或卸除输液管。输液管卸除后,病人可佩带透析管自由活动。

八、腹膜透析的并发症

(一)膜透析性腹膜炎、腹透后腹膜炎

近年随着透析技术的不断完善,腹透装置的不断改进,腹膜炎的发生率有所下降,但至今仍是腹透的主要并发症,也是腹透导管拔除和透析失败的主要原因,仍是影响腹透广泛开展的原因。

1.腹膜炎的种类

大致可分为细菌性腹膜炎、真菌性腹膜炎、结核性腹膜炎和化学性腹膜炎。以细菌性腹膜炎最常见(占 70%～95%),化学性腹膜炎(即非细菌引起的腹膜炎)占 3%～30%,真菌性腹膜炎占 3% 左右,结核性腹膜炎更少见。通常所说的是指细菌性腹膜炎。

2.腹膜炎的发病机制

(1)致病菌入侵的途径:包括经透析管腔、经出口处-皮下隧道、肠道细菌经过肠壁;血中细菌随血流至腹腔;经子宫-输卵管。临床上最常见感染入口是进行透析袋(瓶)交换过程中,透析袋(瓶)和输液装置之间的连接处受污染,这是腹膜炎最常见的原因。腹膜炎的致病菌多为常见的细菌,革兰阳性球菌占 5526～80%,常见于皮肤的革兰阳性球菌。

(2)腹透中腹腔对腹膜炎的防御作用:首先尿毒症使病人的免疫功能受损,还有腹透过程中存在着削弱腹膜防御机制的因素,如透析管的植入,非生理性透析液(pH、高渗透压,高浓度葡萄糖等)的频繁使用等。

3.临床表现

腹膜炎的临床表现取决于许多因素,如病菌的种类和致病力,透析管感染的存在与否,腹腔局部防御功能,诊断和治疗是否及时和有效等。细菌性腹膜炎的症状常于细菌侵入腹腔后 12～24 小时出现,透出液变浊是最早出现和最常见的症状(发生率 95%),甚至可于腹痛之前出现。其特点为突然出现而并不是逐渐浑浊。通常透出液中的细胞数超过 $50/mm^3$ 则透出液为轻度混浊,当大于 $100/mm^3$ 则可见明显混浊。腹痛亦是常见症状。腹痛多为急性发作,开始为轻度,局限性,若未及时治疗,则会逐渐加剧。也可表现轻微隐痛、腹部不适或烧灼感等。有少数病人可伴有恶心、呕吐,多数病人有发热。数天以后,可发生腹胀和胃肠功能障碍。在CAPD 中,一向畅通的透析管忽然梗阻,应注意腹膜炎的可能。腹膜炎的症状和体征无一个具有高度特异性,均需化验透出液以协助诊断。

4.实验室检查

(1)腹膜液常规检查:腹膜炎透出液蛋白含量增加,黏蛋白反应阳性,白细胞数增加,如送 CAPD 4～6 小时后的透出液做检查,其白细胞数正常应少于 $100/mm^3$,而单核细胞多于 50%。但在腹膜炎时,白细胞数常远高于 $100/mm^3$,分类以多形核为主(>50%)。

(2)涂片:取出透析液 50～100ml 离心,取沉渣做革兰染色。本法虽然阳性率低,仅 9%～37%,但省钱、快速,对早期治疗有指导作用。

(3)细菌培养:确诊有赖于透出液的细菌培养阳性。腹膜炎的致病菌多为一般常见的细菌,常见于皮肤的革兰阳性球菌,例如葡萄球菌为多见,但亦有报道以革兰阴性杆菌为多见者(主要致病菌为大肠杆菌)。多数学者的报道,革兰阳性细菌约占 60%,革兰阴性细菌约占 40%。每 1～2 周常规地做细菌培养 1 次,有助于及时发现腹膜炎。如临床上出现可疑的腹膜炎征象,应立即做培养,即做普通细菌培养、厌氧菌培养,必要时还同时做真菌培养和结核菌培养。病情较重者,还做血白细胞计数和血培养。

5.诊断

CAPD患者腹膜炎的诊断标准必须具备有下列3项中的两项:①有腹膜炎症状和体征,尤其是腹痛和(或)发热或(和)透出液混浊;②透出液常规检查示白细胞大于$100×10^6$/L,且中性分叶核粒细胞占50%以上,尤其是后者更有意义;③透出液革兰染色细菌培养找到致病菌。

判断腹膜炎时要排除一些干扰因素,如:①腹腔内活动性炎症如活动性结肠炎、阑尾炎、女性盆腔炎等,在这些炎症时中性粒细胞也明显升高;②腹腔内脏器的损伤,如肠梗阻、胃穿孔、疝嵌顿等;③感染性腹泻;④嗜酸性细胞数增多性腹膜炎,引流液亦浑浊,细胞数大于$100/mm^3$,但中性粒细胞小于50%,嗜酸性细胞大于20%,多次细菌检查要无致病微生物,病人无症状,原因未明,可能是腹膜的过敏性或化学性损害;⑤女性病人的月经期或近期做过盆腔检查,也会出现腹透液细胞数增多,中性粒细胞增多。

为了便于早期治疗,有下列情况之一,即可疑为腹膜炎:①经几个透析周期后,透出液仍混浊;②不明原因的局部或整个腹部疼痛、压痛;③不明原因的发热;④透出液中的白细胞数增加;⑤迟发性透析管引流不畅。

6.治疗

必须强调及早治疗,提高腹膜炎的疗效,减少腹膜炎的不良后果。对于有腹痛和(或)发热,且伴透出液混浊者,在送透出液做培养后,应立即给予治疗。对于仅有腹痛或仅有透出液混浊者,可先看透出液的白细胞及中性粒细胞是否达到腹膜炎诊断的标准。若达到,在留取标本做培养后即开始治疗。若未达到标准,可行透出液培养,若阳性,则开始根据药敏治疗,若培养阴性,则应继续观察。但由于腹膜炎症状出现后若超过24小时才接受治疗,部分会变为慢性腹膜炎,导致腹膜纤维化,被迫改变透析方式或降低腹膜的透析效能,故笔者推荐的做法是:凡是出现腹膜炎疑是征象的患者,在留透出液做细胞记数和分类及细胞培养后应立即给予治疗。

(1)排出腹内透析液,留作检查,更换透析连接口管道。

(2)冲洗腹腔:首先用1.5%葡萄糖透析液1000～2000ml,每升加肝素1000U,输入腹腔内,不停留即放出,连续3次,以清除炎症产物,缓解症状。

(3)选用抗生素:腹膜炎的治疗强调腹腔内给药,并需给予首剂负荷量。在未获细菌学检查结果时,按经验给药,即用头孢唑啉,负荷量为500mg/L,以后每次换液的维持量为 125mg/L。同时联用氨基糖苷类抗生素,如庆大霉素、妥布霉素、奈替米星,负荷量为 8mg/L,维持量为 4mg/L。此外,肝素 1000U/L,也应加入腹透液中。在初始治疗 24～48 小时后,可得到细菌培养的结果,此时应按细菌学结果调整抗生素。如细菌培养为真菌(这是一种严重的腹膜炎),多数学者主张尽快拔管,因为透析管的存在使真菌较难消灭。根据 1996 年国际腹膜透析学会关于处理腹膜炎的建议,在确诊后即予 5-氟胞嘧啶和氟康唑联合治疗同时仍继续 CAPD。5-氟胞嘧啶首剂为 2g,维持量为每日口服 1g。氟康唑可口服或腹腔内注入 200mg,每日 1 次。两性霉素 B 由于其毒性大,故不再推荐使用。若治疗 4～7 天,症状有改善,则继续用药 4～6 周;若无效,则立即拔管,而后继续上述抗真菌治疗 10 天。如细菌培养是结核性腹膜炎,应立即拔管,同时给予积极抗结核治疗。

(4)腹膜炎时,蛋白重新增加,应注意蛋白的补充。

(5)一般治疗应直至临床症状消失,透出液变澄清,透出液细菌培养结果连续 3 次均阴性,才能停止治疗,一般需 2 周左右。

(6)停止治疗后,应每周作 1 次透出液培养,连续数周,以观察腹膜炎有否再发。腹膜炎的再发一般是在停用抗菌药 1 周以后。

(7)腹膜炎特殊问题的处理

①顽固性腹膜炎:指已选用合适的抗菌药治疗 3～5 天,临床表现仍然无明显改善者,占腹膜炎的 5%～15%。可能与抗生素应用不合理或量不足;伴隧道炎;腹腔内脓肿形成或脏器穿孔;细菌在腹腔内吞噬细胞中生存;细菌在透析管内繁殖等因素有关。有些学者认为对顽固性腹膜炎,应该停止腹膜透析,拔去透析管,改做血透,并由其他途径继续使用抗生素。据临床体会,停止透析,特别是拔除腹透管,有时腹膜炎情况会迅速改善,其原因未明。据学者有限的临床经验,腹膜炎经恰当的抗菌药积极治疗 7 天,仍不能解决问题的,不宜继续腹透,因这样继续用抗菌药长程治疗,不但很少可能治愈腹膜炎,而且还有耐药性细菌继发性感染的危险。此外,长期腹膜炎还会增加从透析液里丢失蛋白以及增加病人体力的消耗和精神的负担。

②复发性腹膜炎:指停用抗生素后 4 周内发生同一种致病菌引起的腹膜炎,其原因与顽固性腹膜炎相似,治疗一般认为选用前次治疗方案,无效应封管或拔管。

7.预防

CAPD 并发的腹膜炎一般均较轻,如能早期发现,及早治疗,预后多良好。如处理不当或不及时,每导致腹透失败,需改作血透。为了降低腹膜炎的发病率,目前许多学者研究改进 CAPD 的技术,例如,近年来新设计的双联(双袋)一体化系统,或用紫外线灭菌系统以消毒输入的透析液以及新型透析管等。另外,还有改善患者营养状态的,提高机体的免疫功能,及早防治透析管的出口感染及盆腔炎症,都是减少腹膜炎发生的措施。

(二)PD管外口及隧道口感染

1.临床表现

(1)外口充血,皮肤炎症,有脓性分泌物。

(2)急性期感染:局部疼痛,皮肤变硬,分泌物外流,肉芽组织长出外口。

(3)慢性期感染:有液体外渗,肉芽长出外口,但无疼痛、充血及皮肤变硬。

2.防治

(1)术中彻底止血,防止出现伤口血肿。

(2)导管外口向下,术后早期小剂量透析防止漏液。

(3)保持伤口干燥、清洁。

3.治疗

局部及全身应用抗生素。

(三)丢失综合征

由于长期行 PD 治疗,从 PD 液中丢失蛋白质、氨基酸、维生素等营养物质而引起的临床综合征。

在 CAPD 开始 2 周,每日经 PD 液丢失蛋白质 15～20g,以后丢失量减少,平均每日丢失 5～11g。IPD 每日丢失 10～40g,腹膜炎使丢失量增加 1～30 倍。氨基酸每日丢失约 2g,同时丢失大量的维生素,主要是水溶性维生素。

1.临床表现

患者可出现全身不适、虚弱、食欲不振乃至嗜睡、昏迷、抽搐等。

2.防治

适当补充蛋白质、氨基酸及维生素。

(四)腹膜透析其他并发症

1.体液平衡失调

(1)低容量血症。

(2)高容量血症。

2.代谢紊乱

(1)高糖血症。

(2)蛋白质缺乏。

(3)高三酰甘油血症。

3.腹壁有关并发症

(1)腹壁疝。

(2)阴囊或阴唇水肿。

(3)胸膜瘘。

(4)背痛。

4.腹膜透析中嗜酸粒细胞增多。

5.腹膜硬化、腹腔超滤和溶质清除障碍。

第六节　肾脏移植

肾脏移植开始于 20 世纪 50 年代末期,至 70 年代末 Calne 将环孢素(CsA)应用于临床,使移植肾的存活率显著提高。

一、组织配型

在肾移植中需要考虑匹配的组织相容性系统有 ABO 血型系统和人类白细胞抗原(HLA)系统。由于 ABO 血型系统的不配,可导致大多数移植受者发生超急性排斥或急性排斥。HLA 系统是人类主要组织相容性系统(MHS),HLA 作为个体组织细胞的遗传标志,在抗原识别、提呈、免疫应答与调控、破坏外来抗原靶细胞等方面起重要作用,是导致移植物排斥反应的主要抗原。

1.ABO 血型系统

人类的红细胞血型有多种,其中以 ABO 系统最重要,ABO 血型抗原是一类糖蛋白,遗传上受第九对染色体控制。ABO 血型不合,有可能导致超急性排斥或急性血管性排斥。

2.HLA 系统

表达 HLA 抗原的基因密码位于第六对染色体的短臂上,由一群密切连锁的基因组成。HLA 复合体至少包括四个与移植有关的基因区(或位点),即 HLA-A,HLA-B,HLA-C,HLA-D。其中 HLA-D 区又分为 HLA-DR,HLA-DP,HLA-DQ 等亚区。它们分别编码七个系列的抗原。

(1)HLA Ⅰ类抗原:HLA Ⅰ类抗原包括 HLA-A,HLA-B,HLA-C 抗原。Ⅰ类抗原分布十分普遍,广泛分布于全身有核细胞表面,包括血小板和网织红细胞,以外周血液中白细胞和淋巴结、脾脏细胞所含的抗原量最多,其次是肺、肝、肾、皮肤,主动脉、肌肉和神经组织抗原含量最少。在改善同种肾移植存活率方面,HLA Ⅰ类抗原的配对重要性相对不如Ⅱ类抗原,Ⅰ类抗原配型重点依次为 HLA-B,HLA-A,HLA-C 位点。

(2)HLAⅡ类抗原:HLAⅡ类抗原包括 HLA-DR,HLA-DQ 和 HLA-DP 抗原,或称为 D 区抗原。Ⅱ类抗原的组织分布限定在内皮细胞和大多数非淋巴组织的树突状细胞上。在肾脏,Ⅱ类抗原主要在小管间毛细血管以及肾小球毛细血管内皮细胞和系膜细胞,大血管内皮细胞部分表达,但在肾移植后可诱导Ⅱ类抗原表达,这种诱导可能和排斥有关。在淋巴组织中,Ⅱ类抗原在 B 细胞及激活的 T 淋巴细胞上表达。

3.HLA 基因水平的配型

分子生物学技术的发展,使 DNA 水平的 HLA 研究获得重大进展,血清学表型相同,DNA 核苷酸序列不一定完全相同。HLA 个体遗传差异的本质不是在血清学方法所检测的基因产物,而是在编码基因产物的 DNA 水平上。

4.淋巴细胞毒交叉配合试验

几乎每个移植单位都在肾移植前做该项检查。方法是受者血清+供者淋巴细胞+补体<10%蓝染细胞为阴性反应。该项试验是检查受者血清中是否预存在抗供者 HLA 细胞毒抗体。对 HLA 抗原的敏感性,可以通过淋巴细胞毒试验反映。有下例情况时,受者血清中可出现淋巴细胞毒抗体:妊娠、输血、移植史。

5.MLC 配型试验

混合淋巴细胞培养法(MLC)分双向法和单向法。双向 MLC 是将供者与受者的淋巴细胞混合在一起进行体外培养。单向 MLC 时,试验系统中的刺激细胞用丝裂霉素处理,使之失去活化能力,仍保留其激发对方淋巴细胞(反应淋巴细胞)活化的能力,反应细胞不加处理,两种淋巴细胞做混合培养。MLC 强弱可通过形态学观察计数淋巴细胞转化百分率,或用 H3TdR 掺入的量表示。MLC 可反映出供受者间已知和未知的、主要的和次要的 HLA 抗原的相容程度,MLC 试验所需时间较长是其缺点。

二、肾脏移植供受者的选择与准备

肾移植供者及受者的选择、合理的组织配型以及术前准备是提高移植入/肾长期存活的关键。

(一)肾移植供者的选择

1.活体肾供者

活体供肾有两种来源:一种为供受者之间有一定血缘关系的,如父母亲、兄弟姐妹或儿女之间供肾；另一种供肾是没有血缘关系的个人捐赠，值得注意的是这种供肾方式在道德伦理上尚有争议。

（1）供者年龄：一般以 20～50 岁之间为佳，年龄太小则思想尚未成熟，年龄高于 55 岁常有潜在的病变发生，如心血管疾病或肾功能代偿已减退，且对手术耐受力差。

（2）供者的健康状况评估：①病史及体格检查：无慢性病及全身性疾病；②实验室检查：血、尿、粪常规检查均需在正常值范围；③感染方面检查：尿、痰、粪细菌、霉菌以及口咽部分泌物涂片和培养，血中病毒感染化验如 CMV-IgG、IgM，EB 病毒等检查。EB 病毒感染以及免疫抑制剂的应用可引起淋巴组织增生异常——B 细胞淋巴瘤。人类免疫缺陷病毒（HIV）阳性不应作为供体。肝炎病毒，目前常规做 HBV、HCV，一般供者不应呈阳性。有关结核菌感染的测定有抗 PPD 及 PCR 检查；④血液生化检查：血电解质（钾、钠、氯、钙、磷等）、肾功能测定（肌酐、尿素氮、肌酐廓清试验）、血气分析（二氧化碳结合力）、血糖、肝功能测定（转氨酶、碱性磷酸酶）等；⑤放射学检查：胸腹部平片、肝肾 B 超检查、心电图检查；⑥泌尿系统检查：可对供肾及余留的肾功能良好与否进行估计，可进行双肾泌尿系静脉造影，肾动脉造影。男性供者一般采用左肾，因左肾动脉易暴露，静脉较长，易摘取，女性供者以取右肾为宜，因女性妊娠时右肾易发生肾盂积水，而摘取右肾可减少供者泌尿系发病。

2.尸体肾供者

尸体肾供者是以脑死亡作为供者的条件。

（1）供者年龄：供者的年龄与活体供肾者相仿，也应在 20～50 岁之间。

（2）脑死亡之前供者的健康状况：①死亡之前有全身性疾病应不考虑为供肾者，而以脑外伤供者最为适宜。②脑死亡前影响器官质量的因素：死亡前休克时间过长会影响肾脏供血，将导致不可逆转的肾功能损害；热缺血时间不宜超过 10 分钟；取出肾脏立即进行冷却灌注，冷缺血时间应在 24 小时以内；有条件时在"脑死亡"后仍需进行人工呼吸供氧，以维持正常血压，直至取出肾脏为止。

（3）尸体供肾的生前检查：①血型：ABO 血型应相容的原则；②供者：肝炎病毒的检查如为阳性的供者应与对活体供者的要求相仿，以及进行肝、肾功能检查。

（4）供受者组织相容性检查。

（二）肾移植受者的选择

1.受者的年龄

移植肾受者的年龄对移植人/肾的长期存活有较大的影响。目前移植受者的年龄范围较以往有所扩大,一般认为以 12～50 岁较佳,儿童做肾移植较维持性透析为佳。年龄的上限虽无明显限制,但随着年龄增大,尤其是 60 岁以上患者常伴有动脉粥样硬化、肺气肿等,60 岁以上患者做肾脏移植的风险增加,应根据患者的情况全面分析,综合评价。

2.原发病种类

引起慢性肾衰竭尿毒症的病因较多,但并非所有患者均能作为肾移植受者,常见的病因有以下几种。

(1)肾小球肾炎:最常见的适合做肾移植受者的原发病以肾小球肾炎为主。对于移植后有复发倾向的肾脏疾病,大多数学者建议延缓移植,如抗肾小球基底膜(GBM)病变,应在抗 GBM 抗体阴性后 6～12 个月后再做移植;局灶性肾小球硬化、IgA 肾病、系膜增殖性肾小球肾炎、膜性肾炎应在病情稳定非活动期做肾移植;移植后如出现复发性肾小球肾炎,常难与慢性排斥反应相鉴别。

(2)慢性肾盂肾炎:移植前必须彻底控制感染,肾盂肾炎有反复发作者,可考虑在移植前切除无功能的双肾。

(3)间质性肾炎:应查清何种原因,如感染、药物过敏、毒性物质损害、缺血、代谢异常、物理因素、尿路梗阻、肿瘤、遗传性疾病等,原发病控制后才考虑移植,以防移植肾复发。

(4)遗传性肾炎:包括 Alport 综合征。多囊肾体积较大易感染,因而术前应切除原肾,多囊肾发展至肾衰竭时年龄较大,移植后存活率相对下降。

(5)血管性疾病:根据近年来长期随访患者的情况,高血压性肾硬化在移植后复发不多。

(6)代谢性疾病:糖尿病性肾病近十余年来移植数已逐渐上升,且有不少移植中心已同时做胰肾移植,年轻糖尿病性肾病患者肾移植后存活率并不比其他原发病种为低,但高龄晚期糖尿病肾衰竭患者由于糖尿病并发症较多,因而选择透析治疗比移植效果更好。

(7)自身免疫性疾病中狼疮性肾炎所致肾衰竭:当全身其他脏器病变被控制后再做移植,而且移植的患者数逐年增加,原发病的治疗与肾移植后应用免疫抑制剂相一致,移植后复发率并不多见,但存活率低于原发性肾小球疾病移植肾存活率。

(8)药物中毒致肾衰竭:移植效果较差。

(9)肿瘤病:应切除原发肿瘤,且在没有转移至其他脏器、身体健康时。

3.受者健康状况及其并发症

在选择移植受者时,应注意患者全身各方面的健康状况,以减少移植后的并发症。

(1)心血管系统:①高血压:大多数晚期透析患者患有不同程度的高血压,其中90%以上为水钠潴留型,5％左右和肾素活性增高、前列腺素分泌减少有关,若患者经足够透析不能被纠正,考虑为肾素血管紧张素增高所致,移植前需做自体双肾切除;②心脏与血管疾病:移植前如有脑血管意外、心肌梗死、远端肢体缺血、心力衰竭等症状未完全治愈,应慎重对待,基本不予考虑移植。

(2)溃疡病:移植后应用大量免疫抑制剂,可引起消化性溃疡出血、内脏穿孔,增加移植受者的死亡率。因此,对准备做移植的受者必须详细了解病史,做好消化道检查,如发现溃疡应先治愈,必要时可做溃疡切除再考虑移植,对轻度胃溃疡可于移植前预防性应用保护胃黏膜、降低胃酸分泌的药物。

(3)感染:移植后需应用大量免疫抑制剂,使患者的免疫功能减低,易发生感染。因而移植前必须详细检查患者的呼吸道、泌尿道等有无感染病灶存在,如细菌培养呈阳性,应用抗生素治疗;如有结核史,至少应抗结核治疗1年后确已彻底治愈方可考虑;如系腹膜透析患者,需详细检查腹膜液及腹透管周围有无感染;血液透析患者应注意动静脉瘘处有无炎症,如发生感染,应予以治愈。巨细胞病毒(CMV)抗体测定,受者若呈阴性,最好给予巨细胞病毒阴性的供肾。对肝炎病毒感染的受者,当无活动性肝炎、肝功能试验正常,HLA位点配合较好的情况下,可考虑做肾移植,且术后应慎重使用硫唑嘌呤和环孢素。

4.肾移植受者的禁忌证

患者散在性恶性肿瘤、严重的全身性疾病(如血管性疾病)、顽固性心力衰竭、慢性呼吸衰竭、活动性结核病、慢性难治性感染、凝血机制紊乱、精神病患者。

(三)移植前受者的准备

1.透析

终末期肾病患者,大多数体质较弱、贫血明显、水钠潴留,经过透析治疗患者病情好转,水钠潴留纠正,心胸比例及血压趋于正常,患者能起床活动,生活自理,这样才有条件进行肾移植。常规血液透析患者,在移植术前24小时内必须透析一次,腹膜透析患者,一般持续腹膜透析至术前,以保证体内电解质平衡,并保持患者的净体重,以使患者能耐受手术。

2.移植前输血

对于移植前输血对受者移植肾的存活率变化尚有争议,输血可促使受者产生免疫耐受。但也有学者认为输血会导致受者产生细胞毒抗体,尤其是输入组织相容性不同的血细胞会导致受者产生细胞毒抗体,加速移植肾排斥,且输血易使肝炎传播。输供者血对HLA错配的受者有提高移植肾存活的作用。

三、排斥反应类型、临床表现及其处理

(一)超急性排斥

发生于肾移植开放血管后的数分钟至数小时内,其原因有以下两种:

1.主要因为受者体内预存的细胞毒抗体与供者 T 淋巴细胞表面的 HLA 抗原或 B 淋巴细胞发生反应所致。

2.ABO 血型不配合、冷凝集素、抗血管内皮细胞抗体、葡萄球菌 A 毒素、抗 B 淋巴细胞抗体存在等也可引起超急性排斥反应。

超急性排斥无有效的治疗方法,一旦确定诊断应做移植肾切除。

(二)加速排斥

通常发生于移植后 24 小时到 7 天内。排斥反应涉及体液和(或)细胞免疫机制。根据发病机制可分为 4 种亚型:①血管性排斥反应。原因未明,针对供者 HLA-Ⅰ类抗原的细胞毒 IgG 抗体预形成水平低,淋巴细胞毒交叉试验呈阴性反应,移植前难以发现;②由针对 HLA-Ⅱ类抗原的抗体引起的血管性排斥;③由针对供者的血管内皮细胞抗体引起的血管性排斥。这种类型排斥多见于 HLA 相同且混合淋巴细胞培养无刺激反应的活体亲属供肾的受者;④由一种原始 T 细胞反应而导致的细胞性排斥反应。

1.病理组织学特点

加速排斥主要为血管病变,表现为淋巴细胞浸润至血管内皮细胞,并造成损害。血小板性血栓形成,纤维蛋白样坏死,肾皮质不均匀坏死,间质出血及局灶性间质细胞浸润。

2.临床表现

发热、尿少、血压升高、移植肾显著肿大、质硬、压痛明显、血肌酐迅速上升。

3.治疗

(1)大剂量皮质类固醇激素冲击,1.0g/d,连续 3 天,以后逐渐减量。

(2)ATG 治疗,持续 2~3 周。

(3)血浆置换或抗凝治疗。加速性排斥反应一般预后较差,仅第 4 型细胞性加速排斥反应对治疗反应较好。

(三)急性排斥

常发生于移植术后 1~3 个月内,其频度、强度、发生时间和临床表现因供受者间组织相容性程度、移植术后免疫抑制剂方案及是否有免疫抑制剂的突然更换或撤离有所不同。急性排斥反应是临床上最多见的排斥反应。

1.病理组织学特点

血管周围及间质单核细胞浸润,破坏近端肾小管细胞(小管炎),伴间质水肿。浸润细胞主要是巨噬细胞及 T 细胞(CD_4^+,CD_8^+ 细胞)。

2.分类

(1)轻度及中度细胞排斥,以 T 淋巴细胞为主。

(2)重度排斥,60%巨噬细胞,20%～30%多形核细胞,15% T 淋巴细胞(大多数是 CD_8^+ 细胞)。如是血管性排斥反应,为程度不同的血管内膜炎、坏死性小动脉炎或纤维蛋白样坏死或栓塞。

3.临床表现

发热,以低热多见,尤其是应用 CsA 的移植受者,高热较少见。尿量减少、血压升高、移植肾肿大、变硬、伴压痛,但均较加速排斥为轻。血肌酐上升较快,外周血 T 淋巴细胞亚群测定,CD_4^+ / CD_8^+ 比值上升,IL-2R,TNF,IFN 等细胞因子升高。

急性排斥需与 CsA 肾中毒反应相鉴别,后者常显示血药浓度高,尿量一般无明显减少、移植肾无肿大、质硬及压痛,血肌酐上升较缓慢,减 CsA 剂量后(逐渐少量减量),血肌酐可下降。

4.治疗

(1)皮质类固醇激素冲击:价格低廉,约 75%～80%急性排斥有效。剂量为 6mg/(kg·d)或 500mg/d 静注,连续 3 天。

(2)对难治性排斥患者(约占 20%～30%)可改用 ATG 或抗 CD_3 单克隆抗体治疗,疗程约 2 周左右。监测外周血 T 淋巴细胞亚群动态变化可作为单抗或多抗治疗是否有效的简单手段。其他方法包括应用 FK 506 及 MMF 3.0g/d 的治疗,部分病人有效,可作为救治性治疗的选择。

(四)慢性排斥

开始于移植后的第 3 个月,是导致移植肾后期失功的最主要原因,是影响移植肾长期存活的主要因素。病因可能是多方面的,包括免疫和非免疫因素。

1.危险因素

(1)供肾热缺血、冷缺血时间延长。

(2)急性排斥(1 次以上)。

(3)HLA 不匹配。

(4)高脂血症。

(5)CMV 感染。

(6)免疫抑制剂长期相对不足。

2.病理组织学特点

主要表现间质纤维化、肾小管萎缩及特征性葱皮样动脉免疫病变,包括动脉狭窄,可累及到叶间动脉及弓状动脉和肾小球毛细血管、肾小球基底膜增厚,并逐渐导致透明样变和肾小球硬化。

3.临床表现

缓慢渐进发展的移植肾功能减退、高血压、蛋白尿及逐渐加重的贫血。

4.诊断及鉴别诊断

可通过 CsA 浓度检测、移植肾彩色多普勒超声检查、肾血管造影等检查方法,确定诊断须根据移植肾粗针穿刺活检的病理结果。

慢性排斥须与下列疾病作鉴别诊断,以免失去治疗时机。鉴别诊断包括:①尿路梗阻,及早手术可挽救移植肾功能;②慢型 CsA 肾中毒;③移植肾动脉狭窄;④慢性高血压的肾脏影响;⑤复发性肾小球肾炎。

5.治疗

目前尚无有效治疗方法,调整免疫抑制剂对早期发现的慢性排斥,部分患者可起到延缓移植肾功能减退的作用。多数病例对免疫抑制治疗反应不明显。保存残余肾功能,减慢病情发展过程为处理原则,条件适合者,可等待第 2 次肾移植,其中部分病例仍可获得长期移植肾存活。

四、肾脏移植后常见内科并发症

(一)肾移植病人的感染

感染依然是导致死亡的主要原因。移植病人的治疗方案必须强调两方面,即免疫抑制防止排斥和抗感染治疗。

1.移植病人的感染危险性

移植病人的感染,尤其是机会性感染,取决于两种因素的相互作用,即个体所处的流行环境和自身免疫抑制状态。

2.肾移植病人特别重要的感染

(1)疱疹病毒遗传特点:①巨细胞病毒:已证明移植病人 CMV 感染率高于50%,临床表现为发热、间质性肺炎、肝炎、胃肠道溃疡、白细胞减少、血小板减少,均发生在移植后 1～4 个月,脉络膜视网膜炎在移植后期出现。CMV 传播有三种模式:原发性感染,当血清学阳性供者潜伏的感染细胞传给血清学阴性受者时,这些个体 60%发病;复发性感染,移植后血清学阳性个体内源性潜伏病毒复发,其中10%～20%发病;重复感染,当移植物供者和受者均血清学阳性,供者来源的病毒复发,这些个体中20%～40%发病。治疗:更昔洛韦,剂量5mg/kg。每天2次(根据肾功能损害情况调整)持续最少3周,对治疗临床CMV疾病十分有效。用预防性大剂量免疫球蛋白和大剂量阿昔洛韦预防CMV已有一定疗效。近年来,已证明在用抗淋巴细胞抗体治疗期间给予小剂量更昔洛韦(所谓预排空疗法)可显著减少CMV发病的危险。②EB病毒:EB病毒主要作用在于B淋巴细胞增殖性疾病的发病机制中。在移植病人,免疫抑制治疗,特别是环孢素(与剂量有关),阻断了机体的免疫监视机制,于是有可能发生淋巴细胞增殖性疾病。该病的临床特征包括:不能解释的发热、扁桃体炎、胃肠道出血、梗阻或穿孔,肝细胞功能损害,局灶性脑病和甚至侵犯移植物。有些病人对终止免疫抑制有效。③带状疱疹病毒:在移植病人有近10%发生带状疱疹病毒复发感染,引起沿神经分布皮区的带状疱疹。大剂量口服阿昔洛韦(800mg,每天4次)治疗很有效,相反,在病人发生原发性带状疱疹病毒感染则是灾难性疾病,可引起肺炎、脑炎、肝炎、胰腺炎、DIC和胃肠道溃疡。这需要及早认识和大剂量阿昔洛韦(10mg/kg,每8小时1次,肾功能损害者减量)。④单纯疱疹病毒:在移植病人的单纯疱疹病毒感染几乎无例外的有皮肤黏膜的复发感染(口唇的由HSV-1引起,肛门生殖器的由HSV-2引起)。口服阿昔洛韦200mg,每天5次,治疗7～14天有良好疗效。抗HSV也有预防作用。

(2)肝炎病毒:乙肝和丙肝在肾移植病人中有重要作用。移植时原发性、获得性乙肝病毒(HBV)有发生急性肝坏死的高度危险,可导致肝硬化和(或)肝细胞癌的发生。患者有丙肝病毒(HCV),很少引起急性发病,但HCV是移植病人发病率和死亡率的一个重要原因。

3.尿路感染

早期感染常涉及移植物(无泌尿道异常),菌血症不少见。常规抗菌治疗10～14周后常常复发。后期感染,除非有泌尿道异常如结石或狭窄,大多数尿路感染很少伴有菌血症或肾盂肾炎,治疗容易控制。近年来已证明小剂量复方新诺明或环丙沙星可基本根除移植病人的尿路感染,目前大多数移植中心都给予小剂量预防用药(如睡前1片复方新诺明或250mg环丙沙星),至少持续6～12个月。

4.移植病人抗微生物治疗原则

当今免疫抑制治疗的基础是环孢素,许多抗微生物制剂与环孢素有相互作用,或是影响该药物的代谢(许多药物对肝内细胞色素P450有调节作用,该酶是环孢素代谢的关键步骤),或是加速其肾毒性。对临床医师来说这些相互影响有两方面作用:首先,使抗感染治疗和免疫抑制治疗复杂化,需高度注意感染的预防;其次,如果需要抗感染治疗,尽可能选用肾毒性低的β-内酰胺类药物和氟康唑,避免使用氨基糖苷类和两性霉素。通常在抗微生物治疗 7～14 天后起作用,需密切监测环孢素血浓度,并适当调整剂量。

(二)肾脏移植后肝脏疾病

肝脏疾病是肾移植后比较常见的并发症,其发病率在 9%～34%,病毒性肝炎是肝病最常见的原因。

1.急性肝病

移植后急性肝功能衰竭主要由病毒和药物毒性引起。

(1)急性病毒性肝炎:在不同的 3 天中,连续 2 次谷丙转氨酶(ALT)超过正常值 3 倍以上,且排除任何其他引起肝病的原因,可确诊为急性病毒性肝炎。①甲型肝炎:在现代人群中甲肝病毒(HAV)感染不常见。抗 HAV IgM 抗体试验阳性可诊断为近期感染,而抗 HAV IgG 持续阳性代表有强免疫性。②乙型肝炎:现有的乙肝病毒血清学试验是降低乙肝发病率的关键。肾移植病人仅偶尔有急性肝病发作,一般来说这种急性发作是自限性的。少数例外病人可死于急性暴发性肝衰竭。HBV 的病人更常见的是发展成慢性肝炎。③丙型肝炎:目前可通过检出抗 HCV 阳性抗体来诊断丙型肝炎。临床上,HCV 很少引起急性肝炎,也没有急性重型肝炎的报道。正常情况下,急性肝炎是自限性的,60% 以上的病人将发展成慢性肝病。大多数病人无症状,肝功能异常是 HCV 肝病最常见的临床表现。④巨细胞病毒性肝炎:许多肾移植病人常在肾移植几周内出现 CMV 感染。临床上有发热、寒战、白细胞减少和转氨酶升高,但没有黄疸。感染常常是自限性的,预后良好。仅当 CMV 感染严重和播散时,且病人同时伴有机会性感染,才导致致死性的急性肝衰竭。在治疗和预防这些严重临床情况时,更昔洛韦非常重要。

(2)药物毒性:肾移植病人移植后接受多种药物治疗,很多药物对肝脏有毒性作用。在免疫抑制病人,最常引起肝病的药物是硫唑嘌呤和环孢素,其他还有FK506 等。

2.慢性肝病

肝功能异常,主要是 ALT 升高持续 6 个月或更长,是诊断慢性肝病的基础。乙肝和(或)丙肝病毒感染是肾移植病人慢性肝病的主要原因。

(1)慢性乙型肝炎:移植后绝大多数乙肝病毒感染呈慢性发展。典型的临床表现是无症状的中性转氨酶升高,HBsAg 携带者移植后几年可发展成肝细胞肝癌。目前还没有治疗慢性乙肝的有效方法,减少免疫抑制药物是有益的措施。

(2)慢性丙型肝炎:HCV 是肾移植后慢性肝病最常见的原因。最突出的临床特征是抗 HCV 阳性病人 60% 发展成慢性肝病。肾移植病人感染 HCV 目前没有有效的治疗方法,干扰素可促使急性排斥,利巴韦林可能有效,减少免疫抑制治疗可能是另一有效措施。做肝活检很重要,如有慢性损害应调整移植后的免疫抑制方案,如有硬化现象,可进行肝肾联合移植。

3.肝病的诊断

肝酶水平异常是诊断肾移植病人肝病的基础。急性肝功能异常的病人,病因探查应包括病毒性肝炎的血清学检查,主要是 CMV,以及用药史回顾。当出现慢性肝病时,若临床方法不能确诊或怀疑有硫唑嘌呤引起的血管性肝病,肝活检是必要的。

4.预防措施

预防措施对改善肾移植肝病是重要的。必要对所有等待移植的病人推荐接种乙肝疫苗。

下列措施对减少 HCV 感染是重要的:①透析期间避免输血;②血清学阳性的 HCV 病人应单独透析;③移植前这些 HCV 血清学阳性的病人应该用干扰素治疗;④不用 HCV 血清学阳性供者的器官。

(三)肾移植病人的肿瘤

肾移植病人移植后肿瘤发病率在 4%～18%。

1.肿瘤的来源

(1)转移性癌:已证实接受癌肿病人的器官作移植后可发生移植物或全身性的癌肿。

(2)再发性癌:移植受者癌的发病率随地理分布而异。

2.病因

可能因素包括:①免疫监护的减退;②致癌原性病毒的作用;③慢性抗原性刺激及免疫调节机能减退;④免疫抑制剂的直接致癌作用;⑤尿毒症免疫缺陷,增加了透析病人发生癌的危险性。

3.恶性肿瘤的类型

(1)恶性淋巴瘤:最多见的肿瘤发生于网状内皮系统,恶性淋巴瘤占 30%。各种类型的网状内皮恶性肿瘤均可发生,包括淋巴肉瘤、浆细胞淋巴瘤、淋巴网状细胞肉瘤、霍奇金病及一些分化不良的网状内皮恶性肿瘤,除来自网状细胞的恶性肿瘤外,其他类型恶性肿瘤占全数的 2%～6%。

(2)皮肤癌:同种肾移植受者最易发生恶性变的器官是皮肤。皮肤恶性变包括博温病、基底细胞癌、鳞状细胞癌及恶性黑色素瘤,最常见的是鳞癌。

(3)其他肿瘤:卡波济肉瘤占再发性癌的 3.2%,为多中心来源,多见于非洲,致癌病毒中的疱疹型可能是主要致病原因。

4.肿瘤出现时间

从移植至肿瘤发生的时间较其他致癌因素,如抽烟、紫外线、离子射线、阿尼林等引起肿瘤的时间要短。

5.处理

当患者出现鳞癌或全身多处出现皮肤癌性变化时,必须考虑改换或停用免疫抑制药。大多数患者停药后再切除移植物可获得皮肤病灶的痊愈。环孢素是多发性鳞癌患者有用的替代治疗药物。对皮肤及子宫颈以外的恶性肿瘤,一般做局部病灶切除或放射治疗。在免疫抑制治疗中出现转移则停用,切除移植物及用抗癌药治疗。

(四)肾移植后高血压

高血压是加重动脉硬化的重要因素,是移植病人后期死亡的最常见原因。此外,高血压增加移植物失败的危险,血压增高导致移植物功能减退。

1.特点和原因

在许多移植中心至少50%以上的病人有高血压,可在任何时候发生。病人残留自体肾和(或)接受尸体肾是发生肾移植后高血压的最大危险。肾移植后高血压和移植物失功是有密切联系的。环孢素有肾毒性和高血压等副作用。环孢素毒性的可能机制是诱导血管收缩。糖皮质激素治疗也加重高血压。激素在增加钠盐重吸收方面与环孢素有协同作用。

2.移植肾动脉狭窄

手术并发症所致的移植肾动脉狭窄(TRAS)是引起移植后高血压的另一原因,占5%~10%的病例,伴有肾动脉狭窄的血压升高常更严重和顽固,疗效差。其最常出现在肾移植后6~12个月,表现为伴有轻度(或重度)肾功能减退的严重高血压。后期发生的高血压,尤其是以前血压稳定的病人,提示 TRAS。明确诊断应做血管造影。

移植肾功能稳定的高血压病人,药物治疗的目的是使血压正常。治疗措施是以改善移植后高血压的病理生理为理论依据。对确诊为 TRAS 的患者,手术治疗的近、远期疗效都很好(分别为92%和82%)。

参 考 文 献

1.(美)艾瑞克.免疫肾脏病学(第2版).辽宁:辽宁科学技术出版社,2016

2.杨毅,于凯江.重症肾脏病学.上海:上海科学技术出版社,2014

3.关广聚.继发性肾脏病学.北京:人民卫生出版社,2013

4.谌贻璞.肾脏内科诊疗常规.北京:中国医药科技出版社,2013

5.余学清.肾内科临床工作手册.北京:人民军医出版社,2013

6.孙世澜.血液净化新理论新技术.河南:河南科学技术出版社,2017

7.陈香美.血液净化标准操作规程.北京:人民军医出版社,2010

8.孙世仁,王汉民.肾脏病研究进展(2012).西安:第四军医大学出版社,2013

9.丁小强.吉俊.肾炎.北京:中国医药科技出版社,2013

10.孙世澜,关天俊.肾脏病新理论新技术.北京:人民军医出版社,2014

11.杨有芹,杨有京,常晓东,赵敏,薛痕.不同血液净化方式对慢性肾脏病矿物质和骨异常的疗效观察.现代生物医学进展,2016,16(03):526-528

12.李卉.血液净化原理及临床应用.中国临床医生杂志,2017,45(07):11-14＋2

13.黄家晟,何嘉炜,彭苏元梁珏瑶,刘枚芳,卢钊宇,苏国彬,刘旭生.慢性肾脏病患者的运动管理.临床肾脏病杂志,2017,(06):324-328

14.缪立英,杨春,朱滨.慢性肾脏病所致认知功能障碍的研究进展.实用医学杂志,2017,(11):1882-1884

15.杨晓晖,龙泓竹.糖尿病肾脏病的诊断和治疗.中华全科医学,2017,15(06):915-916

16.段丽萍,郑朝霞,吕宁,杨立娟,杨志凯,董捷.腹膜透析患者营养不良-炎症-心血管疾病和认知功能的关系.中国血液净化,2016,15(11):600-604

17.杨建平,麦志芹,陆国伟,黄海玲,黎彩霞,张凌云.糖皮激素对狼疮性肾炎患者活动性作用与肾内B淋巴细胞刺激因子的相关性.临床和实验医学杂志,2017,16(03):268-271

18.段姝伟,陈丁,吴杰,刘述文,郑颖,谢院生,蔡广研.少量蛋白尿且无高血压的IgA肾病患者肾内小动脉玻璃样变相关因素分析.中华肾病研究电子杂志,2017,6(03):127-131